ཕན་ཐོགས་ཡོད་ཀྱི་དགའ་སྟོན།

《ཕན་ཐོགས་ཡོད་ཀྱི་དགའ་སྟོན་》དཔེ་ཚོགས་
རྩོམ་སྒྲིག་ཚུ་ལྷན་གྱིས་བསྒྲིགས།

ཁབ་བཙའི་
གདབ་ཐབས་དང་ཕན་ནུས།

མགོན་པོ་སྐྱབས་དང་རིག་འཛིན་རྡོ་རྗེས་བརྩམས།

U0210310

ཀྲུང་གོའི་བོད་རིག་པ་དཔེ་སྐྲུན་ཁང་།

图书在版编目（CIP）数据

藏医实用针灸：藏文/贡保加，仁增多吉著. —北京：中国藏学出版社，2023.8

（百姓益友系列丛书/仁青加，西日东智主编）

ISBN 978-7-5211-0114-0

Ⅰ.①藏…　Ⅱ.①贡… ②仁…　Ⅲ.①藏医—针灸疗法—藏语　Ⅳ.①R291.4

中国国家版本馆CIP数据核字(2023)第154184号

藏医实用针灸

贡保加　仁增多吉 著

《百姓益友》丛书编委会 编

责任编辑　才让吉
封面设计　李建雄
出版发行　中国藏学出版社
排　　版　北京叶知舟文化传媒有限公司
印　　刷　廊坊市佳艺印务有限公司
版　　次　2023年11月第1版　2023年11月北京第1次印刷
开　　本　787mm×1092mm　1/32
印　　张　9.25
书　　号　ISBN 978-7-5211-0114-0
定　　价　32.00元

该图书若有质量问题，请与本社联系

E-mail：zangxue615@sina.com 电话：010-64917618

版权所有　侵权必究

《ཕན་གྲོགས་ཡིད་ཀྱི་དགའ་སྟོན་》དཔེ་ཚོགས་རྩོམ་སྒྲིག་པར་སྐྲུན་ཨུ་ལྷན།

ཀྲུའུ་རེན། ཧྲུང་ཐའོ།

ཀྲུའུ་རེན་གཞོན་པ། དབང་ཆེན།

ལས་གཞིའི་གཙོ་སྐྱོང་། མགོན་པོ་དར་རྒྱས།

ཁོངས་མི། ཚངས་པོ། ཡོང་ཧྲུང་། རྣམ་རྒྱལ་ཚེ་རིང་།

རྩོམ་སྒྲིག་འགན་འཁུར་པ། རྣམ་རྒྱལ་ཚེ་རིང་། ཚེ་རིང་སྐྱིད།

ཉི་མ་སྒྲོལ་མ། འབྲུག་རྒྱལ་མཁར། གཡུ་སྒྲོན།

པར་སྐྲུན་ལས་ཞབས་པ། ཤང་ཞུའེ། ཀྲང་ཞིན། ཧྲུང་ཐེན་ཀོ།

《ཕན་གྲོགས་ཡིད་ཀྱི་དགའ་སྟོན་》དཔེ་ཚོགས་ཀྱི་རྩོམ་སྒྲིག་ཚོགས་ཆུང་།

གཙོ་སྒྲིག་པ། རིན་ཆེན་རྒྱལ། ཤེར་དོན།

གཙོ་སྒྲིག་གཞོན་པ། གངས་དགའ།

ཁོངས་མི། སྒྲོལ་དཀར། པདྨ་ནོར་བུ། རིན་ཆེན་སྐྱིད། མི་འགྱུར།

དཀའ་ཐུབ་འཚོ། ནོར་བུ་དོན་འགྲུབ། རྡོ་རྗེ་སྒྲོལ་མ།

སྔོན་འགྲོའི་གཏམ།

ང་ཚོའི་ཡབ་མེས་རྣམས་གདོད་མ་ནས་དམ་པ་ལྷ་ཆོས་དང་འཇིག་རྟེན་མི་ཆོས་གཉིས་ཀྱི་གང་ཡིན་ཡང་ལེགས་པའི་ཆ་རྣམས་གསར་གཏོད་དང་གཞན་ལུགས་ཀྱི་ལེགས་ཆ་རྣམས་བསྡུ་གསོག་རྒྱག་མཁན་གྱི་ལྷབས་ཆེན་མི་རིགས་ཤིག་ཡིན་ཡང་། ཁབ་བཙའ་རིག་པའི་གཞུང་དྲ་རྩའི་རྒྱུ་ལམ་གྱི་རིག་པ་འདི་བོད་བཙན་པོའི་རིང་ནས་དགའ་ལྡན་ཕོ་བྲང་སོགས་སྔ་ཕྱི་གང་གི་དུས་སུ་ཡང་ནང་འདྲེན་བྱས་མེད་མོད། ཞིབ་ཏུ་བརྟག་ན་གཞུང་དྲ་རྩའི་རྒྱུ་ལམ་བཅུ་གཉིས་སམ་བཅུ་བཞིའི་སྟེང་གི་ཁབ་བཙའི་གསང་དམིགས་ཕལ་ཆེ་བ་བོད་ལུགས་གསོ་རིག་གི་མེ་བཙའ་དང་ཐུར་མའི་གསང་ཡིན་པར་མ་ཟད། སྨན་དཔྱད་ཟླ་རྒྱལ་དུ་མཁལ་འགྲམས་ནད་ལ་ཚོགས་པ་བཅུ་བ་དང་བཅུ་བཞི་སོགས་ཀྱི་སྟེང་དང་དེའི་གཡས་གཡོན། དཔྱི་མིག་གཉིས་དང་བརླ་སྐང་། མཐེབ་མཛུབ་བར་སོགས་བཅས་སུ་ཐུར་མའི་གདབ་གསང་ཞེ་གསུམ་བསྟན་ཡོད། དེ་བཞིན་ནད་གཞི་གཞན་ལ་ཡང་རྒྱུད་དང་ཟླ་རྒྱལ་སོགས་སུ་ཐུར་མའི་གདབ་གསང་མང་དུ་བསྟན་པའི་སྐོར་མང་། ཐུར་མ་གདབ་གནས་ཀྱི་གསང་འདི་དག་ཕལ་ཆེ་བ་ཀྱང་ལུགས་ཁབ་བཙའི་གསང་དང་འདྲ་ཞིང་། སྐབས་དེ་

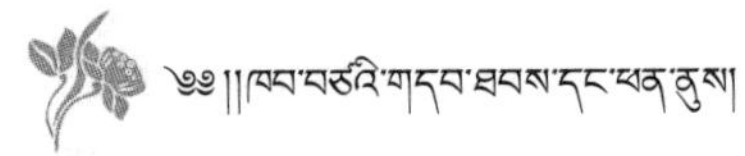

ཤེད་ལ་བོད་ལུགས་གསོ་རིག་ཏུ་ནད་རིགས་བྱེ་བྲག་པ་སྣ་གཅིག་ལ་ཐུར་མའི་གསང་འདི་འདྲའི་མང་པོ་བསྟན་ཡོད་ཀྱང་། རྗེས་སོར་རིག་པ་འདིའི་སྟེང་ནས་འཕེལ་རྒྱས་སུ་མ་ཕྱིན་པར་ལྡོག་འགྲོས་ཀྱི་ཚུལ་དུ་མཐར་ཉམས་པར་གྱུར། འོན་ཀྱང་སྐབས་དེར་ཀྱང་ལུགས་གསོ་རིག་ཏུ་ཡང་ཁབ་བཙའི་གསང་འདི་འདྲའི་མང་པོ་ཡོད་རྒྱུ་ཁག་པོ་ཡིན་ཡང་། རྗེས་སོར་ལོ་ཟླའི་བཞུར་རྒྱུན་ཁྲིད་ནས་འཕེལ་རྒྱས་བྱུང་སྟེ་གཞུང་དྲ་རྩའི་རྒྱུ་ལམ་དང་འབྲེལ་བའི་རིག་པ་ཞིག་གྲུབ། འདིར་གསལ་བཤད་བྱ་རྒྱུ་ཞིག་ནི་ཐུར་མར་རིགས་དབྱིབས་མང་སོད། ཟླ་རྒྱལ་དུ་བསྟན་པའི་མཁལ་འགྲམས་ནད་ཀྱི་ཐུར་མའི་གསང་དུ་གདབ་དགོས་པའི་ཐུར་མ་དེ་ནི་ཐུར་མ་ཁབ་ཁ་འདྲ་བ་དེ་ཡིན་ལ། སྔར་གཞུང་རེ་གཉིས་སུ་ཐུར་མ་ཁབ་ཁ་ཞེས་སུ་བཀོད་པ་ཡང་ཡོད། ཁབ་བཙའ་རིག་པའི་སྲོག་ཤིང་གཞུང་དྲ་རྩའི་རྒྱུ་ལམ་སྟེང་ནས་གསང་འཚོལ་བའི་རིག་པ་འདི་བོད་ལུགས་གསོ་རིག་གི་གཞུང་དང་ཉམས་ཡིག་གང་དུ་ཡང་གླེང་བའི་སྐབས་མ་མཆིས་ཀྱང་། རིག་པ་འདི་ད་ལྟ་རྒྱ་ནག་རང་ས་ཙམ་དུ་མ་ཟད་ཡ་གླིང་གི་ཁོངས་སུ་གཏོགས་པའི་འཇར་མེན་དང་ཁོ་རེ་ཡ། ཡོ་རོབ་ཁག་དང་ཨ་རི་བཅས་སུ་དར་ཁྱབ་ཤིན་ཏུ་ཆེ་བས། གཞུང་འདི་བོད་ཡིག་གི་སྟེང་བཀོད་ཐུབ་ན་དགེ་མཚན་ཤིན་ཏུ་ཆེ། གོང་དུ་བཤད་པ་ལྟར་རིག་པ་འདི་དང་རང་རེའི་བོད་ལུགས་གསོ་རིག་གི་དཔྱད་ལྔའི་ཡ་གྱལ་མེ་བཙའ་དང་ཐུར་མར་འདྲ་བའི་ཆ་མང་བར་མ་ཟད། གསང་

དམིགས་མི་ཉུང་བ་ཞིག་གི་ཕན་ནུས་ཀྱང་སྐད་རིགས་མི་འདྲ་བ་གཉིས་ཀྱི་ལམ་ནས་སོ་སོར་བཀོད་པ་ལས་བརྗོད་དོན་གཅིག་ཏུ་འབབ་པ་ཤིན་ཏུ་མང་། ངེད་གཉིས་ནས་སྤྱི་ལོ་༢༠༠༨ལོའི་དབྱར་གཞུང་ནས་ལས་འདིར་འཇུག་པའི་མགོ་བརྩམ་ཡང་འགལ་རྐྱེན་སྣ་ཚོགས་ཤིག་གིས་ད་ལྟའི་ཡུན་ལུས། དེབ་འདི་འབྲི་བའི་སྐབས་གསང་དམིགས་གང་ཞིག་རང་གཞུང་དུ་གསུངས་པའི་གསང་གང་ཞིག་དང་གནས་གཅིག་ཏུ་འདུག་ན་ཐད་ཀར་དེའི་མིང་བཏགས་ཤིང་། གལ་ཏེ་གསང་དེའི་གཡས་གཡོན་དུ་མཆིས་ན་གསང་དམིགས་མིང་མཐར་བྱུར་ཞེས་བཀོད་པ་ཡིན། ཡང་ན་གསང་དེའི་གཡས་གཡོན་དུ་ཕྱི་ནང་གཉིས་སུ་གསང་རེ་བྱུང་ཚེ་ནང་མར་བྱུར་དང་ཕྱི་མར་འགྲམ་ཞེས་བཀོད་པ་ཡིན། དཔེར་ན་ཨན་སྟོང་ཚོགས་པ་བཅུ་གཉིས་པའི་སྟེང་དུ་ཡོད་པའི་གསང་ལ་ཕོ་བའི་གསང་དང་གཡས་གཡོན་དུ་ཚོན་གང་དང་ཕྱེད་རེ་གཞལ་བའི་སར་ཡོད་པའི་གསང་ལ་ཕོ་གསང་བྱུར། ཚོན་གསུམ་རེ་གཞལ་བའི་སར་ཡོད་པའི་གསང་ལ་ཕོ་གསང་འགྲམ་ཞེས་བཀོད་ཡོད།

སྤྱིར་རང་ལུགས་སུ་ཚོན་གང་གི་ཚད་ནི་མཐེ་བོང་རྩེ་མོའི་ཚིགས་མཚམས་དང་པོ་ནས་སེན་མོའི་དྲིག་པ་ཡོད་མེད་བར་གྱི་ཆ་དེའི་རིང་ཚད་ཡིན་མོད། ཀྱང་ལུགས་གསོ་རིག་ནས་དེ་བཞིན་མ་ཡིན་པར་གསོ་བྱ་རང་གི་མཐེ་བོང་རྩེའི་ཞེང་ཚད་དམ་གོང་མཛུབ་དང་དཀྱིལ་མཛུབ་སོ་སོའི་རྩེ་མོ་ནས་མར་རྩིས་པའི་ཚིགས་གཉིས་

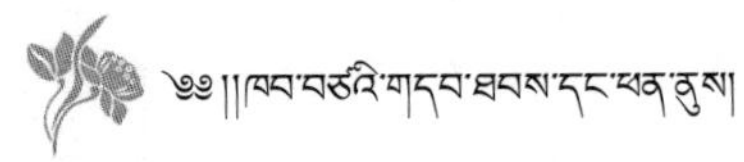

པའི་ཞེང་ཚད་ལ་ཚོན་གང་རེ་ཟེར་བཞིན་པས། འདིར་བཀོད་པའི་གསང་དམིགས་གཞལ་ཐབས་ཐད་ཚོན་ཞེས་པའི་ཚད་ཀྱང་དེར་གོ་བར་བྱེད་དགོས།

གདབ་ཐབས་ཀྱི་ཐད་ནས་རིགས་གསུམ་མཆིས་ཤིང་། ཏུའུ་༡༠ཡི་ཚད་དུ་གསང་དམིགས་སུ་མར་དྲང་མོར་གདབ་དགོས་པར་གདུང་ཚུགས་དང་། ཏུའུ་༤༥ཡི་ཚད་དུ་ཕར་གསེག་ནས་གདབ་དགོས་པར་གསེག་གདབ། ཏུའུ་༧༥ཡི་ཚད་དུ་ལྷགས་སྟེང་ལ་ཕར་འཕྲེད་དུ་གདབ་དགོས་པར་འཕྲེད་གདབ་ཅེས་བྲིས་ཡོད།

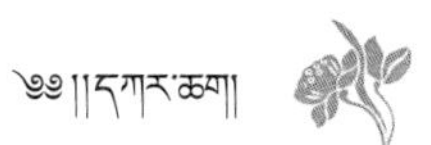

དཀར་ཆག།

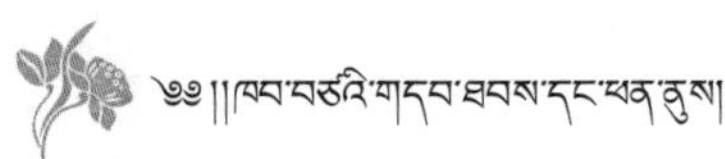

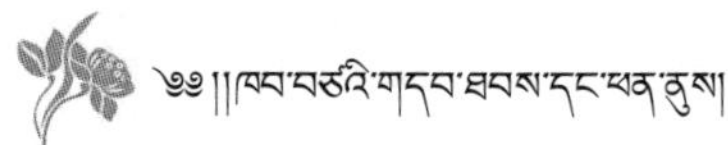

ལེའུ་དང་པོ། སྙིང་གཞི།

དང་པོ། གདགས་སྲིབས་དང་འབྱུང་ལྔ།

ཀྲུང་ལུགས་གསོ་རིག་གཞུང་ལུགས་ཀྱི་རྩ་བ་ནི་གདགས་སྲིབས་དང་འབྱུང་ལྔ་ཡིན་ཞིང་། འཇིག་རྟེན་འདིའི་རྟེན་གཡོའི་རྒྱུ་མི་རྒྱུའི་བྱ་དངོས་ཀུན་གདགས་སྲིབས་དང་འབྱུང་ལྔས་མ་ཁྱབ་པ་གཅིག་ཀྱང་མེད། ཐ་མལ་མིའི་ལུས་ཀྱི་ཆ་ཤས་ཀུན་ལའང་གདགས་སྲིབས་དང་འབྱུང་ལྔས་ཁྱབ་ཡོད། འཆད་འགྱུར་གྱི་མེ་ཁབ་རིག་པའི་གསང་དམིགས་རྣམས་ཀྱང་འཁོར་ཡུག་དེ་ལས་བརྒྱལ་ཐབས་བྲལ། གསང་དམིགས་དེ་རྣམས་གཞུང་དྲ་རྩའི་སྟེང་ནས་ཡིན་ཞིང་གཞུང་དྲ་རྩའི་རྒྱུ་ལམ་ནི་དོན་སྣོད་སོ་སོའི་གསང་རྒྱུ་བའི་ལམ་ནས་གྲུབ། དོན་རེའི་རྒྱུ་ལམ་གྱི་འཁྲེར་སྣོད་རེའི་རྒྱུ་ལམ་རེ་མཐུད་ཡོད་པ་ཡང་དོན་སྣོད་སོ་སོའི་འབྲེལ་འཛོར་གྱི་དབང་གིས་ཡིན། གཞུང་འདིར་འཇུག་པར་གཞོལ་ན། དོན་སྣོད་རྣམས་གདགས་སྲིབས་དང་འབྱུང་ལྔ་སོ་སོའི་གང་གི་ཁོངས་སུ་གཏོགས་མིན་དང་དེ་རྣམས་ཀྱི་གནས་དང་ཐུན་མོང་མ་ཡིན་པའི་བྱེད་ལས། དོན་གང་ཞིག་གདགས་སྲིབས་དང་འབྱུང་ལྔའི་ཤས་ཀྱི་དབང་གིས་དེའི་རྗེས་སུ་མཐུན་པའི་སྣོད་གང་ཞིག་དང་འབྲེལ་འཛོར་གྱི་ཚུལ་དུ་ཡོད་པས་དོན་གང་ཞིག་

གི་རྒྱུ་ལམ་གྱི་འཁོར་སྐོད་གང་ཞིག་གི་རྒྱུ་ལམ་མཐུད་ཡོད་པ། ལག་སྟེང་གི་གདགས་གསུམ་གྱི་རྒྱུ་ལམ་མགོ་གང་ནས་རྩོམ་སྟེ་མཇུག་གང་དུ་བསྒྲིལ། དེ་ལྟར་མཇུག་བསྒྲིལ་བའི་འཁོར་ལག་སྟེང་གི་སྲིབས་གསུམ་མཐུད་ནས་ཚུལ་ཇི་ལྟར་རྒྱུ། དེ་བཞིན་རྐང་པའི་སྟེང་གི་གདགས་གསུམ་དང་སྲིབས་གསུམ་ཡང་ཇི་ལྟར་རྒྱུ་བཞིན་པ་སོགས་ཚུང་བཀོད་ན་གཞུང་འདིར་འཇུག་བདེ་བས། གདགས་སྲིབས་ཀྱི་ལྟ་བས་གླེང་བསླང་སྟེ་ཚུང་གྲོལ་ན་གཤམ་ལྟར་སྟེ།

འཛིག་རྟེན་འདིར་འདུས་པའི་བྱ་དངོས་ཡོད་དོ་ཅོག་གདགས་སྲིབས་གཉིས་ཀྱི་ཁོངས་སུ་འདུ་ཞིང་། ཕྱིར་དེ་གཉིས་ཀྱི་འབྲེལ་བ་ནི་གཅིག་མེད་ན་གཅིག་མི་འབྱུང་ཞིང་གཅིག་གྲོགས་གཅིག་གིས་བྱེད། ངོ་བོ་འགྱུགས་ན་གཅིག་གཤེད་གཅིག་གིས་ཀྱང་བྱེད། དེ་ཡང་ནམ་མཁའ་དང་འགྱུལ་སྐྱོད་ཀྱི་ཤུགས་ཆེ་བའི་རིགས་གྱེན་དུ་རྒྱུ་བ། དྲོད་དང་སྣང་བ། ཕྱི་ནང་གཉིས་ལས་ཕྱི། རྟེན་པོ་མོ་གཉིས་ལས་ཕོ། གཡས་གཡོན་གཉིས་ལས་གཡོན། དོན་སྣོད་གཉིས་ལས་སྣོད་བཅས་གདགས་ཀྱི་ཁོངས་སུ་གཏོགས། ས་གཞི་དང་འགྱུལ་སྐྱོད་ཀྱི་ཤུགས་མེད་པའམ་ཆུང་བའི་རིགས། ཐུར་དུ་འབབ་པ། བསིལ་བའམ་གྲང་མོ། མུན་པ། ཕྱི་ནང་གཉིས་ལས་ནང་། རྟེན་པོ་མོ་གཉིས་ལས་མོ། གཡས་གཡོན་གཉིས་ལས་གཡས། དོན་སྣོད་གཉིས་ལས་དོན་བཅས་སྲིབས་ཀྱི་ཁོངས་སུ་གཏོགས།

གཉིས་པ། དོན་སྣོད།

འབྱུང་ལྔ་ནི་ཤིང་མེ་ས་ལྕགས་ཆུ་ལྔ་ཡིན་ཞིང་། དེ་ལྔའི་མ་བུ་དགྲ་གྲོགས་ཀྱི་འབྲེལ་བས་འཇིག་རྟེན་འདིའི་བྱ་དངོས་ཀུན་གྲུབ། འཆད་འགྱུར་གྱི་དོན་སྣོད་ཀྱང་འབྱུང་ལྔའི་ཁོངས་སུ་གཏོགས།

སྤྱིར་དོན་ལྔ་ནི་སྙིང་གློ་མཆིན་མཆེར་མཁལ་ལྔར་བཞེད་མོད། དོན་སྣོད་ཀྱི་འབྲེལ་འཁོར་དང་གཞུང་དྲ་རྩའི་རྒྱུ་ལམ་བཤད་སྐབས་སྙིང་ཕྲམ་ཞེས་དོན་ཅིག་ལོགས་སུ་དྲངས་ཏེ་དོན་དྲུག་ཏུ་འདྲེན། སྣོད་དྲུག་ནི་ཕོ་བ་དང་རྒྱུ་མ། ལྒང་པ། མཁྲིས་པ། ལོང་ག། སམ་སེ་བཅས་དྲུག་ཡིན། ཀློད་པ་དང་རྐང་། རུས་པ། རྩ། མཁྲིས་པ། བུ་སྣོད་བཅས་ཀྱི་དབྱིབས་ཁོང་སྟོང་ཡིན་པས་སྣོད་དང་འདྲ་ཞིང་། བྱེད་ལས་སུ་ཟས་སྙོམ་གང་ཟོས་པའི་ཉུག་བཞུ་དྭངས་སྙིགས་འབྱེད་ཅིང་རླུང་གི་དྭངས་མ་གསོག་པར་བྱེད་པས་དོན་དང་འདྲ། དེ་རྣམས་ལ་དམིགས་བསལ་གྱི་སྣོད་ཟེར།

གཤམ་ནས་དོན་སྣོད་སོ་སོའི་བྱེད་ལས་དང་འབྲེལ་འཁོར་སོགས་ཙུང་གྲོལ་ན།

གཅིག། དོན་ལྔ།

༡. སྙིང་ནི་བྲང་ཁོག་སྟོད་དུ་གནས་ཤིང་དབྱིབས་ཟླུམ་ནར་ལ་རྩེ་ཕྲ། སྙིང་ཕྲམ་གྱིས་ཕྱི་རུ་བཏུམ་ནས་ཡོད། ཚོ་སྲོག་རྟེན་གཙོ་བོ་རྒྱལ་པོ་ལྟ་བུའི་ལས་ཀྱིས་ལུས་ཀྱི་གང་སར་ཁྲག་འཁོར་རྒྱུག་བྱེད་ཅིང་

དེའི་སྙིགས་མའི་ཆ་ནས་རྟུལ་འབྱུང་། འབྱུང་ལྷའི་མེ་ཁམས་སུ་གཏོགས། དབང་ལྷའི་ལྕེ་དང་འབྲེལ། སྣོད་རྒྱུ་མ་དང་འབྲེལ།

༢. སྙིང་ཐུམ་ནི་སྙིང་གི་སྟེང་དུ་བཏུམ་ནས་ཡོད་ཅིང་ནད་གང་ཞིག་སྙིང་དུ་ཞུགས་ན་ཐོག་མར་སྙིང་ཐུམ་བརྒྱུད་དགོས་པས་དེ་ནི་ཚེ་སྲོག་གི་རྒྱལ་པོ་སྙིང་སྲུང་སྐྱོབ་བྱེད་སའི་བཙན་རྫོང་ལྟ་བུ་ཡིན། འབྱུང་ལྷའི་མེ་ཁམས་སུ་གཏོགས་པ་སོགས་སྙིང་དང་མཚུངས། སྣོད་བསམ་སེའུ་དང་འབྲེལ།

༣. སྒྲོ་བ་ནི་བྱང་ཁོག་སྟོད་ཀྱི་གཡས་གཡོན་ན་རེ་རེ་མཆིས་ཤིང་དབུགས་འབྱིན་རྔུབ་ཀྱི་ལས་བྱེད། ཆུ་ཁམས་ཀྱི་འབྱུང་གཞི་ཡིན་ཞིང་དེ་ཡི་དྭངས་སྙིགས་འབྱེད། སྙིགས་མའི་ཆ་ནས་སྣབས་འབྱུང་། འབྱུང་ལྷའི་ལྕགས་ཁམས་སུ་གཏོགས། དབང་ལྷའི་སྣ་དང་འབྲེལ། སྣོད་སོང་ག་དང་འབྲེལ།

༤. མཆེར་པ་ནི་མཆིན་དྲིའི་འོག་ཏུ་མཆིས་ཤིང་ཟས་སྨིམ་གང་ཟོས་པ་ཕོ་བར་བསགས་ཡོད་པ་རྣམས་མྱུག་བཞུ་དྭངས་སྙིགས་འབྱེད། དཔེ་ཕོ་བ་ནི་ཟས་སྨིམ་གསོག་པའི་སྣོད་དང་མཆེར་པ་ནི་དེ་མྱུག་བཞུ་དྭངས་སྙིགས་བགྱིས་ནས་ལུས་ཀྱི་གང་སར་གང་ལ་གང་མཁོ་སྤྲོད་པའི་སྐྱེལ་འདྲེན་པ་ལྟ་བུ་ཡིན། མཆེར་རླུང་གྱེན་དུ་རྒྱུ་རྐྱེན་ཟས་སྨིམ་གང་ཟོས་པའི་བཅུད་དམ་དྭངས་མ་རྣམས་ལུས་ཀྱི་གང་སར་འདྲེན། ཕོ་རླུང་ཐུར་དུ་འགྲོ་རྐྱེན་ཟས་སྨིམ་གང་ཟོས་པའི་སྙིགས་མ་རྣམས་མར་འབབ་པར་བྱེད། དེ་ཡང་ཇི་སྐད་དུ། མཆེར་བས་དྭངས་མ་འདྲེན་པས་ལུས་ཟུངས་རྒྱས་པར་བྱེད། །ཕོ་བས་

སྙིགས་མ་མར་འདེད་འདུ་བ་སྙོམས་པར་བྱེད། །ཕོ་བས་སྙ་བ་མཆེར་བས་སླ་བ་འདྲེན། །ཞེས་བཀོད། འབྱུང་ལྔའི་ས་ཁམས་སུ་གཏོགས། སྙིགས་མའི་ཆ་ནས་བེ་སྐྱབས་འབྱུང་། དབང་པོ་མཆུ་དང་འབྲེལ། སྣོད་ཕོ་བ་དང་འབྲེལ།

༥. མཆིན་པ་ནི་རྩིབ་མ་གཡས་པའི་མཆིན་དྲིའི་འོག་ཏུ་མཆིས་ཤིང་ལུས་ཁམས་སྤྱིར་མཐོ་བའི་ཁྲག་གི་གསོག་སྣོད་དུ་འཁྱིམས། སྙིགས་མའི་ཆ་ནས་མཆི་མ་འབྱུང་། འབྱུང་ལྔའི་ཤིང་ཁམས་སུ་གཏོགས། དབང་ལྔའི་མིག་དང་འབྲེལ། སྣོད་མཁྲིས་པ་དང་འབྲེལ།

༦. མཁལ་མ་མཁལ་རྐེད་གཡས་གཡོན་ན་རེ་རེ་མཆིས་ཤིང་ཁམས་སམ་ཁུ་བ་གསོག་པར་བྱེད། ལུས་ཀྱི་ཆུ་ཁམས་གང་སར་འཁོར་སྐྱོད་བྱེད། རྐང་དང་རུས་པ་རྒྱས་པར་བྱེད། སྐྲ་མདངས་སྐྱེད། སྙིགས་མ་ལས་མཆིལ་མ་འབྱུང་། འབྱུང་ལྔའི་ཆུ་ཁམས་སུ་གཏོགས། དབང་ལྔའི་རྣ་བ་དང་འབྲེལ། གཞན་འོག་སྒོ་གཉིས་ལ་ཡང་འབྲེལ། སྣོད་སྒང་པ་དང་འབྲེལ།

གཉིས། སྣོད་དྲུག།

༡. ཕོ་བ་ནི་ཟས་སྐོམ་གང་ཟོས་པ་གསོག་པར་བྱེད་པའི་རྒྱ་མཚོ་ལྟ་བུ་ཡིན་ལ། དོན་ལྔ་རྒྱས་པར་བྱེད་པའི་མ་རྩ་ཡིན།

༢. རྒྱུ་མ་ནི་ཕོ་བའི་གཤམ་དུ་མཆིས་ཤིང་དེ་རུ་ཕོ་བར་བསགས་པའི་ཟས་སྐོམ་རྣམས་མྱུག་བཞུ་བྱེད། ཆུ་ཁམས་ཀྱི་དྭངས་སྙིགས་འབྱེད།

༣. ཕོང་ གས་ རྒྱུ་ མ་ ནས་ མར་ བབས་ པའི་ སྣ་ བའི་ རིགས་ བཤང་བར་བསྐྱུར་ཞིང་དེ་མར་འབབ་པར་བྱེད།

༤. ལྒང་བས་མཁལ་མ་ནས་བབས་པའི་ཆུ་སྙིགས་སམ་དྲི་ཆུ་བསགས་པར་བྱེད།

༥. མཁྲིས་པར་མཆིན་པའི་སྙིགས་མ་མཁྲིས་ཁུ་གསོག

༦. སན་ཚོ་ནི་དཀའ་གནད་ཉེར་ལྔ་དང་སོ་བརྒྱད་པ་ཏུ་སན་ཚོ་ནི་ མིང་ ཡོད་ ཀྱང་ དབྱིབས་ མེད་ ཅེས་ བགོད། ཀྲང་ ཅད་ པེ་ ཡི་ རིགས་ཀྱི་བསྟན་ བཅོས་ སུ། སན་ ཚོ་ ནི་ དོན་ སྣོད་ ཀྱི་ ཕྱི། ལུས་ ཀྱི་ ནང་། དོན་ཐམས་ཅད་འདུ་སའི་སྣོད་ཆེན་པོའོ་ཞེས་བགོད། དེར་ སྟོད་སྨད་བར་གསུམ་མཆིས། སན་ཚོ་སྟོད་མ་ནི་མཆིན་དྲིའི་སྟེང་གི་ སྙིང་དང་གློ་བ། ནམ་ཚོང་ཡན་ཆད་ཀྱི་མགོ་དང་དབང་པོ་སོགས་སུ་ གཏོགས། སན་ཚོ་བར་མ་ནི་མཆིན་དྲི་དང་ལྟེ་བའི་བར་གྱི་ཕོ་བ་ དང་མཆིན་མཆེར། མཁྲིས་པ་བཅས་སུ་གཏོགས། སན་ཚོ་སྨད་མ་ ནི་ཕོ་བའི་སྨད་ཀྱི་རྒྱུ་མ་དང་ཕོང་ག། མཁལ་མ། ལྒང་པ་བཅས་སུ་ གཏོགས།

གསུམ་པ། དོན་སྣོད་ཀྱི་འབྲེལ་འགྱུར།

དོན་སྣོད་ཀྱི་འབྲེལ་འགྱུར་ནི་གདགས་སྦྱིབས་དང་ཕྱི་ནང་གི་ འབྲེལ་བ་སྟེ། དོན་རྣམས་སྦྱིབས་ལ་སྣོད་རྣམས་གདགས། དོན་ རྣམས་ནང་དང་སྣོད་རྣམས་ཕྱི་ཏུ་གཏོགས། དོན་རེ་དང་སྣོད་རེ་ནི་

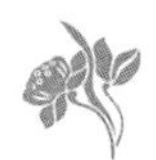

གདགས་རི་དང་སྲིབས་རིའམ་ཕྱི་རི་དང་ནང་རིའི་ཕན་ཚུན་མཐུན་སྦྱོར་གྱི་འབྲེལ་བར་ཆགས་རྐྱེན་གཞུང་དྲ་རྩའི་རྒྱུ་ལམ་ཡང་གདགས་རིའི་འཁོར་སྲིབས་རི་མཐུད་ཡོད་ལ། དོན་སྣོད་སོ་སོའི་བར་གྱི་དམིགས་བསལ་གྱི་འབྲེལ་འཁོར་རྣམས་ནི།

༡. གློ་བའི་རྒྱུ་ལམ་ལོང་གར་འབྲེལ་ཞིང་དོན་སྣོད་དེ་གཉིས་གདགས་སྲིབས་དང་ཕྱི་ནང་གི་འབྲེལ་བར་ཆགས། དེ་ཡང་གློ་བར་ནད་བྱུང་སྟེ་དབུགས་ཀྱི་འབྱིན་རྔུབ་སོགས་ཚུལ་བཞིན་བྱེད་མ་ཐུབ་ན་ནད་དེ་གློ་བའི་གཞུང་དྲ་རྩ་ནས་ལོང་གི་གཞུང་དྲ་རྩར་བརྒྱུད་འགྲོ་ཞིང་མཐར་ལོང་གི་ལྟུང་ཤུགས་རྒུད་ནས་བཤང་བ་མར་འབབ་པར་ཁག། དཔེ་དེ་བཞིན་ཐོག་མར་ལོང་ལ་ཚ་བ་རྒྱས་ན་ནད་དེ་ལོང་གི་གཞུང་དྲ་རྩ་ནས་གློ་བའི་གཞུང་དྲ་རྩར་བརྒྱུད་འགྲོ་ཞིང་མཐར་གློ་བར་ཚ་རྒྱས་ནས་དབུགས་ཧལ་ཞིང་རྒྱབ་མདུན་སྦྲགས་ནས་གཟེར་བ་སོགས་ཀྱི་རྟགས་འབྱུང་།

༢. སྙིང་གི་རྒྱུ་ལམ་རྒྱུ་མར་འབྲེལ་ཞིང་དོན་སྣོད་དེ་གཉིས་གདགས་སྲིབས་དང་ཕྱི་ནང་གི་འབྲེལ་བར་ཆགས། དེ་ཡང་སྙིང་ལ་ཚ་བ་རྒྱས་པའི་ནད་བྱུང་ན་ནད་དེ་སྙིང་གི་གཞུང་དྲ་རྩ་ནས་རྒྱུ་མའི་གཞུང་དྲ་རྩར་བརྒྱུད་འགྲོ། མཐར་རྒྱུ་མར་ཚ་བ་རྒྱས་ནས་མེ་ཁམས་ཐོད་རྡོབས་ཀྱིས་ཆུ་ཁམས་ཟད་པར་འགྲོ་ཞིང་དྲི་ཆུ་ཡང་ཉུང་དུ་གྱུར། དཔེ་དེ་བཞིན་ཐོག་མར་རྒྱུ་མར་ཚ་བ་རྒྱས་ན་ནད་དེ་རྒྱུ་མའི་གཞུང་དྲ་རྩ་ནས་སྙིང་གི་གཞུང་དྲ་རྩར་བརྒྱུད་འགྲོ་ཞིང་མཐར་སྙིང་ལ་ཚ་རྒྱས་རྐྱེན་སྙིང་གཡུག་ཆེ་ཞིང་སྙིང་མི་བདེ་བ་དང་། ཁ་ལྕེར་རྨ་འབྲུམ་

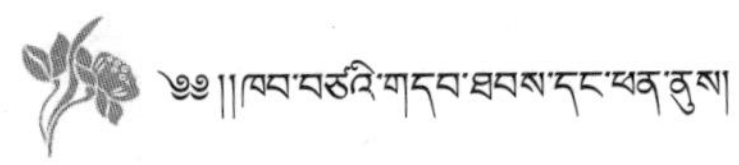

སོགས་འབྱུང་།

༣. མཆེར་བའི་རྒྱུ་ལམ་ཕོ་བར་འབྲེལ་ཞིང་དོན་སྣོད་དེ་གཉིས་གདགས་སྲིབས་དང་ཕྱི་ནང་གི་འབྲེལ་བར་ཆགས། དེ་ཡང་མཆེར་བས་དྭངས་མའི་ཆ་རྣམས་ལེགས་པོར་འདྲེན་མ་ཐུབ་ཚེ་ནད་དེ་མཆེར་བའི་གཞུང་དྲ་རྩ་ནས་ཕོ་བའི་གཞུང་དྲ་རྩར་བརྒྱུད་འགྲོ། མཐར་ཁ་ཟས་ལ་ཡི་ག་མེད་ཅིང་སྐྱུག་མེར་ལངས་པ་དང་གྲོད་པ་སྦྲོས་པ་སོགས་ཀྱི་རྟགས་འབྱུང་། དཔེ་དེ་བཞིན་ཐོག་མར་ཕོ་བའི་མར་འདྲེན་རླུང་གི་ཤུགས་ཉམས་ནས་ཟས་སྐྱོམ་མར་འབབ་ཁག་པར་གྱུར་ཚེ་ནད་དེ་ཕོ་བའི་གཞུང་དྲ་རྩ་ནས་མཆེར་བའི་གཞུང་དྲ་རྩར་བརྒྱུད་འགྲོ་ཞིང་མཐར་མཆེར་བའི་གྱེན་འདྲེན་རླུང་གི་མཐུ་ཡང་ཟད་ནས་དྭངས་མའི་ཆ་རྣམས་གང་སར་འདྲེན་མི་ཐུབ་པར་ལུས་རྐྱེན་གྲོད་པ་སྦྲོས་པ་སོགས་ཀྱི་རྟགས་འབྱུང་།

༤. མཆིན་པའི་རྒྱུ་ལམ་མཁྲིས་པར་འབྲེལ་ཞིང་དོན་སྣོད་དེ་གཉིས་གདགས་སྲིབས་དང་ཕྱི་ནང་གི་འབྲེལ་བར་ཆགས། དེ་ཡང་མཆིན་པའི་གནས་སུ་དྭངས་སྙིགས་ལེགས་པོར་འབྱེད་མ་ཐུབ་པར་ལུས་ཚེ་ནད་དེ་མཆིན་པའི་གཞུང་དྲ་རྩ་ནས་མཁྲིས་པའི་གཞུང་དྲ་རྩར་བརྒྱུད་འགྲོ། མཐར་མཁྲིས་ཁུའི་ངོ་བོ་ལོག་པར་འབྱུང་། དཔེ་དེ་བཞིན་ཐོག་མར་སྣོད་མཁྲིས་ནས་མཁྲིས་ཁུ་ལེགས་པོར་རྒྱུ་མ་ཐུབ་ཚེ་ནད་དེ་མཁྲིས་པའི་གཞུང་དྲ་རྩ་ནས་མཆིན་པའི་གཞུང་དྲ་རྩར་བརྒྱུད་འགྲོ་ཞིང་མཐར་མཆིན་པ་ནས་དྭངས་སྙིགས་ལེགས་པོར་འབྱེད་མི་ཐུབ།

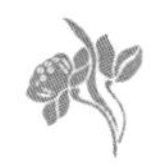

༥. མཁལ་མའི་རྒྱུ་ལམ་ལྷང་པར་འབྲེལ་ཞིང་དོན་སྣོད་དེ་གཉིས་གདགས་སྲིབས་དང་ཕྱི་ནང་གི་འབྲེལ་བར་ཆགས། དེ་ཡང་མཁལ་རྐེད་ན་ཞིང་མཁལ་མའི་ནུས་པ་རྒུད་དུ་གྱུར་ཚེ་ནད་དེ་མཁལ་མའི་གཞུང་དྲ་རྩ་ནས་ལྷང་པའི་གཞུང་དྲ་རྩར་བརྒྱུད་འགྲོ། མཐར་ལྷང་པའི་འཆེད་འཛུམ་གྱི་ལས་རྒུད་ནས་གཅིན་ཁ་སྲ་བའམ་སླེ་བ་སོགས་ཀྱི་ནད་འབྱུང་ལ། མི་རྒན་པས་གཅིན་པ་ཡང་ཡང་གཏོང་དགོས་པའི་གཅིན་སླེའི་ནད་དེ་ཡང་མཁལ་ནུས་ཉམས་རྒུད་དུ་གྱུར་ཡོད་པས་ཡིན། དཔེ་དེ་བཞིན་ཐོག་མར་ལྷང་བར་ནད་བྱུང་ཚེ་ནད་དེ་ལྷང་པའི་གཞུང་དྲ་རྩ་ནས་མཁལ་མའི་གཞུང་དྲ་རྩར་བརྒྱུད་འགྲོ་ཞིང་མཐར་མཁལ་རྐེད་ན་ཞིང་དགེ་སྦྱུར་དཀའ་བ་སོགས་མཁལ་མའི་ནད་འབྱུང་།

༦. སྙིང་ཕྲམ་གྱི་རྒྱུ་ལམ་བསམ་སེའུར་འབྲེལ་ཞིང་དོན་སྣོད་དེ་གཉིས་གདགས་སྲིབས་དང་ཕྱི་ནང་གི་འབྲེལ་བར་ཆགས། སྙིང་ཕྲམ་ནད་ཀྱི་རྟགས་སུ་སྙིང་ནད་ཀྱི་རྟགས་ཐོན་པ་ལས་དམིགས་སུ་མེད་ཅིང་། སན་ཙི་ནི་དོན་སྣོད་ཀུན་ལ་ཁྱབ་པ་ཞིག་ཡིན་ཞིང་སྣོད་འདི་ཞེས་དམིགས་སུ་བཀར་ནས་སྟོན་རྒྱུ་མ་མཆིས་པས། དེའི་རྟགས་སུ་ཡང་སྣ་ཚོགས་ཞིག་འབྱུང་། འོན་ཀྱང་དོན་སྣོད་འདི་གཉིས་ཀྱང་ཐོག་མར་གཅིག་ལ་ནད་བྱུང་རྗེས་གཞན་གཅིག་ལ་ནད་འབྱུང་བ་ནི་གོང་མ་རྣམས་ལྟར་རོ། །

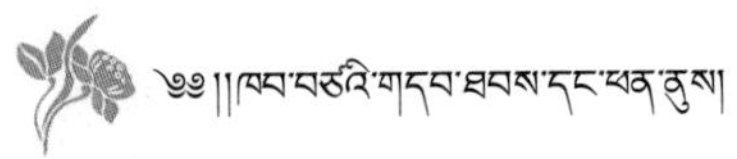

བཞི་པ། གཞུང་དྲ་རྩའི་རྒྱུ་ལམ།

གཞུང་དྲ་རྩ་ནི་གཞུང་རྩ་དང་དྲ་རྩ་གཉིས་ལས་གྲུབ་ཅིང་དེ་ཉ་ནང་དོན་སྣོད་དང་བར་ཉུས་ཀང་། ཕྱིའི་ཤ་པགས་བཅས་ལུས་ཁམས་སྤྱིར་མཐོ་བའི་རླུང་ཁྲག་འཁོར་སྐྱོད་བྱེད། གཞུང་རྩ་ནི་རྩ་ཆེན་ཁག་ལས་གྲུབ་ཅིང་དྲ་རྩ་ནི་གཞུང་རྩའི་ཡན་ལག་ཏུ་གྱེས་པའི་དེའི་ཉེ་ལོག་ཏུ་དྲ་བ་ལྟར་གཅིག་སྟེང་གཅིག་བསྣོལ་ནས་ཡོད་པའི་རྩ་ཕྲན་ཁག་ནས་གྲུབ། གཞུང་རྩ་ཟབ་སར་རྒྱུ་ཞིང་དྲ་རྩ་སྟེང་དུ་རྒྱུ། དེ་གཉིས་ཀྱི་སྤྱི་མིང་ལ་གཞུང་དྲ་རྩ་ཟེར། གཞུང་དྲ་རྩར་ལག་པའི་སྟེང་གདགས་གསུམ་དང་སྲིབས་གསུམ། ཀང་པའི་སྟེང་གདགས་གསུམ་དང་སྲིབས་གསུམ་བཅས་བཅུ་གཉིས་མཆིས། དེ་རྣམས་ནི་དོན་དྲུག་ལས་གློ་དང་མཆེར་བ་ཁ་སྲིབས་དང་། སྙིང་དང་མཁལ་མ་བར་སྲིབས། མཆིན་པ་སྙིང་ཁྲུམ་གཏིང་སྲིབས་ཡིན། སྣོད་དྲུག་ལས་རྒྱུ་མ་ལྷང་བ་ཁ་གདགས་དང་། མཁྲིས་པ་སན་ཚོ་བར་གདགས། ཕོ་བ་ལོང་ག་གཏིང་གདགས་བཅས་ཡིན། དེའི་སྟེང་མདུན་རྒྱབ་གཉིས་ཀྱི་གཞུང་ཐིག་གཉིས་སུ་རྒྱུ་བའི་རྒྱུ་ལམ་གཉིས་བཅས་བསྟན་པས་བཅུ་བཞི་མཆིས། གཞུང་དྲ་རྩ་ཀང་ལག་གང་གི་སྟེང་ཡིན་ཡང་དོན་རེའི་རྒྱུ་ལམ་འཕྲོར་སྣོད་རེ་མཐུད་ཡོད། དེ་ནི་དོན་སྣོད་ཀྱི་འབྲེལ་འཁོར་དབང་གིས་ཡིན། དེ་ཡང་དོན་རྣམས

སྲིབས་སུ་གཏོགས་ཤིང་ཡན་ལག་གི་ནང་ངོས་སུ་རྒྱུ། སྟོད་རྣམས་གདགས་སུ་གཏོགས་ཤིང་ཡན་ལག་གི་རྒྱབ་ངོས་ནས་རྒྱུ། ལག་པའི་སྲིབས་གསུམ་རྒྱུ་ལམ་བྲང་ཁོག་སྟོད་ནས་ལག་པའི་ནང་ལོགས་བརྒྱུད་དེ་ལག་རྩེར་འགྲོ་ཞིང་དེ་རུ་ལག་པའི་གདགས་རེའི་རྒྱུ་ལམ་གྱི་རྩེར་འབྲེལ། ལག་པའི་གདགས་གསུམ་རྒྱུ་ལམ་ལག་རྩེ་ནས་མགོར་འགྲོ་ཞིང་དེ་རུ་རྐང་པའི་སྲིབས་རེའི་རྒྱུ་ལམ་གྱི་རྩེར་འབྲེལ། རྐང་པའི་སྲིབས་གསུམ་རྒྱུ་ལམ་མགོ་ནས་རྐང་པར་འགྲོ་ཞིང་དེ་རུ་རྐང་པའི་གདགས་རེའི་རྒྱུ་ལམ་གྱི་རྩེར་འབྲེལ། རྐང་པའི་གདགས་གསུམ་རྒྱུ་ལམ་རྐང་རྩེ་ནས་ཡར་གསུས་པ་དང་བྲང་ཁོག་སྟོད་དུ་འགྲོ་ཞིང་དེ་རུ་ལག་པའི་སྲིབས་རེའི་རྒྱུ་ལམ་གྱི་རྩེར་འབྲེལ། ཞིབ་ཏུ་བཤད་ན་སྤྱི་བའི་རྒྱུ་ལམ་གྱི་འཁོར་ཡོང་གི་རྒྱུ་ལམ་དང་དེའི་འཁོར་ཕོ་བའི་རྒྱུ་ལམ། དེ་ནས་མཆེར་བའི་རྒྱུ་ལམ། སྙིང་གི་རྒྱུ་ལམ། རྒྱུ་མའི་རྒྱུ་ལམ། ལྒང་པའི་རྒྱུ་ལམ། མཁལ་མའི་རྒྱུ་ལམ། སྙིང་ཁུམ་རྒྱུ་ལམ། སན་ཙེ་རྒྱུ་ལམ། མཁྲིས་པའི་རྒྱུ་ལམ། མཆིན་པའི་རྒྱུ་ལམ། དེ་ནས་སྣར་སྤྱི་བའི་རྒྱུ་ལམ་དང་འབྲེལ། གཅིག་འཁོར་གཅིག་འབྲེལ་ནས་རྒྱུ་བའི་ལམ་དེ་རུ་རླུང་ཁྲག་གི་རྒྱུ་བར་བརྟེན་ནས་དྭངས་མའི་ཆ་གང་ལ་གང་མཁོའི་གནས་སུ་འདྲེན། དེ་ཡང་རག་པའི་རིགས་གཏིང་ཟབ་ས་ནས་གཞུང་རྩ་བརྒྱུད་དེ་འགྲོ། ཞིབ་ཕྲའི་ཆ་སྟེང་ནས་དྲ་རྩ་བརྒྱུད་དེ་འགྲོ། རྒྱུ་ལམ་དེའི་སྟེང་ན་རྒྱུ་ལམ་སོ་སོར་གྱེས་པའི་གནས་དང་ཕན་ཚུན་གཅིག་སྟེང་གཅིག་བསྣོལ་བའི་གནས། རླུང་ཁྲག་འདུས་གནས་དང་ཕར་འདེད་གནས་བཅས་

མཆིས། གནས་དེ་རྣམས་ནད་སྔ་འགོག་པའི་སྒོ་སྲུང་ལྟ་བུ་ཡིན་ཞིང་ནད་ཐོག་སྟེང་བེད་སྤྱོད་བྱེད་བཞིན་པའི་སྐམ་ཁབ་གདབ་སའི་གསང་གནས་ཀྱང་དེ་ཡིན། ནད་གང་ཞིག་བྱུང་ན་གནས་དེ་དག་འགྲིམ་ནས་ཐོན་བཞིན་པའམ་ཡང་ནད་གང་ཞིག་བྱུང་རྗེས་གནས་དེ་དག་གི་རྒྱུན་འགག་པ་སོགས་འབྱུང་བས། ཚུལ་བཞིན་རྒྱ་མ་ཐུབ་པའི་རྒྱུན་དེའི་གསང་དུ་སྐམ་ཁབ་གདབ་ན་འཁྲུགས་པའི་ངོ་བོ་རང་མལ་གནས་པའི་དགེ་མཚན་མཆིས།

ནད་ཐོག་ཏུ་ང་ཚོས་གསང་དམིགས་འཚོལ་སྐབས་ནད་ཀྱིས་བསྟན་པའི་གསང་དམིགས་ཤིག་དང་སྨན་པས་བཙལ་བའི་གསང་དམིགས་ཤིག་བཅས་རིགས་ཆེ་བ་གཉིས་མཆིས་ཤིང་། རིགས་དང་པོ་ནད་ཀྱིས་བསྟན་པའི་གསང་དམིགས་ནི་གདབ་གནས་འདི་དང་འདི་ཞེས་གཏན་ཁེལ་མེད་ཀྱང་གསོ་བྱའི་ལུས་ཀྱི་ཆ་ཤས་གང་ཞིག་ཏུ་ན་ཟུག་ཆེ་ཞིང་དེར་མནན་ན་ཕན་སྙམ་བྱེད་པ། གནས་དེ་རུ་ཆུ་རྒྱུས་དང་ཁྲག་རྩ་མེད་པ། དབང་པོའི་སྒོ་སོགས་མ་ཡིན་པའི་གཉན་ཚང་བའི་གནས་སུ་གདབ་རྒྱུ། རིགས་གཉིས་པ་སྨན་པས་བཙལ་བའི་གསང་དམིགས་ནི་གསང་གནས་གཏན་ཁེལ་བྱས་ཡོད་པའི་སྟེང་གདབ་དགོས་ཤིང་། དེར་བྱེ་བྲག་ཏུ་རྒྱུ་ལམ་བཅུ་གཉིས་སྟེང་དུ་ཡོད་པའི་གསང་དམིགས་དང་མདུན་རྒྱབ་གཞུང་རྩའི་སྟེང་གི་གསང་དམིགས། རྒྱུ་ལམ་བཅུ་བཞིའི་སྟེང་མ་འདུས་པའི་གསང་དམིགས་བཅས་གསུམ་མཆིས། གནས་དེ་དག་ཏུ་གདབ་པར་རྒྱུ་ལམ་དང་ཡང་ན་གདབ་གནས་ཀྱི་དབང་གིས་གསང་གང་ཞིག་ཏུ་གདབ་ན་

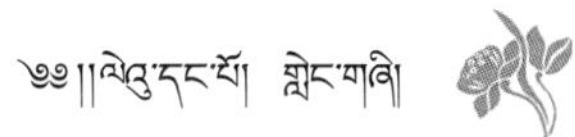

ནད་རིགས་འདི་དང་འདིར་ཕན་ཞེས་དང་། གདབ་པའི་ཐབས་ཀྱང་འདི་ལྟར་བྱ་དགོས་པ་སོགས་གཞུང་ལུགས་སྟེང་གཏན་ཁེལ་བྱས་ཡོད་དོ། །

ལེའུ་གཉིས་པ། རྒྱུ་ལམ་བཅུ་གཉིས་སྟེང་གི་གསང་དམིགས།

དང་པོ། ལག་པའི་ཁ་སྦྱིབས་གློ་བའི་རྒྱུ་ལམ།

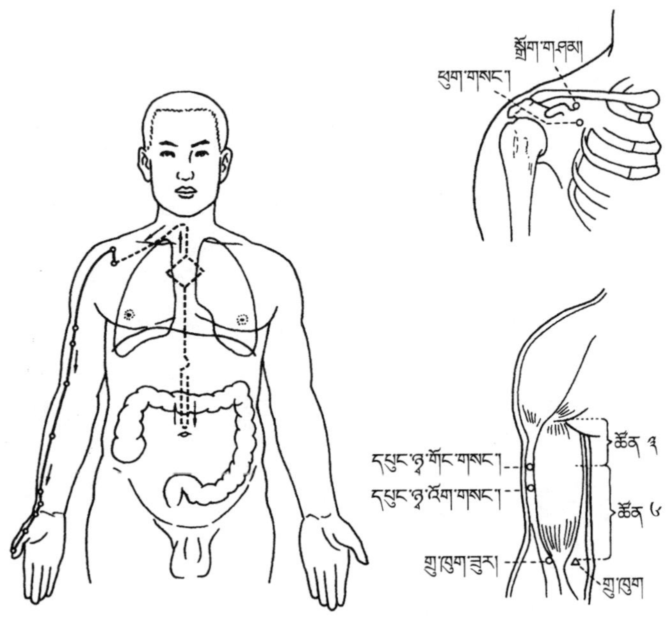

ལག་པའི་ཁ་སྦྱིབས་གློ་བའི་རྒྱུ་ལམ།

༡. ཕུག་གསང་།

【གསང་དམིགས】དྲང་མོར་བསྡད་པའམ་གན་རྐྱལ་དུ་ཉལ། མདུན་གྱི་དཀྱིལ་ཐིག་ནས་གཡས་གཡོན་དུ་ཚོན་༤རེ་གཞལ་བའི་རྩིབ་མ་དང་པོའི་གསེང་དུ་གདབ།

【གདབ་ཐབས】ཚོན་༠.༥ནས་༠.༨ཕྱི་ཕྱོགས་སུ་གསེག་གདབ་དང་འཕྲེད་གདབ། ནང་ཕྱོགས་སུ་གཏིང་ཟབ་སར་གདབ་ན་གློ་བར་ཕོག་ཉེན་ཆེ་བས་གཟབ། སྲ་བས་སྐར་མ་༥ནས་༡༠བར་སྡིག་པའམ་ཐེངས་༣ནས༥བར་བསྒྲོ།

【ཕན་ཡོན】གློ་ལུ། དབུགས་ཧལ། བྲང་དང་རོ་སྟོད་གཟེར་བ། སྟོད་དུ་གང་སྐམ་བྱེད་པ། རྣག་ཁྲག་ལུ་བ། གྲེ་བ་ན་བ་བཅས་ལ་ཕན།

༢. སྐྲོག་གཞམ།

【གསང་དམིགས】དྲང་མོར་བསྡད་པའམ་གན་རྐྱལ་དུ་ཉལ། མདུན་གྱི་དཀྱིལ་ཐིག་ནས་གཡས་གཡོན་དུ་ཚོན་༤རེ་གཞལ་བའི་སྐྲོག་རུས་གཞམ་གྱི་གོང་ཀྱིང་དུ་གདབ།

【གདབ་ཐབས】ཚོན་༠.༥ནས་༠.༨ཕྱི་ཕྱོགས་སུ་གསེག་གདབ་དང་འཕྲེད་གདབ། ནང་ཕྱོགས་སུ་གཏིང་ཟབ་སར་གདབ་ན་གློ་བར་ཕོག་ཉེན་ཆེ་བས་གཟབ། སྲ་བས་སྐར་མ་༥ནས་༡༠བར་སྡིག་པའམ་ཐེངས་༣ནས་༥བར་བསྒྲོ།

【ཕན་ཡོན】གློ་ལུ། དབུགས་ཧལ། བྲང་དང་རོ་སྟོད

གཟེར་བ། སྟོད་དུ་གང་སྐམ་དང་ཚ་གཟེར་བྱེད་པ་བཅས་ལ་ཕན།

༣. དཔུང་ཉ་གོང་གསང་།

【གསང་དམིགས】ལག་པ་མར་རྐྱང་ཞིང་ལག་མཐིལ་མདུན་དུ་བསྟན། ནུ་རྩེ་དང་མཉམ་པའི་དཔུང་སྒང་དུ་གདབ།

【གདབ་ཐབས】ཚོན་༠.༡ནས་༡.༥་མདུང་ཚུགས་སུ་གདབ། སྲ་བས་སྐར་མ་༥ནས་༡༠བར་སྡིག་པའམ་ཐེངས་༣ནས་༥བར་བསྲོ།

【ཕན་ཡོན】གློ་ལུ། དབུགས་ཧལ། ལྷ་བ། སྣ་ཁྲག་ཤོར་བ། ཁྲག་སྐྱུག་པ། དཔུང་པ་ན་བ་བཅས་ལ་ཕན།

༤. དཔུང་ཉ་འོག་གསང་།

【གསང་དམིགས】ལག་པ་མར་རྐྱང་ཞིང་ལག་མཐིལ་མདུན་དུ་བསྟན། དཔུང་ཉ་གོང་གསང་ནས་མར་ཚོན་གང་ངམ་གྲུ་ཁུག་གཉེར་རིང་ནས་གྱེན་ཚོན་༥གཞལ་བའི་དཔུང་སྒང་དུ་གདབ།

【གདབ་ཐབས】ཚོན་༠.༡ནས་༡.༥་མདུང་ཚུགས་སུ་གདབ། སྲ་བས་སྐར་མ་༥ནས་༡༠བར་སྡིག་པའམ་ཐེངས་༣ནས་༥བར་བསྲོ།

【ཕན་ཡོན】གློ་ལུ། དབུགས་ཧལ། དབུགས་རྒོད། སྙིང་མི་བདེ་བ། སྟོང་སྐྱུག་བྱེད་པ། སྨོད་མི་ཚུགས་པ། དཔུང་པ་ན་བ་བཅས་ལ་ཕན།

༥. གྲུ་ཁུག་ཕྱི་ཟུར།

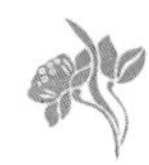

【གསང་དམིགས】ལག་པ་མར་རྒྱུད་ཞིང་ལག་མཐིལ་མདུན་དུ་བསྟན་ནས་ཅུང་ཡར་འཁྱུམ་པ། གྲུ་ཁྱུག་གཉེར་རིང་དཀྱིལ་ནས་ཕྱི་ཟུར་དུ་ཡོད་པའི་ཀོང་བུར་གདབ།

【གདབ་ཐབས】ཚོན་༠. ༥ནས་༠. ༨མདུང་ཚུགས་སུ་གདབ། ཁྲག་ཅུང་ཟད་བཏོན། སྦྲ་བས་སྐར་མ་༥ནས་༡༠བར་སྡིག་པའམ་ཐེངས་༣ནས་༥བར་བསྐྱོ།

【ཕན་ཡོན】གློ་ལུ། དབུགས་ཧལ། ཁྲག་ལུ་བ། ཚ་བ་རྒྱས་པ། གྲེ་བ་སྐྲངས་ཤིང་ན་བ། ལྕེ་སྐམ་པ། སྙིང་མི་བདེ་བ། སྟོད་དུ་གང་སྐམ་བྱེད་པ། ཕོ་བ་ན་ཞིང་འཁྲུ་སྐྱུག་བྱེད་པ། བྱིས་པར་དངངས་སྐྲག་བྱུང་བ། ལག་པ་ཞ་བ། གྲུ་མོ་དང་དཔུང་པ་རེངས་ཤིང་ན་བ། ནུ་ཚབས་བཅས་ལ་ཕན།

༤. གཤའ་རིངས་གསང་།

【གསང་དམིགས】དྲང་སྲོར་བསྡད་པའམ་གན་རྐྱལ་དུ་ཉལ། ལག་པ་མར་རྒྱུད་ཞིང་ལག་མཐིལ་མདུན་དུ་བསྟན། གྲུ་ཁྱུག་ཕྱི་ཟུར་དང་མཐེབ་ཆེའི་བར་གྱི་དྲང་ཐིག་ཏུ་གནས་ཤིང་མཁྲིག་མའི་གཉེར་རིང་ནས་གྱེན་དུ་ཚོན་༧གཞལ་བའི་གནས་སུ་གདབ།

【གདབ་ཐབས】ཚོན་༠. ༥ནས་༠. ༨མདུང་ཚུགས་སུ་གདབ། སྦྲ་བས་སྐར་མ་༥ནས་༡༠བར་སྡིག་པའམ་ཐེངས་༣ནས་༥བར་བསྐྱོ།

【ཕན་ཡོན】གློ་ལུ། དབུགས་ཧལ། གྲང་གཟེར། ཁྲག་ལུ་

བ། གྲི་བ་སྐྲངས་ཤིང་ན་བ། སྐྱད་འགག་པ། མགོ་ན་བ། ཚ་བ་རྒྱས་ཀྱང་རྩོལ་མི་ཐོན་པ། གྲུ་མོ་དང་དཔུང་པ་རིངས་ཤིང་ན་བ། གཞང་འབྲུམ་ནད་བཅས་ལ་ཕན།

༧. སྙིང་གསང་།

【གསང་དམིགས】དྲང་སྲོར་བསྡད་པའམ་ཀུན་རྐྱལ་དུ་ཉལ། ལག་པ་མར་རྐྱང་ཞིང་ལག་མཐིལ་མདུན་དུ་བསྟན། མཁྲིག་མའི་རུས་འབུར་ནས་བྱིན་དུ་ཚོན་༡.༥གཞལ་བའི་སའམ་ལག་གཉིས་ཀྱི་འཆང་ཁ་བསྡོལ་བར་བགྱིས་ནས་མཛུབ་རྩེ་གར་སླེབས་ཀྱི་སར་གདབ།

【གདབ་ཐབས】ཚོན་༠. ༣ནས་༠. ༥བྱིན་དུ་གསེག་གདབ། སྲ་བས་སྐར་མ་༥ནས་༡༠བར་ཐིག་པའམ་ཐེངས་༣ནས་༥བར་བསྒྲི།

【ཕན་ཡོན】སྙོ་ལུ། དབུགས་རྟལ། ཚམ་པ། མགོ་ཕྱེད་ན་བ། གཉའ་བ་རིངས་པ། ཁ་མིག་ཡོ་བ། གྲི་བ་སྐམ་ཞིང་ན་བ། སོ་ན་བ། མཁྲིག་མ་ན་ཞིང་ཤེད་མེད་པ་བཅས་ལ་ཕན།

༨. རུས་འབུར་ནང་ཟུར།

【གསང་དམིགས】ལག་པ་མར་རྐྱང་ཞིང་ལག་མཐིལ་མདུན་དུ་བསྟན། མཁྲིག་མའི་གཉེར་རིང་ནས་བྱིན་ཚོན་༡དང་བལྟ་རྩའི་ཕྱི་ཟུར་གྱི་ཀོང་བུར་གདབ།

【གདབ་ཐབས】བལྟ་རྩ་གཟུར་ནས་ཚོན་༠. ༣ནས་༠.

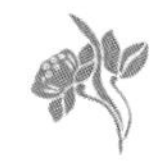

༥མདུང་ཚུགས་སུ་གདབ། སྦྲ་མེ་མི་ཉུང་།

【ཕན་ཡོན】གློ་ལུ། དབུགས་ཧལ། མདུན་རྒྱབ་སྦྲུགས་ནས་ན་བ། གྲེ་བ་སྐྲངས་ཤིང་ན་བ། མཁྲིག་མ་ན་ཞིང་ཤེད་མེད་པ། ཚ་བ་རྒྱས་ཀྱང་རྔུལ་ཆུ་མི་ཐོན་པ། ལག་མཐིལ་དུ་ཚ་རྒྱས་པ་བཅས་ལ་ཕན།

༩. མཐེབ་རྩ།

【གསང་དམིགས】ལག་པ་མར་ཀྱང་ཞིང་ལག་མཐིལ་མདུན་དུ་བསྟན། མཁྲིག་མའི་གཉེར་རིང་ཡས་སྟའི་བཞྭ་རྩའི་ཕྱི་ཟུར་གྱི་ཀོང་བུར་གདབ།

【གདབ་ཐབས】བཞྭ་རྩ་གཟུར་ནས་ཚོན་༠. ༣ནས་༠. ༥མདུང་ཚུགས་སུ་གདབ། སྦྲ་བས་སྐར་མ་༣ནས་༥བར་སྡིག་པའམ་ཐེངས་༡ནས་༣བར་བསྒྲོ།

【ཕན་ཡོན】གློ་ལུ། དབུགས་ཧལ། ལུད་པ་མང་བ། ཁྲག་ལུ་བ། ཁྲག་སྐྱུག་པ། མདུན་རྒྱབ་སྦྲུགས་ནས་ན་བ། སྙིང་མི་དགའ་བ། སྙིང་ན་བ། ལག་མཐིལ་ཚ་བ་རྒྱས་པ། མཚང་ར་ན་བ། གྲེ་བ་སྐམ་ཞིང་ན་བ། སོ་ན་བ། ཕོ་བ་ན་བ། གྲོད་པ་སྦོས་པ། སྐྱིག་པ་འབྱུང་བ། ཡར་སྐྱུག་པ། མཁྲིག་མ་ན་ཞིང་ཤེད་མེད་པ་བཅས་ལ་ཕན།

༡༠. མཐེབ་སྙིང་།

【གསང་དམིགས】ལག་པ་མར་ཀྱང་ཞིང་ལག་མཐིལ་མདུན་དུ་བསྟན། ལག་པའི་མཐེབ་སྙིང་དུ་ཡོད་ཅིང་ལག་མཐིལ་ཉུས་པ་

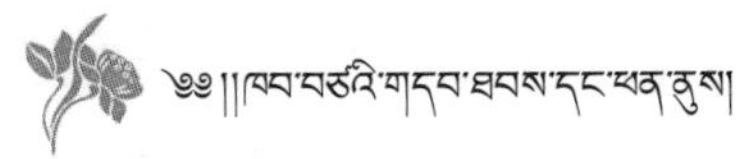

དང་པོའི་དཀྱིལ་གྱི་ཡས་ཟུར་དུ་གདབ།

【གདབ་ཐབས】ཚོན་༠．༥ནས་༠．༨མདུང་ཚུགས་སུ་གདབ། སྤྲ་བས་སྐར་མ་༣ནས་༥བར་སྡིག་པའམ་ཐེངས་༣བསྒྲོ།

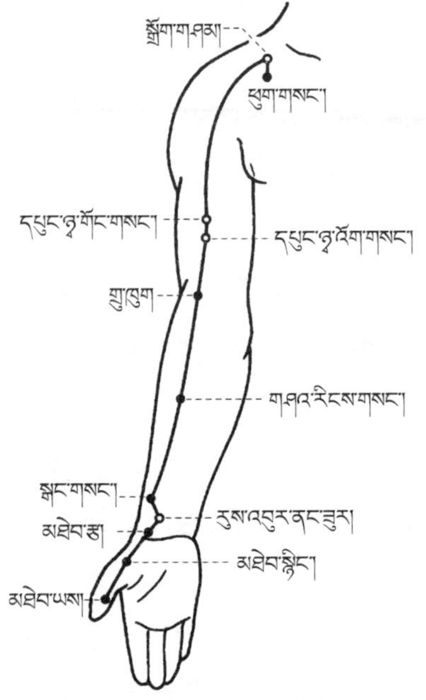

ལག་པའི་ཁ་སྦྲེལ་གློ་བའི་རྒྱུ་ལམ་གྱི་གསང་དམིགས།

【ཕན་ཡོན】གློ་ལོ། ཁྲག་ལུ་བ། ཚ་བ་རྒྱས་པ། སྐད་འགག་པ། ནུ་མ་སྐྲངས་ཞིང་ན་བ། གྲུ་མོ་དང་དཔུང་པ་རེངས་ཞིང་ན་བ་བཅས་ལ་ཕན།

༡༡. མཐེབ་ཡས།

【གསང་དམིགས】ལྷུ་ཚུར་བཅིངས་ནས་མཐེབ་མོ་གྱེན་དུ་བསྒྲེང་། མཐེ་བོང་སེན་མོ་རྩ་བའི་ཡས་ཟུར་དུ་ཚོན་༠．༡གཞལ་བའི་སར་གདབ།

【གདབ་ཐབས】ཚོན་༠．༡ནས་༠．༢གསེག་གདབ། ཡང་ན་གཙག་ནས་ཁྲག་བཏོན། སྤྲ་བས་སྐར་མ་༣ནས་༥བར་སྡིག་པའམ་ཐེངས་༡ནས་༣བར་བསྒྲོ།

【ཕན་ཡོན】གྲེ་བ་སྐྲངས་ཤིང་ན་བ། སློ་ལུ། སྣ་ཁྲག་ཤོར་བ། ཟ་འགྲམ་སྐྲངས་པ། ཚ་བ་རྒྱས་པ། གྲིབ་སྐྱོན་གྱིས་བརྒྱལ་འཐོག་ཏུ་གྱུར་པ། སྨྱོ་བ། སྐྱུག་པ། བྲིས་པར་དངངས་སྐྲག་བྱུང་བ། ལག་པ་འཁྱུམ་པ་དང་མཐེབ་མོ་ན་བ་བཅས་ལ་ཕན།

གཉིས་པ། ལག་པའི་གཏིང་གདགས་ཡོང་གའི་རྒྱུ་ལམ།

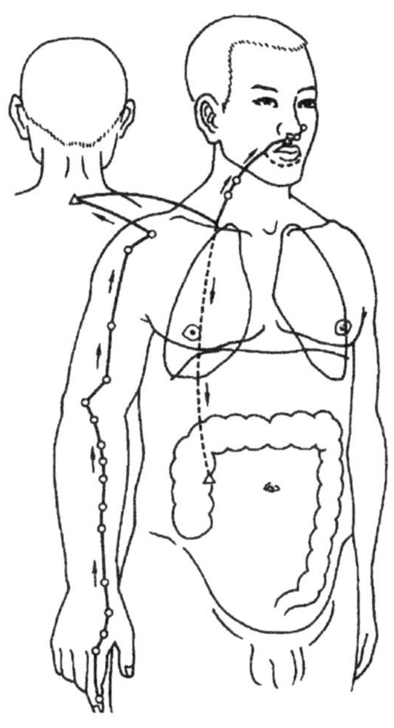

ལག་པའི་གཏིང་གདགས་ཡོང་གའི་རྒྱུ་ལམ།

༡. མཐེབ་ཡས།

【གསང་དམིགས】

ལག་པ་མར་བརྐྱང་ཞིང་ལག་མཐིལ་མདུན་བསྟན། མཐེབ་མོའི་སེན་མོ་རྩ་བ་ནས་ཡས་ཟུར་དུ་ཚོན་ ༠. ༡. གཞལ་བའི་སར་གདབ།

【གདབ་ཐབས】ཚོན་ ༠. ༡ཤ་ཁར་མདུང་ཚུགས་སུ་གདབ། ཡང་ན་གདབ་རྗེས་ཁྲག་ཅུང་བཏོན། སྲེ་བས་སྐར་མ་ ༣ནས་ ༥བར་ སྡིག་པའམ་ ཐེངས་ ༡ནས་ ༣བར་

བསྲོ།

【ཕན་ཡོན】གྲེ་བ་སྐྲངས་ཤིང་ན་བ། སྣ་ཁྲག་ཤོར་བ། ཟ་འགྲམ་སྐྲངས་པ། ཚ་བ་རྒྱས་པ། སྣ་ཁྲག་ཤོར་བ། སོ་ན་བ། མགོ་ན་བ། མིག་ནད་རབ་རིབ། བརྒྱལ་འཐོག་ཏུ་གྱུར་པ་བཅས་ལ་ཕན།

༢. མཛུབ་རྩ།

【གསང་དམིགས】ལག་པ་མར་བརྐྱང་ཞིང་ལག་མཐིལ་མདུན་བསྟན། མཛུབ་རྩའི་ཡས་ཟུར་དཀར་ནག་མཚམས་སུ་གོང་བུ་ཡོད་སར་གདབ།

【གདབ་ཐབས】ཚོན་༠.༢ནས་༠.༣མདུང་ཚུགས་སུ་གདབ། སྤྲ་བས་སྐར་མ་༥ནས་༡༠བར་སྡོད་པའམ་ཐེངས་༣བསྲོ།

【ཕན་ཡོན】སོ་ན་བ། གྲེ་བ་སྐྲངས་ཤིང་ན་བ། འགྲམ་པ་སྐྲངས་པ། ཁ་ཡོ་བ། ལུས་ལ་ཚ་རྒྱས་པ། མགོ་བོ་ན་ཞིང་མགོ་ཡུ་འཁོར་བ། སྣ་ཁྲག་ཤོར་བ། སྤྲག་པ་ན་བ་བཅས་ལ་ཕན།

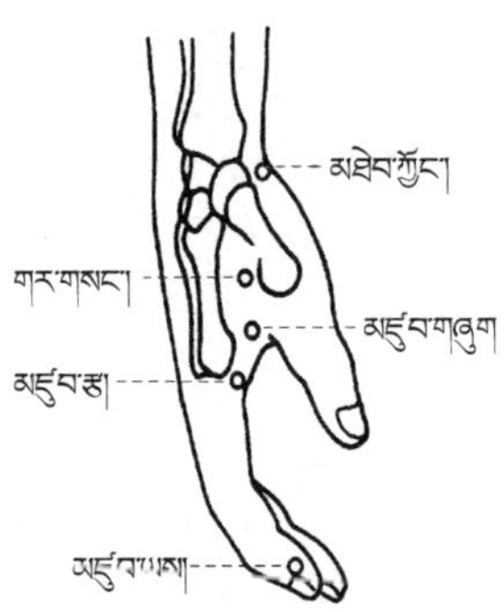

༣. མཛུབ་གཞུག།

【གསང་དམིགས】ཁུ་ཚུར་རྩུང་ཟད་བཅིངས་པའི་མཛུབ་མོའི་ཡས་ཟུར་གྱི་མཐིལ་མཛུབ་ཚིགས་པ་གཉིས་པའི་ཡས་ཀྱི་གོང་བུར་གདབ་དགོས།

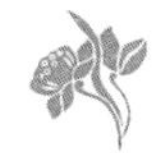

【གདབ་ཐབས】ཚོན་༠.༢ནས་༠.༣མདུང་ཚུགས་སུ་གདབ། སྤྲ་བས་སྐར་མ་༣ནས་༥བར་སྡིག་པའམ་ཐེངས་༡ནས་༣བར་བསྒྲོ།

【ཕན་ཡོན】སོ་ན་བ། གྲེ་བ་སྐྲངས་ཤིང་ན་བ། མིག་དང་སོ་ན་བ། ཁ་སྐམ་པ། གཉིད་ཡེར་བ། སྣ་ཁྲག་ཤོར་བ། ལུས་ལ་ཚ་རྒྱས་པ། ལག་རྒྱབ་སྐྲངས་པ། ལྟོ་བ་སྦྲོས་པ་དང་གྲོད་པར་ཟུར་འཁྲིག་སྐྲོག་པ་བཅས་ལ་ཕན།

༤.གར་གསང་།

【གསང་དམིགས】ལག་རྒྱབ་ཀྱི་ལག་མཐིལ་རུས་པ་དང་པོ་དང་གཉིས་པའི་བར་ཏེ། ལག་མཐིལ་རུས་པ་གཉིས་པའི་ཡས་ཟུར་གྱི་དཀྱིལ་ཚད་ན་ཡོད། གཞལ་སྟངས་སླ་ཤོས་ནི། ལག་པ་གཅིག་གི་མཐེབ་ཆིགས་གཉེར་རིང་ཅིག་ཤོས་ཀྱི་འཆང་ཁར་གཏད་པའི་མཐེབ་རྩེ་སླེབས་པའི་གནས་སུ་གདབ།

【གདབ་ཐབས】ཚོན་༠.༥ནས་༡མདུང་ཚུགས་སུ་གདབ། སྤྲ་བས་སྐར་མ་༥ནས་༡༠བར་སྡིག་པའམ་ཐེངས་༣ནས་༥བར་བསྒྲོ།

【ཕན་ཡོན】མགོ་ན་བ་དང་། མིག་དམར་ཞིང་སྐྲངས་པ། གྲེ་བ་སྐྲངས་ཤིང་ན་བ། བྲེད་བཞིན་སྐྲངས་པ། སོ་ན་བ། སྣ་ཁྲག་ཤོར་བ། ཁ་མིག་ཡོ་བ། རྣ་བ་འོན་པ། གཞོགས་ཕྱེད་སྐམ་པ། ཚ་བ་རྒྱས་པ། གྲང་ཤུམ་བྱེད་པ། ཚད་འབྲུ། བཤང་བ་འགག་པ། ཟླ་མཚན་འཁྲུམས་པའམ་ཟླ་མཚན་འབབ་སྐབས་གཟེར་བ། བཙའ་

མི་ཐུབ་པ། ཁྲིས་པར་དངངས་སྐྲག་བྱུང་བ། སྨྱོ་བྱེད་དང་བརྗེད་བྱེད་ནད། གཞང་འབྲུམ་ནད་བཅས་ལ་ཕན།

༥. མཐེབ་ཀྱོང་།

【གསང་དམིགས】ལག་རྒྱབ་གཉེར་རིང་གི་ཡས་ཟུར་གྱི་མཐེབ་ཆེན་བརྒྱུད་ཤ་རིང་ཐུང་གཉིས་ཀའི་ཆུ་རྒྱུས་བར་དུ་གདབ།

【གདབ་ཐབས】ཚོན་༠. ༥ནས་༠. ༨མདུང་ཚུགས་སུ་གདབ། སྲ་བས་སྐར་མ་༥ནས་༡༠བར་སྡིག་པའམ་ཐེངས་༣ནས་༥བར་བསྒྲོ།

【ཕན་ཡོན】གྲེ་བ་སྐྲངས་ཤིང་ན་བ། མཁྲིག་ཚིགས་ན་བ། མགོ་ན་བ་དང་། མིག་དམར་ཞིང་སྐྲངས་པ། རྣ་བ་འོན་པ། སྣ་ཁྲག་ཤོར་བ། ལུས་ལ་ཚ་རྒྱས་ཀྱང་རྔུལ་ཆུ་མེད་པ། སྨྱོ་བྱེད་དང་བརྗེད་བྱེད་ནད། སྙིང་མི་བདེ་བའམ་ལག་མཐིལ་དུ་ཚ་རྒྱས་པ། མཁྲིག་ཚིགས་ན་བ་བཅས་ལ་ཕན།

༦. སྣང་རྩ་གསང་།

【གསང་དམིགས】ལག་པ་སྐྱུམ་སྟེ་མཐེབ་ཀྱོང་དང་གྲུ་ཟུར་གྱི་སྦྲེལ་ཐིག་སྟེང་དུ་ཡོད་ཅིང་། མཁྲིག་མའི་གཉེར་རིང་ནས་གྱེན་དུ་ཚོན་༣གཞལ་བའི་གནས་སུ་གདབ།

【གདབ་ཐབས】ཚོན་༠. ༥ནས་༠. ༨མདུང་ཚུགས་སུ་གདབ། སྲ་བས་སྐར་མ་༥ནས་༡༠བར་སྡིག་པའམ་ཐེངས་༣ནས་༥བར་བསྒྲོ།

【ཕན་ཡོན】རྣ་བ་འུར་ཞིང་འོན་པ། སྣ་ཁྲག་ཤོར་བ། མིག་དང་སོ་ན་བ། གྲེ་བ་སྐྲངས་ཤིང་ན་བ། ཁ་མིག་ཡོ་བ། མཁྲིག་ཚིགས་ན་བ། གཅིན་ཁ་སྲ་བ། ལྟོ་བ་སྦྲོས་པ། སྐྱུ་རབ་ནད་བཅས་ལ་ཕན།

༧. ངར་སྨང་།

【གསང་དམིགས】ལག་པ་སྐྱུམ་སྟེ་མཐེབ་ཀྱུང་དང་གྲུ་ཟུར་གྱི་སྦྲེལ་ཐིག་སྟེང་དུ་ཡོད་ཅིང་། མཁྲིག་མའི་གཉེར་རིང་ནས་གྱེན་དུ་ཚོན་༥གཞལ་བའི་གནས་སུ་གདབ།

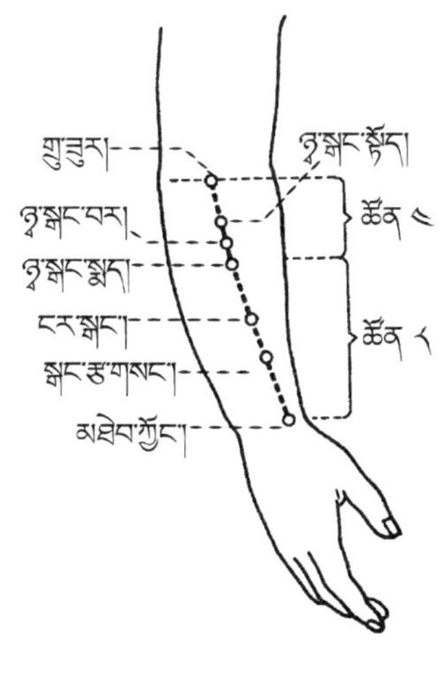

【གདབ་ཐབས】ཚོན་༠.༥ནས་༡མདུང་ཚུགས་སུ་གདབ། སྲོ་བས་སྐར་མ་༥ནས་༡༠བར་སྡིག་པའམ་ཐེངས་༣ནས་༥བར་བསྲོ།

【ཕན་ཡོན】མགོ་ན་བ། གདོང་སྐྲངས་པ། མཇིང་པ་རེངས་པ། ཁ་ལྕེ་སྐྲངས་པ། གྲེ་བ་སྐྲངས་ཤིང་ན་བ། སྣ་ཁྲག་ཤོར་བ། ངར་སྨང་ན་བ། གྲོད་པ་ན་བའམ་འཁྲིག་པ། སྨྱོ་ནད་བཅས་ལ་ཕན།

༨. ཉ་སྨང་སྨད།

【གསང་དམིགས】མཐེབ་ཀྱུང་དང་གྲུ་ཟླུར་གྱི་སྦྲེལ་ཐིག་སྟེང་དུ་ཡོད་ཅིང་། གྲུ་མོའི་གཉེར་རིང་ནས་ཐུར་དུ་ཚོན་༤གཞལ་བའི་གནས་སུ་གདབ།

【གདབ་ཐབས】ཚོན་༠.༥ནས་༡མདུང་ཚུགས་སུ་གདབ། སྲ་བས་སྐར་མ་༥ནས་༡༠བར་སྡེག་པའམ་ཐེངས་༣ནས་༥བར་བསྲོ།

【ཕན་ཡོན】ལག་པའི་གྲུ་མོ་ན་བ། མགོ་ན་ཞིང་མགོ་ཡུ་འཁོར་བ། མིག་རབ་རིབ་བྱེད་པ། སྙོ་བ་སྨྱོས་པ། གསུས་པ་ན་བ། ནུ་ཚབས་ནད་བཅས་ལ་ཕན།

༩. ཉུ་སྐང་བར།

【གསང་དམིགས】མཐེབ་ཀྱུང་དང་གྲུ་ཟླུར་གྱི་སྦྲེལ་ཐིག་སྟེང་དུ་ཡོད་ཅིང་། གྲུ་མོའི་གཉེར་རིང་ནས་ཐུར་དུ་ཚོན་༣གཞལ་བའི་གནས་སུ་གདབ།

【གདབ་ཐབས】ཚོན་༠.༥ནས་༡མདུང་ཚུགས་སུ་གདབ། སྲ་བས་སྐར་མ་༥ནས་༡༠བར་སྡེག་པའམ་ཐེངས་༣ནས་༥བར་བསྲོ།

【ཕན་ཡོན】ལག་པའི་གྲུ་མོ་ན་བ། དཔུང་པ་དང་ལག་ངར་གྱི་རྒྱབ་སྦྲིད་པ། མགོ་བོ་ན་བ། རྒྱུ་འཁྲིག་བྱེད་པ་བཅས་ལ་ཕན།

༡༠. ཉུ་སྐང་སྟོད།

【གསང་དམིགས】མཐེབ་ཀྱུང་དང་གྲུ་ཟླུར་གྱི་སྦྲེལ་ཐིག་སྟེང་དུ་ཡོད་ཅིང་། གྲུ་མོའི་གཉེར་རིང་ནས་ཐུར་དུ་ཚོན་༢གཞལ་བའི་གནས་སུ་གདབ།

【གདབ་ཐབས】ཚོན་༠. ༨ནས་༡. ༢མདུང་ཚུགས་སུ་གདབ། སྦྲ་བས་སྐར་མ་༥ནས་༡༠བར་སྡིག་པའམ་ཐེངས་༣ནས་༥བར་བསྲོ།

【ཕན་ཡོན】གཞོགས་ཕྱེད་སྐམ་པ། སྐད་མི་ཕྱིན་པ། ལག་པར་ཤེད་མེད་པའམ་ཞ་བ། རྐེད་པ་ན་བ། ལྟོ་བ་ན་ཞིང་འཁྲུ་བ། སོ་ན་བ། འགྲམ་པ་སྐྲངས་པ་བཅས་ལ་ཕན།

༡༡. གྲུ་ཟུར།

【གསང་དམིགས】གྲུ་མོ་ནང་དུ་སྐུམ་ཞིང་། དེ་ནས་གྲུ་མོའི་གཉེར་རིང་གི་ཕྱི་སྣེ་དང་དཔུང་རུས་ཕྱི་ཟུར་གྱི་རུས་འབུར་གཉིས་སྦྲེལ་ཐིག་གི་དཀྱིལ་ཚད་དུ་གདབ་དགོས།

【གདབ་ཐབས】ཚོན་༠. ༥ནས་༡མདུང་ཚུགས་སུ་གདབ། སྦྲ་བས་སྐར་མ་༥ནས་༡༥བར་སྡིག་པའམ་ཐེངས་༣ནས་༧བར་བསྲོ།

【ཕན་ཡོན】ལག་པ་སྦྲིད་ཅིང་ན་བའམ་ཞ་ཞིང་རེངས་པ། ལག་རྒྱབ་སྐྲངས་པ། གྲེ་བ་སྐྲངས་ཤིང་ན་བ། མིག་དམར་ཞིང་སྐྲངས་པ། ཁྲག་ཤེད་མཐོ་བ། སྨྱོ་བྱེད་ནད། ལྟོ་བ་ན་ཞིང་འཁྲུ་སྐྱུག་བྱེད་པ། ཟླ་མཚན་འཁྲུམས་པའམ་འགག་པ། མངལ་མི་ཆགས་པ། ལུས་ལ་ཚ་བ་རྒྱས་པ། བྱང་ཁོག་སྟོད་དུ་བརྫངས་སྐམ་བྱེད་པ་བཅས་ལ་ཕན།

༡༢. གྲུ་གོང་།

【གསང་དམིགས】གྲུ་མོ་ནང་དུ་སྐུམ་ཞིང་། དེ་ནས་གྲུ་ཟུར་གསང་ནས་གྱེན་དུ་ཚོན་༡གཞལ་བའི་དཔུང་རུས་ཕྱི་མཐའ་རུ་

གདབ་དགོས།

【གདབ་ཐབས】ཚོན་༠. ༥ནས་༡མདུང་ཚུགས་སུ་གདབ། ཐྲ་བས་སྐར་མ་༥ནས་༡༠བར་སྡིག་པའམ་ཐེངས་༣ནས་༥བར་བསྒྲོ།

【ཕན་ཡོན】ལག་པ་སྦྲིད་ཅིང་ན་བ། ལག་པ་རེངས་འཁྱུམས་བྱེད་པ་བཅས་ལ་ཕན།

༡༣. དཔུང་སྙིང་རྒྱུར།

【གསང་དམིགས】

གྲུ་རྒྱུར་དང་ལྷུག་གཞུག་གསང་གཉིས་ཀྱི་སྦྲེལ་ཐིག་སྟེང་ཡོད་ཅིང་། གྲུ་རྒྱུར་གསང་ནས་ནས་གྱེན་དུ་ཚོན་༣གཞལ་བའི་གནས་གདབ་དགོས།

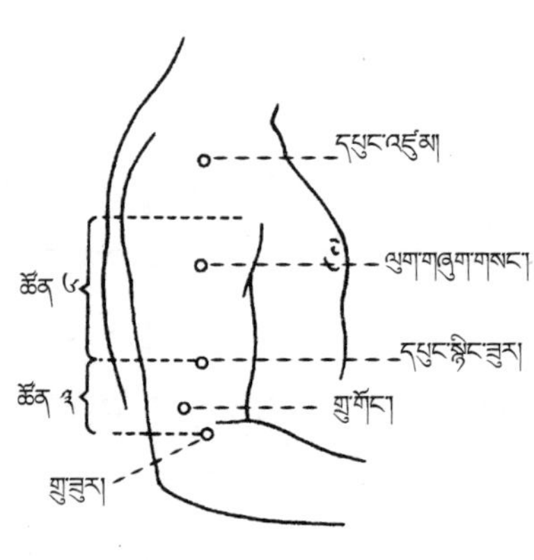

【གདབ་ཐབས】ཚོན་༠. ༥ནས་༡མདུང་ཚུགས་སུ་གདབ། ཐྲ་བས་སྐར་མ་༥ནས་༡༠བར་སྡིག་པའམ་ཐེངས་༣ནས་༥བར་བསྒྲོ།

【ཕན་ཡོན】ལག་པ་རེངས་འཁྱུམས་བྱེད་པའམ་ན་བ། དཔུང་སྙིང་རྒྱུར་ན་བ་བཅས་ལ་ཕན།

༡༤. ལྷུག་གཞུག་གསང་།

【གསང་དམིགས】གྲུ་རྒྱུར་དང་ལྷུག་གཞུག་གསང་གཉིས་ཀྱི་

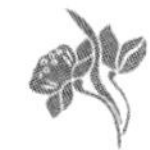

སྦྲེལ་ཐིག་སྟེང་དུ་ཡོད་ཅིང་། གྲུ་ཐུར་གསང་ནས་ནས་གྱེན་དུ་ཚོན་༧གཞལ་བའི་ལུག་གཞུག་གི་མར་སྣེ་རུ་གདབ་དགོས།

【གདབ་ཐབས】ཚོན་༠.༢ནས་༡.༥མདུང་ཚུགས་སམ་གྱེན་དུ་གསེག་གདབ། སྒྲ་བས་སྐར་མ་༥ནས་༡༠བར་སྡིག་པའམ་ཐེངས་༣ནས་༥བར་བསྒྲོ།

【ཕན་ཡོན】དཔུང་པ་དང་ལག་པ་རེངས་ཤིང་ན་བ། མཛིང་པ་རེངས་པ། མིག་ན་བ་བཅས་ལ་ཕན།

༡༥. དཔུང་འཛུམ།

【གསང་དམིགས】ཕྲག་མགོའི་འོག་ཏུ་ཡོད་ཅིང་། ཕྲག་མགོ་དང་དཔུང་རུས་རུས་མདུད་ཆེ་བའི་བར་ཏེ། ལུག་གཞུག་སྟོད་ཀྱི་དཀྱིལ་དབུས། ལག་པ་བརྐྱང་དུས་ཕྲག་པར་གོང་བུ་གཉིས་འབྱུང་བའི་ཕྲག་མདུན་གཤམ་གྱི་གོང་གོང་དུ་གདབ་དགོས།

【གདབ་ཐབས】ཚོན་༠.༢ནས་༡.༥མདུང་ཚུགས་སམ་ཐུར་དུ་གསེག་གདབ། སྒྲ་བས་སྐར་མ་༥ནས་༡༠བར་སྡིག་པའམ་ཐེངས་༣ནས་༧བར་བསྒྲོ།

【ཕན་ཡོན】དཔུང་པ་དང་ལག་པ་འཁྱུམས་ཤིང་ན་བའམ་ཞ་རེངས་སུ་གྱུར་པ། ལག་རྒྱབ་ན་བ། གཞོགས་ཕྱེད་སྐམ་པ། ཚ་བའི་ནད་ཀྱིས་མགོ་ན་བ། སོ་ན་བ། སྐེ་རྨེན་སྐྲངས་པ། གྲེ་ཐོག་བཅས་ལ་ཕན།

༡༦. དཔུང་སྒྲོག།

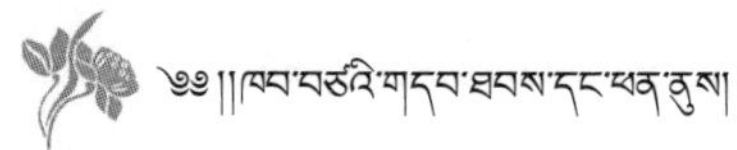

【གསང་དམིགས】སྒྲོག་རུས་དཔུང་སྣེ་དང་སོག་སྨད་བར་གྱི་ཀོང་བུར་གདབ་དགོས།

【གདབ་ཐབས】ཚོན་༠.༥ནས་༡མདུང་ཚུགས་སུ་ཙུང་ཕྱི་ངོས་དང་མར་ཕྱོགས་སུ་གསེག་ནས་གདབ། སྲ་བས་སྐར་མ་༥ནས་༡༠བར་སྡིག་པའམ་ཐེངས་༣ནས་༥བར་བསྲོ།

【ཕན་ཡོན】ལག་པ་སྦྲིད་ཅིང་ན་བ་དང་འདེགས་མི་ཐུབ་པ། ཁྲག་སྐྱུག་པ། སྐེ་རྨེན་སྐྲངས་པ། གྲེ་ཐོག་བཅས་ལ་ཕན།

༡༧. རྒྱང་ཤ་རྒྱབ་གསང་།

【གསང་དམིགས】རྒྱང་ཤ་ལས་བྱེད་ཀྱི་རྒྱབ་མཐར་ཡོད་ཅིང་། རྒྱང་ཤ་འཛོམ་གསང་ལས་ཐུར་དུ་དྲང་ཚུགས་སུ་ཚོན་༡གཞལ་བའི་གནས་སུ་གདབ།

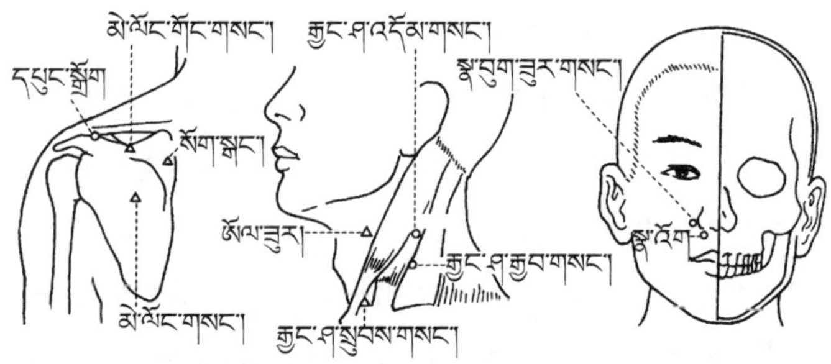

【གདབ་ཐབས】ཚོན་༠.༥ནས་༠.༨མདུང་ཚུགས་སུ་གདབ། སྲ་བས་སྐར་མ་༣ནས་༥བར་སྡིག་པའམ་ཐེངས་༡ནས་༣བར་བསྲོ།

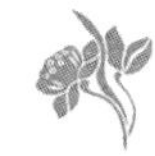

【ཕན་ཡོན】གྲེ་བ་སྐྲངས་ཤིང་ན་བ། ཟས་མེད་དཀའ་བ། སྐེ་རྨེན་སྐྲངས་པ། གྲེ་ཐོག། ལག་པ་སྦྲིད་ཅིང་ན་བ། རེངས་འཁྲུམས་བྱེད་པ་བཅས་ལ་ཕན།

༡༨. རྒྱུང་ཤ་འཛོམ་གསང་།

【གསང་དམིགས】ཨོལ་བ་ནས་འཕྲེད་དུ་ཚོན་ཉ་ཙམ་གྱི་གནས་སུ་ཡོད་ཅིང་། རྒྱབ་ཤ་ལས་བྱེད་ཀྱི་ཤ་སྣ་གཉིས་ཏེ་བྲང་རུས་མགོ་དང་སྒྲོག་རུས་མགོ་གཉིས་ཀྱི་བར་དུ་གདབ་དགོས།

【གདབ་ཐབས】ཚོན་༠.༥ནས་༠.༨མདུང་ཚུགས་སུ་གདབ། སྐེའི་འཕར་རྩ་ལ་གཟུར་དགོས། ཐྲ་བས་སྐར་མ་༣ནས་༥བར་སྲེག་པའམ་ཐེངས་༡ནས་༣བར་བསྲོ།

【ཕན་ཡོན】གྲེ་ཨོལ་སྐྲངས་ཤིང་ན་བ། ཟས་མེད་དཀའ་བ། སྒྲིགས་པ་འབྱུང་བ། གློ་ལུ་བྱེད་པ། དབུགས་ཧལ་བ། སྐེ་རྨེན་སྐྲངས་པ། གྲེ་ཐོག་བཅས་ལ་ཕན།

༡༩. སྣ་འོག།

【གསང་དམིགས】ཡ་མཆུ་རུ་ཡོད་དེ། ཡས་མཆུའི་གཤོང་གསང་གི་ཟུར་དུ་ཚོན་༠.༥གཞལ་བའི་གནས་ཡིན།

【གདབ་ཐབས】ཚོན་༠.༣ནས་༠.༥མདུང་ཚུགས་སམ་གསེག་གདབ། ཐྲ་མེ་སྤྱང་།

【ཕན་ཡོན】སྣ་འཚང་བ་དང་སྣ་ཁྲག་ཤོར་བ། སྣ་ནང་དུ་ཤ་ལུ་སྐྱེས་པ། དྲི་མི་ཚོར་བ། སྣ་ཆུ་འཛག་པ། ཁ་དམ་པ། ཁ་ཡོ་བ་

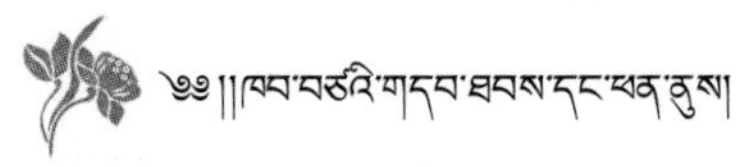

བཙས་ལ་ཕན།

༢༠. སྣ་བུག་བྲུར་གསང་།

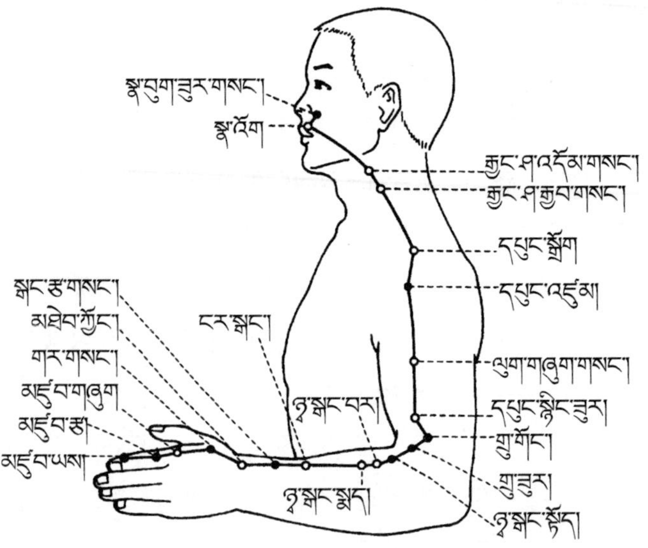

ལག་པའི་གཉིང་གདགས་ཡོང་གའི་རྒྱུ་ལམ་གྱི་གསང་དམིགས།

【གསང་དམིགས】སྣ་གཞོག་ཕྱི་མཐའི་དཀྱིལ་ཚད་ནས་འགྲམ་དུ་ཚོན་0. 5གཞལ་བའི་གནས་ཏེ་ཁ་མཆུའི་ཤུར་རིང་སྟེང་གདབ།

【གདབ་ཐབས】ཚོན་0. 3ནས་0. 5གསེག་གདབ་བམ་འཕྲེད་གདབ། སྲུ་མི་སྲུང་།

【ཕན་ཡོན】སྣ་འཚང་བ་དང་སྣ་ཁྲག་ཤོར་བ། དྲི་མི་ཚོར་བ།

གདོང་ལ་ཟ་འཕྲུག་ལངས་པ། མཆུ་སྐྲངས་པ། ཁ་ཡོ་བ་བཅས་ལ་ཕན།

གསུམ་པ། རྐང་པའི་གཉེར་གདགས་པོ་བའི་རྒྱུ་ལམ།

༡. མས་ ཕྲིབས་འོག་གསང་།

【གསང་དམིགས】མིག་གཉིས་ཕན་ཚུན་མ་ཡོ་བར་ དྲང་ ཐད་ དུ་ བལྟ། རྒྱལ་མོའི་དཀྱིལ་ཐད་མས་ཕྲིབས་ འོག་ མར་ ཚོན་ ༠.༧གཞལ་སར་གདབ།

【གདབ་ ཐབས】ཚོན་ ༠.༥ ནས་ ༠.༧ མདུང་ ཚུགས་ སུ་ གདབ། གཉེར་ཟབ་སར་གདབ་ན་ གཤམ་གྱི་ཁྲག་རྩ་ཕུག་ཅིང་ཁྲག་བྱུང་ན་གདོང་སྐྲངས་པས་གཟབ། གདབ་རྗེས་སྐར་མ་༡ནས་༢བར་མནན་ནས་ཁྲག་མི་ཐོན་པར་སྡོན་འགོག་བྱ་དགོས། སྣྲ་མེ་

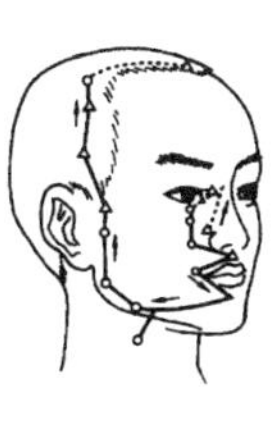

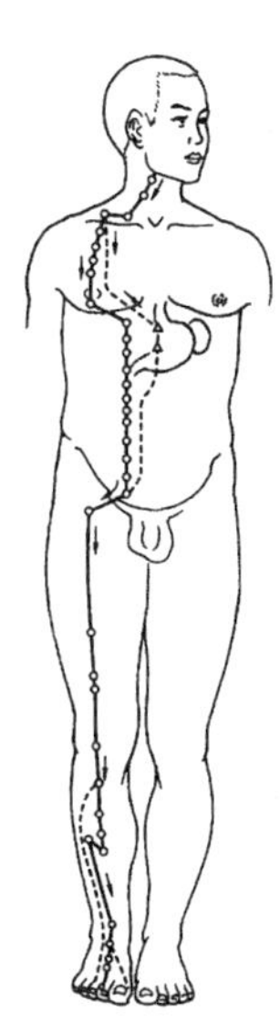

རྐང་པའི་གཉེར་གདགས་པོ་བའི་རྒྱུ་ལམ།

སྤང་།

【ཕན་ཡོན】མིག་ལྤིབས་སྐྲངས་པ། མིག་ལྤིབས་འགུལ་བ། གཉེར་ཚག། ཁ་མིག་ཡོ་བ། ཉེ་མཐོང་རིང་མི་མཐོང་། རིང་མཐོང་ཉེ་མི་མཐོང་། སྲོད་ལོང་། མགོ་བོ་ན་ཞིང་མགོ་ཡུ་འཁོར་བ་བཅས་ལ་ཕན།

༢. མཁུར་སྟོད།

【གསང་དམིགས】

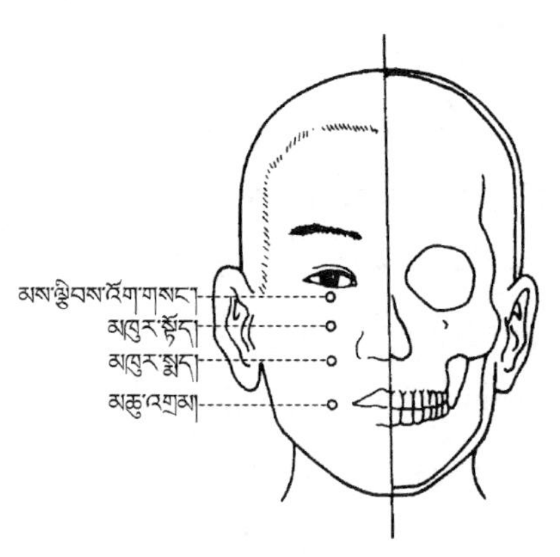

མིག་ གཉིས་ ཕན་ ཚུན་ མ་ཡོ་བར་ དྲང་ ཐད་ དུ་ བལྟ། རྒྱལ་མོའི་དཀྱིལ་ ཐད་ མས་ ལྤིབས་ འོག་ མར་ ཚོན་ ༡ གཞལ་བའི་ ཀོང་ཀོང་སར་གདབ།

【གདབ་ཐབས】

ཚོན་༠. ༣ནས་༠. ༥མདུང་ ཚུགས་ དང་ ཡང་ ན་ གསེག་ གདབ། གཏིང་ཟབ་ སར་ གདབ་ ན་ མིག་ འབྲས་ ལ་ སྐྱོན་ འབྱུང་ བས་ གཟབ། སྤྲ་མི་སྤང་།

【ཕན་ཡོན】མིག་ལྤིབས་ཟ་ཞིང་ན་བ། མིག་ལྤིབས་འགུལ་བ། གདོང་ཤ་འཁྲུམ་པ། གཉེར་ཚག། ཁ་མིག་ཡོ་བ། མིག་རབ་རིབ་བྱེད་པ། མགོ་བོ་ན་བ་ཅས་ལ་ཕན།

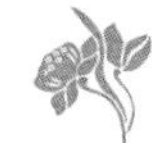

༣. མཁུར་སྨད།

【གསང་དམིགས】མིག་གཉིས་ཕན་ཚུན་མ་ཡོ་བར་དྲང་ཐད་དུ་བལྟ། རྒྱལ་མོའི་དཀྱིལ་གྱི་མར་གདབ་པའི་དྲང་ཐིག་དང་སྣ་རྩེ་ནས་འཕྲེད་དུ་གདབ་པའི་དྲང་ཐིག་གཉིས་བསྡོལ་སྟེང་གདབ།

【གདབ་ཐབས】ཚོན་༠. ༣ནས་༠. ༥མདུང་ཚུགས་དང་ཡང་ན་གསེག་གདབ། སྤྲ་བས་སྐར་མ་༣ནས་༥བར་སྡིག་པའམ་ཐེངས་༣ནས་༥བར་བསྒྲོ།

【ཕན་ཡོན】ཁ་མིག་ཡོ་བ། མིག་ལྤིབས་འགུལ་བ། ཉེ་མཐོང་རིང་མི་མཐོང་། སྣ་འགག། སྣ་ཁྲག་ཤོར་བ། སོ་ན་བ། འགྲམ་པ་སྐྲངས་པ་བཅས་ལ་ཕན།

༤. མཆུ་འགྲམ།

【གསང་དམིགས】མིག་གཉིས་ཕན་ཚུན་མ་ཡོ་བར་དྲང་ཐད་དུ་བལྟ། རྒྱལ་མོའི་དཀྱིལ་གྱི་མར་གདབ་པའི་དྲང་ཐིག་དང་མཆུ་འགྲམ་ནས་འཕྲེད་དུ་གདབ་པའི་

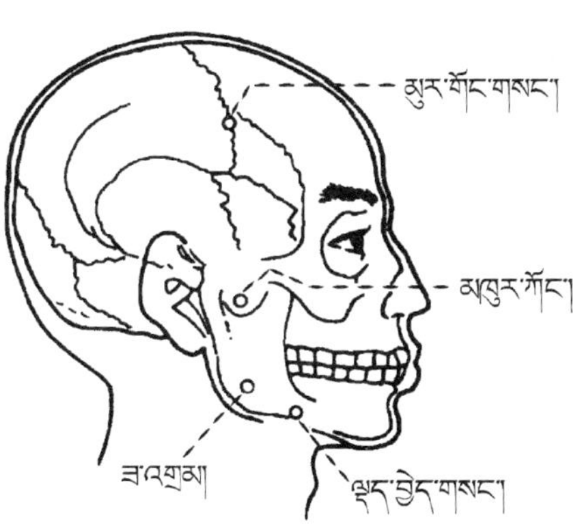

དྲང་ཐིག་གཉིས་བསྡོལ་སྟེང་ངམ་མཆུ་འགྲམ་ནས་འཕྲེད་དུ་ཚོན་༠. ༤

ཙམ་བཞལ་བའི་སར་གདབ།

【གདབ་ཐབས】ཚོན་༠.༢མདུང་ཚུགས་སུ་གདབ་པའམ་ཚོན་༠.༥ནས་༡གསེག་གདབ་དང་འཕྲེད་གདབ་བྱ། སྲྀ་བས་སྐར་མ་༣ནས་༥བར་སྡིག་པའམ་ཐེངས་༣ནས་༥བར་བསྲོ།

【ཕན་ཡོན】ཁ་ཡོ་བ། སྣ་ཆུ་འཛག་པ། མིག་ལྤིབས་འགུལ་བ། སོ་ན་བ།འགྲམ་པ་སྐྲངས་པ། བྱད་བཞིན་སྦྲིད་པ། གདོང་ཤ་རེངས་པ་བཅས་ལ་ཕན།

༥.ལྷད་བྱེད་གསང་།

【གསང་དམིགས】ཟུར་འདུག་གམ་ཟུར་ཉལ། མ་མགལ་རུས་པའི་ཟུར་ནས་མདུན་དུ་ཚོན་༡.༢གཞལ་བའི་གོང་གོང་ཡོད་སར་གདབ།

【གདབ་ཐབས】འཕར་རྩ་གཟུར་ནས་ཚོན་༠.༣ནས་༠.༥འཕྲེད་གདབ་དང་གསེག་གདབ། སྲྀ་བས་སྐར་མ་༣ནས་༥བར་སྡིག་པའམ་ཐེངས་༣ནས་༧བར་བསྲོ།

【ཕན་ཡོན】སོ་ན་བ། འགྲམ་པ་སྐྲངས་པ། ཁ་དམ་པ། མཆུ་འགུལ་བ། མ་ལེ་བུད་པ། ལྐེ་རེངས་པ་བཅས་ལ་ཕན།

༦.ཟ་འགྲམ།

【གསང་དམིགས】ཟུར་འདུག་གམ་ཟུར་ཉལ། མ་མགལ་ཟུར་ནས་མདུན་དུ་སོར་གཅིག་གཞལ་བའི་གོང་གོང་སར་གདབ།

【གདབ་ཐབས】ཚོན་༠.༣ནས་༠.༥མདུང་ཚུགས་དང་

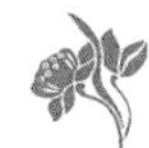

ཡང་ན་ཚོན་༠.༥ནས་༡འཕྲེད་གདབ། སྦྲ་བས་སྐར་མ་༣ནས་༥བར་སྲིག་པའམ་ཐེངས་༣ནས་༥བར་བསྐྱོ།

【ཕན་ཡོན】ཁ་མིག་ཡོ་བ། སོ་ན་བ། འགྲམ་པ་སྐྲངས་པ། ཁ་དམ་པ། སྐད་འགག་པ། མ་ལེ་བུད་པ། མཛེང་བ་རེངས་པ་བཅས་ལ་ཕན།

༧. མཁྲུར་ཀོང་།

【གསང དམིགས】དྲང་མོར་འདུག་པའམ་ཟུར་ཉལ། རྣ་ཆུང་མདུན་དུ་ཚོན་༠.༨གཞལ་སར་གདབ།

【གདབ་ཐབས】ཚོན་༠.༣ནས་༠.༥མདུང་ཚུགས་སུ་གདབ། གདོང་རྩ་སྲུམ་མདོ་རིས་དང་ལྷད་བྱེད་ཤ་རེངས་པར་གྱུར་ན་ཁབ་རྩེ་མར་བསྐོར་ནས་ཚོན་༡.༥ནས་༢གཉིང་ཟབ་ཏུ་གདབ།

【ཕན་ཡོན】ཁ་མིག་ཡོ་བ། སོ་ན་བ། འགྲམ་པ་སྐྲངས་པ། ཁ་དམ་པ། མ་ལེ་བུད་པ། རྣ་བ་འོན་པའམ་རྣག་ཞུགས་པ། ཞུར་འཁྲིག་སྒྲིག་པ་བཅས་ལ་ཕན།

༨. སྨུར་གོང་གསང་།

【གསང་དམིགས】དྲང་མོར་བསྡད་པའམ་ཟུར་ཉལ། རྣ་རྩེ་ནས་གྱེན་སོར་བཞི་དང་དཔྲལ་ཟུར་ནས་སྐྲ་གསེང་ཚོན་༠.༥གཞལ་བའི་སར་གདབ།

【གདབ་ཐབས】ཚོན་༠.༥ནས་༡འཕྲེད་གདབ། སྦྲ་མེ་སྤྲང་།

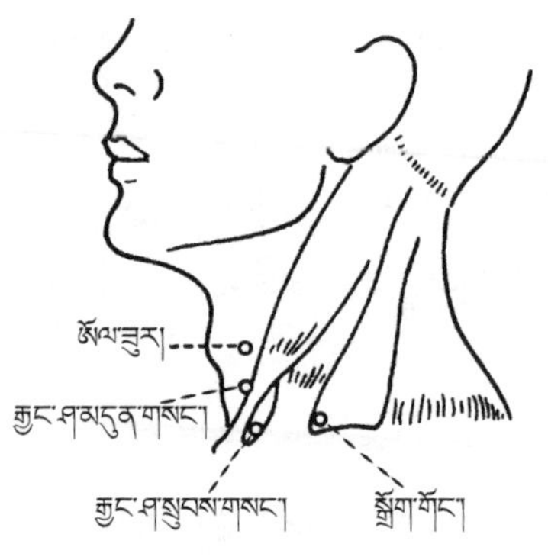

【ཕན་ཡོན】མགོ་ན། མིག་ན། མིག་རབ་རིབ་བྱེད་ཅིང་མི་གསལ་བ། མིག་ནད་གཞེར་ཚག། མིག་ལྷིབས་འགྲུལ་བ། དབུགས་འཚངས་པ་བཅས་ལ་ཕན།

༩. ཨོལ་ཟུར།

【གསང་དམིགས】དྲང་མོར་བསྡད་ནས་མགོ་བོ་ཡར་བཏེགས་པའམ་ཟུར་ཉལ། ཨོལ་མདུད་ནས་གཡས་གཡོན་དུ་ཚོན་ ༡. ༥གཞལ་སར་གདབ།

【གདབ་ཐབས】གཉིད་ལོག་འཕར་རྩ་གཟུར་ནས་ཚོན་ ༠. ༣ནས་༠. ༥མདུང་ཚུགས་སུ་གདབ། སྦྲ་མེ་སྦྱང་།

【ཕན་ཡོན】མིད་པ་སྐྲངས་ཤིང་ན་བ། ཁྲག་ལུ། སྟོད་དུ་གང་སླམ་བྱེད་པ། དབུགས་རྟལ། མགོ་ན། མགོ་ཡུ་འཁོར། སྐེ་ཚེན་སྐྲངས་པ། གྲེ་ཐོག་བཅས་ལ་ཕན།

༡༠. རྒྱངས་ཤ་མདུན་གསང་།

【གསང་དམིགས】དྲང་མོར་བསྡད་ནས་མགོ་བོ་ཡར་བཏེགས། ཨོལ་ཟུར་དང་རྒྱངས་ཤ་སྒྲུབ་གསང་གཉིས་ཀྱི་འབྲེལ་ཐིག་དཀྱིལ་སྟེང་སྟེ་རྒྱངས་ཤའི་མདུན་དུ་གདབ།

【གདབ་ཐབས】ཚོན་ ༠. ༣ནས་༠. ༥མདུང་ཚུགས་སུ

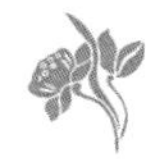

གདབ། སྲ་བས་སྐར་མ་༥ནས་༡༠བར་སྡིག་པའམ་ཐེངས་༣ནས་༧བར་བསྐྱོ།

【ཕན་ཡོན】མགོ་ཡུ་འཁོར་བ། གློ་ལུ། སྒྲིག་པ། དབུགས་ཧལ། གྲེ་བ་སྐྲངས་ཞིང་ན། སྐེ་རྨེན་སྐྲངས་པ། གྲེ་ཐོག་བཅས་ལ་ཕན།

༡༡རྒྱངས་ཞ་སྦྲུབ་གསང་།

【གསང་དམིགས】དྲང་མོར་བསྡད་ནས་མགོ་བོ་ཡར་བཏེགས། ཨོལ་ཟུར་ནས་མར་གདབ་པའི་དྲང་ཐིག་སྟེང་མཆིས་ཞིང་། སྒྲིག་རུས་ནང་སྣེའི་སྟེང་དུ་ཀོང་ཀོང་ཡོད་པ་རུ་གདབ།

【གདབ་ཐབས】ཚོན་༠. ༣ནས་༠. ༥མདུང་ཚུགས་སུ་གདབ། གཏིང་ཟབ་སར་གདབ་མི་རུང་། སྲ་བས་སྐར་མ་༥ནས་༡༠བར་སྡིག་པའམ་ཐེངས་༣ནས་༥བར་བསྐྱོ།

【ཕན་ཡོན】གྲེ་བ་སྐྲངས་ཞིང་ན། སྒྲིག་པ། སྐེ་མཛིང་རེངས་པ། སྐེ་རྨེན་སྐྲངས་པ། གྲེ་ཐོག་བཅས་ལ་ཕན།

༡༢. སྒྲིག་གོང་།

【གསང་དམིགས】དྲང་མོར་བསྡད་པའམ་ཀན་རྐྱལ་དུ་ཉལ། ལུས་ཀྱི་དཀྱིལ་ཐིག་ནས་གཡས་གཡོན་དུ་ཚོན་༤གཞལ་བའི་སྒྲིག་རུས་དཀྱིལ་གྱི་གོང་དུ་ཀོང་ཀོང་ཡོད་སར་གདབ།

【གདབ་ཐབས】ཚོན་༠. ༣ནས་༠. ༥མདུང་ཚུགས་སམ་གསེག་གདབ། གཏིང་ཟབ་སར་གདབ་ན་གློ་རྩེར་ཕོག་པས་གཟབ།

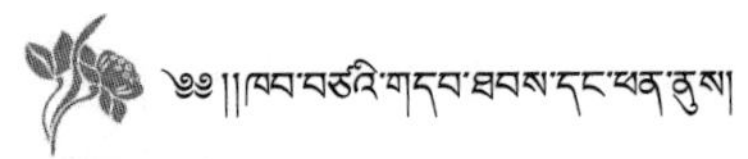

སྲུམ་མར་གདབ་མི་རུང་། སྒྲ་བས་སྐར་མ་༥ནས་༡༠བར་སྡིག་པའམ་ཐེངས་༣ནས་༥བར་བསྒྲོ།

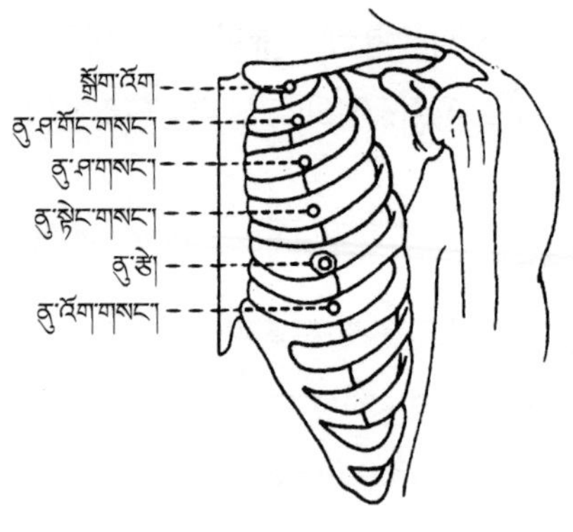

【ཕན་ཡོན】གློ་ལུ། དབུགས་ཧལ། གྲི་བ་སྐྲངས་ཞིང་ན། སྙིག་གོང་གཞོང་བུ་ན་བ། སྙིང་འཐིབས། སྐྱེ་མཇེང་རེངས་པ། གྲི་ཐོག། ལག་པ་སྦྲིད་པ་བཅས་ལ་ཕན།

༡༣. སྙིག་འོག།

【གསང་དམིགས】བྲང་སོར་བསྟད་པའམ་ཀུན་རྒྱལ་དུ་ཉལ། མདུན་གྱི་གཞུང་ཐིག་ནས་གཡས་གཡོན་དུ་ཚོན་༤གཞལ་བའི་སྙིག་རུས་དཀྱིལ་གྱི་གཤམ་དུ་གོང་གོང་ཡོད་པར་གདབ།

【གདབ་ཐབས】ཚོན་༠.༥ནས་༠.༨གསེག་གདབ་དང་འཕྲེད་གདབ། གཏིང་ཟབ་སར་གདབ་ན་དོན་ལ་ཕོག་པས་གཟབ། སྒྲ་བས་སྐར་མ་༣ནས་༡༠བར་སྡིག་པའམ་ཐེངས་༡ནས་༣བར་བསྒྲོ།

【ཕན་ཡོན】གློ་ལུ། དབུགས་ཧལ། སྟོད་དུ་གང་སྐྲམ་བྱེད་པ། མདུན་རྒྱབ་སྦྲུགས་ནས་ན་བ། སྙིག་པ་བཅས་ལ་ཕན།

༡༤. ནུ་ཞ་གོང་གསང་།

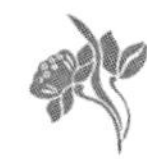

【གསང་དམིགས】དྲང་སྲོར་བསྟོད་པའམ་ཀན་རྐྱལ་དུ་ཉལ། མདུན་གྱི་གཞུང་ཐིག་ནས་གཡས་གཡོན་དུ་ཚོན་བཞི་གཞལ་བའི་རྩིབ་བར་དང་པོའི་གསེང་དུ་གདབ།

【གདབ་ཐབས】ཚོན་༠.༥ནས་༠.༨གསེག་གདབ་དང་འཕྲེད་གདབ། གཏིང་ཟབ་སར་གདབ་ན་དོན་ལ་ཕོག་པས་གཟབ། ཕྲ་བས་སྐར་མ་༥ནས་༡༠བར་སྲེག་པའམ་ཐེངས་༣ནས་༥བར་བསྒྲི།

【ཕན་ཡོན】སྟོད་དུ་གང་སླམ་བྱེད་ཅིང་། མདུན་རྒྱབ་སྦྲགས་ནས་ན་བ། གློ་ལུ། རྣག་ཁྲག་ལུ་བ་བཅས་ལ་ཕན།

༡༥. ནུ་ཤ་གསང་།

【གསང་དམིགས】དྲང་སྲོར་བསྟོད་པའམ་ཀན་རྐྱལ་དུ་ཉལ། མདུན་གྱི་གཞུང་ཐིག་ནས་གཡས་གཡོན་དུ་ཚོན་༤གཞལ་བའི་རྩིབ་བར་གཉིས་པའི་གསེང་དུ་གདབ།

【གདབ་ཐབས】ཚོན་༠.༥ནས་༠.༨གསེག་གདབ་དང་འཕྲེད་གདབ། གཏིང་ཟབ་སར་གདབ་ན་དོན་ལ་ཕོག་པས་གཟབ། ཕྲ་བས་སྐར་མ་༥ནས་༡༠བར་སྲེག་པའམ་ཐེངས་༣ནས་༥བར་བསྒྲི།

【ཕན་ཡོན】སྟོད་དུ་གང་སླམ་བྱེད་ཅིང་། མདུན་རྒྱབ་སྦྲགས་ནས་ན་བ། གློ་ལུ། ལུད་པ་རྣག་ཁྲག་ཅན་ལུ་བ། ལུས་ལྕི། པགས་པ་ན་བ། བརྗེད་བྱེད། ནུ་ཚབས་བཅས་ལ་ཕན།

༡༦. ནུ་སྟེང་གསང་།

【གསང་དམིགས】དྲང་སྲོར་བསྟོད་པའམ་ཀན་རྐྱལ་དུ་ཉལ།

མདུན་གྱི་གཞུང་ཐིག་ནས་གཡས་གཡོན་དུ་ཚོན་༤གཞལ་བའི་རྩིབ་བར་གསུམ་པའི་གསེང་དུ་གདབ།

【གདབ་ཐབས】ཚོན་༠.༥ནས་༠.༨གསེག་གདབ་དང་འཕྲེད་གདབ། གཉིང་ཟབ་སར་གདབ་ན་དོན་ལ་ཕོག་པས་གཟབ། སྲོ་བས་སྐར་མ་༥ནས་༡༠བར་སྲིག་པའམ་ཐེངས་༣ནས་༥བར་བསྐྱོ།

【ཕན་ཡོན】སྟོད་དུ་གང་སྐམ་བྱེད་པའམ་ན་བ། སློ་ལུ། དབུགས་རྟལ། དབུགས་ཐུང་། ནུ་ཚབས་བཅས་ལ་ཕན།

༡༧. ནུ་རྩེ།

【གསང་དམིགས】ནུ་རྩེའི་དཀྱིལ།

【གདབ་ཐབས】གཞུང་ཕལ་མོ་ཆེར་གནས་འདིར་གདབ་མི་རུང་བར་བཤད།

༡༨. ནུ་འོག་གསང་།

【གསང་དམིགས】དྲང་མོར་བསྟད་པའམ་ཀན་རྐྱལ་དུ་ཉལ། ནུ་རྩེའི་དྲང་ཐད་དེ་ལུས་ཀྱི་དཀྱིལ་ཐིག་ནས་གཡས་གཡོན་དུ་ཚོན་༤གཞལ་བའི་རྩིབ་བར་ལྔ་པའི་གསེང་དུ་གདབ།

【གདབ་ཐབས】ཚོན་༠.༥ནས་༠.༨གསེག་གདབ་དང་འཕྲེད་གདབ། གཉིང་ཟབ་སར་གདབ་ན་དོན་ལ་ཕོག་པས་གཟབ། སྲོ་བས་སྐར་མ་༥ནས་༡༠བར་སྲིག་པའམ་ཐེངས་༣ནས་༧བར་བསྐྱོ།

【ཕན་ཡོན】སློ་ལུ། སྟོད་དུ་གང་སྐམ་བྱེད་པ། མགུལ་འགག། སྐྱུག་པ། ནུ་ཤ་ན་བ། ནུ་མ་ན་བ། བུད་མེད་ལ་ནུ་ཞོ་ཉུང་

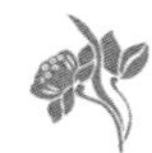

ག། ནུ་ཚབས་བཅས་ལ་ཕན།

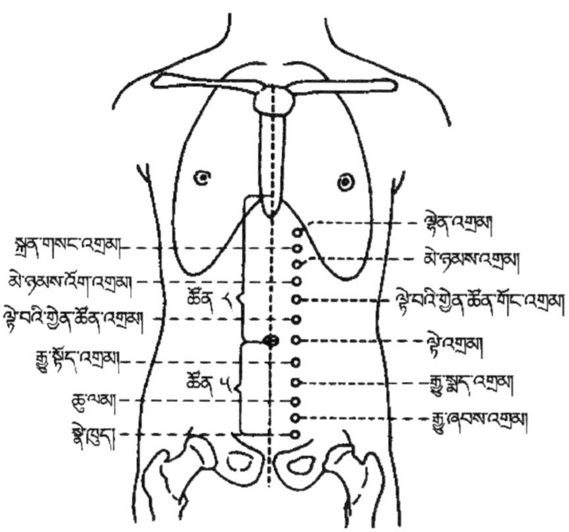

༡༨. སྙིན་འགྲམ།

【གསང་དམིགས】གན་རྐྱལ་དུ་ཉལ། ལྟེ་བ་ནས་ཀྲེན་ཆོན་༦དང་མཐུན་གྱི་གཞུང་ཐིག་ནས་གཡས་གཡོན་དུ་ཆོན་༢གཞལ་བའི་གནས་སུ་གདབ།

【གདབ་ཐབས】ཆོན་༠. ༥ནས་༠. ༤མདུང་ཚུགས་སུ་གདབ། སྦྲ་བས་སྐར་མ་༥ནས་༡༥བར་སྡིག་པའམ་ཐེངས་༣ནས་༧བར་བསྲོ།

【ཕན་ཡོན】ཕོ་བ་ན་བ། ཡི་ག་འཆུས་པ། སྐྱོ་བ་སྐྱུགས་པ།

རྒྱུ་འཁྲིག། བཤང་བ་སླ་བ། རྩིབ་ལོག་སྐྱོས་པ་བཅས་ལ་ཕན།

༢༠. སྐྲན་གསང་འགྲམ།

【གསང་དམིགས】གན་རྐྱལ་དུ་ཉལ། ལྟེ་བ་ནས་གྱེན་ཚོན་༥དང་ལུས་ཀྱི་མདུན་གྱི་ཐིག་ནས་གཡས་གཡོན་དུ་ཚོན་༢གཞལ་བའི་གནས་སུ་གདབ།

【གདབ་ཐབས】ཚོན་༠.༤ནས་༡མདུང་ཚུགས་སུ་གདབ། སྲ་བས་སྐར་མ་༥ནས་༡༥བར་སྡིག་པའམ་ཐེངས་༣ནས་༧བར་བསྲོ།

【ཕན་ཡོན】ཕོ་བ་ན་བ། ཡི་ག་འཆུས་པ། སྐྱོ་བ་སྐྱོས་པ། རྒྱུ་འཁྲིག། སྐྲིག་པ། ཁྲག་སྐྱུག་པ། རྩིབ་འོག་གཟེར་བ་བཅས་ལ་ཕན།

༢༡. མེ་ཉམས་འགྲམ།

【གསང་དམིགས】གན་རྐྱལ་དུ་ཉལ། ལྟེ་བ་ནས་གྱེན་ཚོན་༦དང་མདུན་གྱི་གཞུང་ཐིག་ནས་གཡས་གཡོན་དུ་ཚོན་༢གཞལ་བའི་གནས་སུ་གདབ།

【གདབ་ཐབས】ཚོན་༠.༤ནས་༡.༢མདུང་ཚུགས་སུ་གདབ། སྲ་བས་སྐར་མ་༥ནས་༡༥བར་སྡིག་པའམ་ཐེངས་༣ནས་༧བར་བསྲོ།

【ཕན་ཡོན】ཕོ་བ་ན་བ། སྐྱུག་པ། ཡི་ག་འཆུས་པ། སྐྱོ་བ་སྐྱོས་པ། རྒྱུ་འཁྲིག། བཤང་བ་སླ་བ། རྩིབ་ལོག་སྐྱོས་པ་བཅས་ལ་ཕན།

༢༢. མི་ཉམས་འོག་འགྲམ།

【གསང་དམིགས】ཀུན་རྒྱལ་དུ་ཉལ། ལྟེ་བ་ནས་གྱེན་ཚོན་༣དང་མདུན་གྱི་གཞུང་ཐིག་ནས་གཡས་གཡོན་དུ་ཚོན་༢གཞལ་བའི་གནས་སུ་གདབ།

【གདབ་ཐབས】ཚོན་༠. ༥ནས་༡. ༢མདུང་ཚུགས་སུ་གདབ། སྲ་བས་སྐར་མ་༥ནས་༡༥བར་སྡིག་པའམ་ཐེངས་༣ནས་༧བར་བསྲོ།

【ཕན་ཡོན】ཕོ་བ་ན་བ། ཡི་ག་འཆུས་པ། ལྟོ་བ་སྦྲོས་པ། རྒྱུ་འཁྲིག ། བཤང་བ་སླ་བ། སྐྱུ་ཐབ། གཅིན་ཁ་སྙི་བ་བཅས་ལ་ཕན།

༢༣. ལྟེ་གོང་ཚོན་དོ་འགྲམ།

【གསང་དམིགས】ཀུན་རྒྱལ་དུ་ཉལ། ལྟེ་བ་གྱེན་ནས་ཚོན་༢དང་མདུན་གྱི་གཞུང་ཐིག་ནས་གཡས་གཡོན་དུ་ཚོན་༢གཞལ་བའི་གནས་སུ་གདབ།

【གདབ་ཐབས】ཚོན་༠. ༥ནས་༡. ༢མདུང་ཚུགས་སུ་གདབ། སྲ་བས་སྐར་མ་༥ནས་༡༥བར་སྡིག་པའམ་ཐེངས་༣ནས་༧བར་བསྲོ།

【ཕན་ཡོན】ཕོ་བ་ན་བ། ཡི་ག་འཆུས་པ། ལྟོ་བ་སྦྲོས་པ། འབྲུ་བ། སྙིང་མི་བདེ་བ། སྐྱུ་བྲེད་བཅས་ལ་ཕན།

༢༤. ལྟེ་གོང་འགྲམ།

【གསང་དམིགས】ཀན་རྒྱལ་དུ་ཉལ། ལྟེ་བ་ནས་གྱེན་ཚོན་༡དང་མདུན་གྱི་གཞུང་ཐིག་ནས་གཡས་གཡོན་དུ་ཚོན་༢གཞལ་བའི་གནས་སུ་གདབ།

【གདབ་ཐབས】ཚོན་༠.༨ནས་༡.༢མདུང་ཚུགས་སུ་གདབ། སྦྲ་བས་སྐར་མ་༥ནས་༡༥བར་སྲེག་པའམ་ཐེངས་༣ནས་༧བར་བསྲོ།

【ཕན་ཡོན】ཕོ་བ་ན་བ། ལྟོ་བ་སྦོས་པ། གསུས་པ་ན་བ། སྐྱུག་པ། ལྟོ་བསྐར་བ། བྱང་ཁོག་སྨད་ཀྱི་དམུ་ཆུ་བཅས་ལ་ཕན།

༢༥. ལྟེ་འགྲམ།

【གསང་དམིགས】ཀན་རྒྱལ་དུ་ཉལ། ལྟེ་བའི་གཡས་གཡོན་དུ་ཚོན་༢གཞལ་བའི་གནས་སུ་གདབ།

【གདབ་ཐབས】ཚོན་༡ནས་༡.༥མདུང་ཚུགས་སུ་གདབ། སྦྲ་བས་སྐར་མ་༡༠ནས་༢༠བར་སྲེག་པའམ་ཐེངས་༥ནས་༧བར་བསྲོ།

【ཕན་ཡོན】ལྟེ་བའི་མཐའ་བསྐོར་ནས་གསུས་པ་ན་བ། སྐྱུག་པ། ལྟོ་བ་སྦོས་པ། ལྟོ་བ་ན་བ། རྒྱུ་འཁྲོག འཁྲུ་བའམ་ཚད་འཁྲུ། དྲི་མ་འགག་པ། ཟླ་མཚན་མི་སྙོམས་པ། ཟླ་མཚན་འབབ་སྐབས་ན་བ། ཁམས་དཀར་འཛག་པ། སྐྱ་རབ་བཅས་ལ་ཕན།

༢༦. རྒྱུ་སྟོད་འགྲམ།

【གསང་དམིགས】ཀན་རྒྱལ་དུ་ཉལ། ལྟེ་བ་ནས་མར་ཚོན་

༡དང་མདུན་གྱི་གཞུང་ཐིག་ནས་གཡས་གཡོན་དུ་ཚོན་༢གཞལ་བའི་གནས་སུ་གདབ།

【གདབ་ཐབས】ཚོན་༡ནས་༡. ༥མདུང་ཚུགས་སུ་གདབ། སྲ་བས་སྐར་མ་༥ནས་༢༠བར་སྡིག་པའམ་ཐེངས་༣ནས་༧བར་བསྲོ།

【ཕན་ཡོན】སྟོ་བ་སྦྲོས་པ། སྟོ་བ་ན་བ། གླ་མཚན་མི་སྙོམས་པ། གླ་མཚན་འབབ་སྐབས་ན་བ། ཁམས་དཀར་འཛག་པ། རྒྱུ་ རླུགས། སྙིང་ཉིད་སྟོང་སྙམ་སེམས་པ་བཅས་ལ་ཕན།

༢༧. རྒྱུ་སྨད་འགྲམ།

【གསང་དམིགས】ཀན་རྐྱལ་དུ་ཉལ། ལྟེ་བ་ནས་མར་ཚོན་༢དང་མདུན་གྱི་གཞུང་ཐིག་ནས་གཡས་གཡོན་དུ་ཚོན་༢གཞལ་བའི་གནས་སུ་གདབ།

【གདབ་ཐབས】ཚོན་༡ནས་༡. ༥མདུང་ཚུགས་སུ་གདབ། སྲ་བས་སྐར་མ་༡༠ནས་༢༠བར་སྡིག་པའམ་ཐེངས་༥ནས་༧བར་བསྲོ།

【ཕན་ཡོན】རྒྱུ་ཞབས་སྦྲོས་པ། གཅིན་ཁ་སྲ་བ། རྒྱུ་རླུགས། དབང་པོ་མི་ལྡང་བ། ས་བོན་རླུགས་པ། སྐྲག་དངངས་བྱེད་པ། གཉིད་ཡེར་བ། གཉོགས་བྱེད་སྐམ་པ་བཅས་ལ་ཕན།

༢༨. ཆུ་ལམ།

【གསང་དམིགས】ཀན་རྐྱལ་དུ་ཉལ། ལྟེ་བ་ནས་མར་ཚོན་༣དང་མདུན་གྱི་གཞུང་ཐིག་ནས་གཡས་གཡོན་དུ་ཚོན་༢གཞལ་བའི་

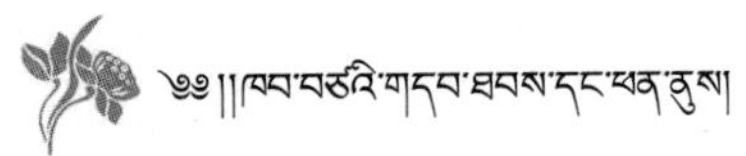

གནས་སུ་གདབ།

【གདབ་ཐབས】ཚོན་༡ནས་༡.༥མདུང་ཚུགས་སུ་གདབ། སྲོ་བས་སྐར་མ་༥ནས་༢༠བར་སྡིག་པའམ་ཐེངས་༣ནས་༧བར་བསྲོ།

【ཕན་ཡོན】རྒྱུ་ཞབས་སྲོས་པ། གཅིན་ཁ་སྲ་བ། རྒྱུ་རྣུགས། སྐྱ་རབ། ཟླ་མཚན་འབབ་སྐབས་ན་བ། མངལ་མི་སྨིན་པ་བཅས་ལ་ཕན།

༢༩. རྒྱུ་ཞབས་འགྲམ།

【གསང་དམིགས】ཀན་རྐྱལ་དུ་ཉལ། ལྟེ་བ་ནས་མར་ཚོན་༤དང་མདུན་གྱི་གཞུང་ཐིག་ནས་གཡས་གཡོན་དུ་ཚོན་༢གཞལ་བའི་གནས་སུ་གདབ།

【གདབ་ཐབས】ཚོན་༡ནས་༡.༥མདུང་ཚུགས་སུ་གདབ། སྲོ་བས་སྐར་མ་༡༠ནས་༢༠བར་སྡིག་པའམ་ཐེངས་༥ནས་༧བར་བསྲོ།

【ཕན་ཡོན】རྒྱུ་ཞབས་སྲོས་པ། རྒྱུ་རླུགས། མལ་གཅིན། ཧྲིག་འབྲས་འཁྱུམ་པ། དགྲེན་པ། དབང་པོ་མི་ལྡང་བ། བུད་མེད་ཀྱི་མཚན་མར་རྡོད་མི་ཁུག་ཅིང་ན་བ། བུ་སྣོད་ལུག་པ། ཟླ་མཚན་མི་སྙོམས་པའམ་འགག་པ། ཁམས་དཀར་འཛག་པ། མངལ་མི་སྨིན་པ་བཅས་ལ་ཕན།

༣༠. སྣེ་ཁུད།

【གསང་དམིགས】ཀན་རྐྱལ་དུ་ཉལ། ལྟེ་བ་ནས་མར་ཚོན་

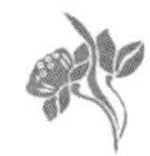

༥དང་མདུན་གྱི་གཞུང་ཐིག་ནས་གཡས་གཡོན་དུ་ཚོན་༢གཞལ་བའི་གནས་སུ་གདབ།

【གདབ་ཐབས】ཚོན་༠.༥ནས་༡མདུང་ཚུགས་སུ་གདབ། སྙིང་རྩ་མིག་དམར་ལ་གཟུར། སྲྲ་བས་སྐར་མ་༥ནས་༡༥བར་སྡིག་པའམ་ཐེངས་༣ནས་༧བར་བསྒྲེ།

【ཕན་ཡོན】རྒྱུ་ཞབས་སྦྲོས་པ། རྒྱུ་རླུགས། གཅིན་འགག། མཚན་མ་སྐྲངས་པ། དབང་པོ་མི་ལྡང་བ། མོ་ནད་མཐའ་དག་བཅས་ལ་ཕན།

༣༡. བརླ་རྩ།

【གསང་དམིགས】སྟ་ཟུར་མགོ་ནས་འཕང་ལོ་མགོའི་ཕྱི་འགྲམ་ནས་གདབ་པའི་ཐིག་སྟེང་མཆིས་ཤིང་། གཉེར་རིང་གསང་ཐད་ཀྱི་བརླ་ཤང་དུ་གདབ།

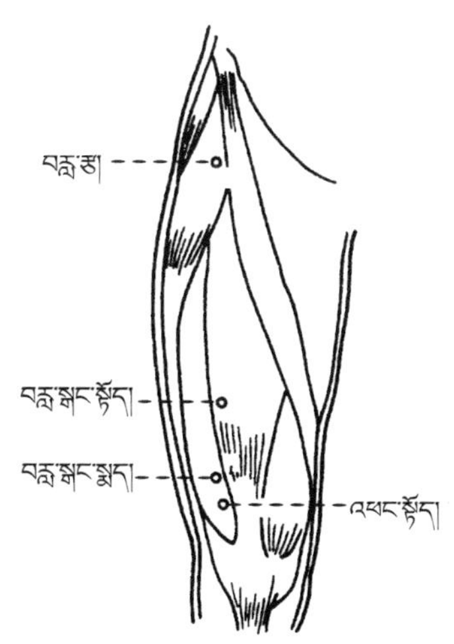

【གདབ་ཐབས】ཚོན་༡ནས་༢མདུང་ཚུགས་སུ་གདབ། སྲྲ་བས་སྐར་མ་༥ནས་༡༠བར་སྡིག་པའམ་ཐེངས་༣ནས་༥བར་བསྒྲེ།

【ཕན་ཡོན】རྐེད་པ་དང་ཕྱུས་མོ་གྲང་ཞིང་ན་བ། དཔྱི་ཚིགས་ན་བ། འཕོང་ཤ་ན་བ། རྐང་པ་སྦྲིད་པའམ་ཞ་བ་བཅས་ལ་ཕན།

༣༢. བརླ་སྒང་སྟོད།

【གསང་དམིགས】དྲང་མོར་བསྡད་པའམ་གན་རྐྱལ་དུ་ཉལ། སྟ་བྲུར་མགོ་ནས་འཕང་ལོ་མགོའི་ཕྱི་འགྲམ་ནས་གདབ་པའི་ཐིག་སྟེང་མཆིས་ཤིང་། འཕང་ལོ་མགོའི་ཕྱི་འགྲམ་ནས་གྱེན་སོར་དྲུག་གཞལ་བའི་སར་གདབ།

【གདབ་ཐབས】ཚོན་༡ནས་༢མདུང་ཚུགས་སུ་གདབ། སྨྲ་བས་སྐར་མ་༥ནས་༡༠བར་སྡིག་པའམ་ཐེངས་༣ནས་༥བར་བསྒྲོ།

【ཕན་ཡོན】རྐེད་པ་དང་ཕྱུས་མོ་གྲང་ཞིང་ན་བ། རྒྱུ་རླུགས། ལྟོ་བ་སྦྲོས་བ། རྐང་པར་ཤེད་མེད་པ། རྐང་པ་སྦྲིད་པའམ་ཞ་བ་བཅས་ལ་ཕན།

༣༣. བརླ་སྒང་སྨད།

【གསང་དམིགས】དྲང་མོར་བསྡད་ནས་རྐང་པ་བསྲིང་བའམ་གན་རྐྱལ་དུ་ཉལ། སྟ་བྲུར་མགོ་ནས་འཕང་ལོ་མགོའི་ཕྱི་འགྲམ་ནས་གདབ་པའི་ཐིག་སྟེང་མཆིས་ཤིང་། འཕང་ལོ་མགོའི་ཕྱི་འགྲམ་ནས་གྱེན་སོར་གསུམ་གཞལ་བའི་སར་གདབ།

【གདབ་ཐབས】ཚོན་༡ནས་༡.༥མདུང་ཚུགས་སུ་གདབ། སྨྲ་བས་སྐར་མ་༡༠ནས་༡༥བར་སྡིག་པའམ་ཐེངས་༥ནས་༧བར་

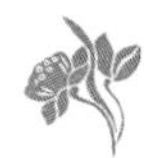

བསྲོ།

【ཕན་ཡོན】རྐེད་པ་དང་པུས་མོ་གྲང་ཞིང་ན་བ། རྐང་པར་ཤེད་མེད་པ། བརྒྱང་བསྐུམ་མི་བདེ་བ། ཞ་བ། གྲང་སླང་། སྐྱ་བ་སྦྲོས་པ་བཅས་ལ་ཕན།

༣༤. འཕང་སྟོད།

【གསང་དམིགས】

དྲང་མོར་བསྡད་ནས་རྐང་པ་བསྲིང་བའམ་ཀན་རྐྱལ་དུ་ཉལ། སྦ་བྲུར་མགོ་ནས་འཕང་ལོ་མགོའི་ཕྱི་འགྲམ་ནས་གདབ་པའི་ཐིག་སྟེང་མཆེས་ཤེད། འཕང་ལོ་མགོའི་ཕྱི་འགྲམ་ནས་གྱེན་སོར་གཉིས་གཞལ་བའི་སར་གདབ།

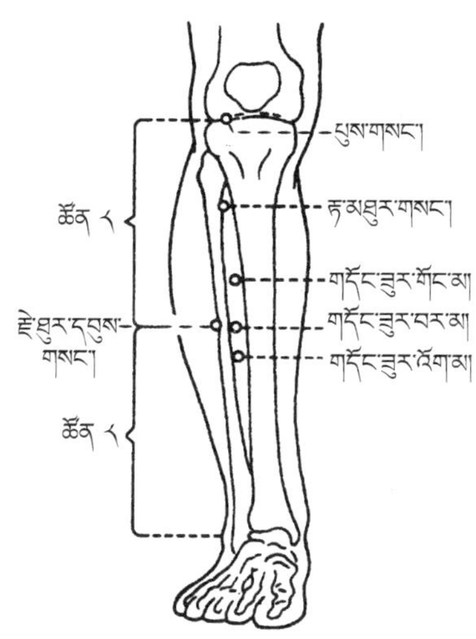

【གདབ་ཐབས】ཚོན་༡ནས་༡. ༢མདུང་ཚུགས་སུ་གདབ། སྲ་བས་སྐར་མ་༥ནས་༡༠བར་སྡིག་པའམ་ཐེངས་༣ནས་༥བར་བསྲོ།

【ཕན་ཡོན】ཕོ་བ་ན་བ། སྐྱ་བ་སྦྲོས་པ། ཉུ་མ་ན་བ། ཉུ་ཚབས། བརྒྱང་བསྐུམ་མི་བདེ་བ་བཅས་ལ་ཕན།

༣༥. པུས་གསང་།

【གསང་དམིགས】དྲང་མོར་བསྡད་ནས་རྐང་པ་བསྒྲིང་། འཕང་ལོའི་ཕྱི་གཤམ་འོག་ཀོང་དུ་གདབ།

【གདབ་ཐབས】ཚོན་༠.༥ནས་༡གྱེན་དུ་གསེག་གདབ། སྦྲ་བས་སྐར་མ་༡༠ནས་༡༥བར་སྡེག་པའམ་ཐེངས་༥ནས་༧བར་བསྲོ།

【ཕན་ཡོན】ཕུས་མོ་སྐྲངས་ཤིང་ན་བ། རྐང་པར་ཤེད་མེད་པ། བརྐྱང་བསྐུམ་མི་བདེ་བ་བཅས་ལ་ཕན།

༣༤. རྟ་མཐུར་གསང་།

【གསང་དམིགས】དྲང་མོར་བསྡད་ནས་རྐང་པ་བསྒྲིང་བའམ་ཀན་རྐྱལ་དུ་ཉལ། འཕང་ལོའི་མར་སྣ་ནས་མར་ཚོན་གསུམ་དང་རྗེ་ངར་སྣང་ནས་ཕྱི་ཕྱོགས་སུ་སོར་གཅིག་གཞལ་བའི་རྗེ་ངར་གཉིས་ཀྱི་བར་དུ་གདབ།

【གདབ་ཐབས】ཚོན་༡ནས་༢མདུང་ཚུགས་སུ་གདབ། སྦྲ་བས་སྐར་མ་༡༠ནས་༣༠བར་སྡེག་པའམ་ཐེངས་༥ནས་༡༠བར་བསྲོ།

【ཕན་ཡོན】ཕོ་བ་ན་བ། སྐྱུག་མེར་ལངས་པ། སྐྱུག་པ། གྲེ་ཐོག། ཡི་ག་འཆུས་པ། གང་ཟས་མི་འཇུ་བ། ལྟོ་བ་སྦོས་པ། ལྟོ་བ་ན་བ། རྒྱུ་འཁྲོག། འབྲུ་བ། ཚད་འབྲུ། དྲི་མ་འགག་པ། བྱིས་པའི་ཟུངས་ཟད། རྒྱུ་མ་ན་བ། ཉུ་ཚབས། མགོ་ན་བ། མགོ་ཡུ་འཁོར་བ། གཉིད་ཡེར་བ། རྣ་བ་འུར་བ། སྙིང་མི་བདེ་བ། ཁོང་

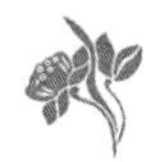

སྙོམས་པ། དབུགས་རྟོད། དབུགས་ཧལ། གློ་ལུ། ལུད་པ་མང་བ། སྐྱུ་ནད། གྲིབ་སྐྱོན། རྐང་པར་ཤེད་མེད་པ། སྐྱུ་ཐབ། རྐང་པ་སྦྲིད་ཅིང་སྐམ་ལ་ཞ་བ། པུས་མོ་དང་རྗེ་ངར་ན་བ་བཅས་ལ་ཕན།

༣༧. གདོང་ ཟུར་ སྟོད། (མིང་ གཞན་ གདོང་ ཟུར་ གོང་ མ་ ཟེར།)

【 གསང་ དམིགས 】 དྲང་ མོར་ བསྡད་ ནས་ རྐང་ པ་ བསྲིང་ བའམ་ཀུན་རྒྱལ་དུ་ཉལ། འཕང་ལོའི་མར་སྣ་ནས་མར་ཚོན་དྲུག་ དང་རྗེ་ངར་སྐང་ནས་ཕྱི་ཕྱོགས་སུ་སོར་གཅིག་གཞལ་བའི་རྗེ་ངར་ གཉིས་ཀྱི་བར་དུ་གདབ།

【 གདབ་ཐབས 】 ཚོན་ ༡ནས་༢མདུང་ཚུགས་སུ་གདབ། སྨྱུ་ བས་སྐར་མ་ ༡༠ནས་༢༠བར་སྡེག་པའམ་ཐེངས་༥ནས་༧བར་བསྒྲུ།

【 ཕན་ཡོན 】 སྙོ་བ་སྡོམས་པ། སྙོ་བ་ན་བ། རྒྱུ་འཁྲིག། འཁྲུ་ བ། ཚད་འཁྲུ། དྲི་མ་འགག་པ། རྒྱུ་མ་ན་བ། རྐང་པར་ཤེད་མེད་ པ་བཅས་ལ་ཕན།

༣༨. གདོང་ཟུར་བར།

【 གསང་ དམིགས 】 དྲང་ མོར་ རྐུབ་ སྟེགས་ སུ་ བསྡད་ པའམ་ཀུན་རྒྱལ་དུ་ཉལ། འཕང་ལོའི་མར་སྣ་ནས་མར་ཚོན་བརྒྱད་དང་རྗེ་ ངར་སྐང་ནས་ཕྱི་ཕྱོགས་སུ་སོར་གཅིག་གཞལ་བའི་རྗེ་ངར་གཉིས་ཀྱི་ བར་དུ་གདབ།

【 གདབ་ཐབས 】 ཚོན་ ༡ནས་ ༡. ༥མདུང་ཚུགས་སུ་གདབ།

སྲ་བས་སྐར་མ་༥ནས་༡༥བར་སྡིག་པའམ་ཐེངས་༥ནས་༧བར་བསྒྲོ།

【ཕན་ཡོན】སྙོ་བ་ན་བ། རྒྱུ་འཁྲིག། ཐོལ་གོང་སྐྲངས་པ །ཁྱིན་ཉུ་འཚུས་པ། སྟོད་ན་བ། རྐང་པ་སྦྲིད་པ། རྐང་པར་ཤེད་མེད་པ་བཅས་ལ་ཕན།

༣༩. གདོང་ཟུར་སྨད། (མིང་གཞན་ གདོང་ཟུར་འོག་མ་ཟེར།)

【གསང་དམིགས】དྲང་མོར་རྐུབ་སྟེགས་སུ་བསྡད་པའམ་གན་རྐྱལ་དུ་ཉལ། འཕང་ལོའི་མར་སྣ་ནས་མར་ཚོན་དགུ་དང་རྗེ་ངར་སྨང་ནས་ཕྱི་ཕྱོགས་སུ་སོར་གཅིག་གཞལ་བའི་རྗེ་ངར་གཉིས་ཀྱི་བར་དུ་གདབ།

【གདབ་ཐབས】ཚོན་༡ནས་༡.༥མདུང་ཚུགས་སུ་གདབ། སྲ་བས་སྐར་མ་༡༠ནས་༢༠བར་སྡིག་པའམ་ཐེངས་༣ནས་༧བར་བསྒྲོ།

【ཕན་ཡོན】རྒྱུ་ཞབས་ན་བ། འབྲུ་བ། བཤང་བར་རྣག་ཁྲག་འདྲེས་པ། ནུ་ཚབས། མཁལ་རྐེད་ན་རྐྱེན་འབྲས་བུ་ན་བ། རྐང་པར་ཤེད་མེད་པ་བཅས་ལ་ཕན།

༤༠. རྗེ་ངར་དབུས།

【གསང་དམིགས】དྲང་མོར་རྐུབ་སྟེགས་སུ་བསྡད་པའམ་གན་རྐྱལ་དུ་ཉལ། ཕྱི་ལོང་རུས་འབུར་སྟེང་ནས་གྱེན་ཚོན་༤དམ་གདོང་ཟུར་བར་ནས་ཕྱིར་སོར་གང་གཞལ་བའི་སར་གདབ།

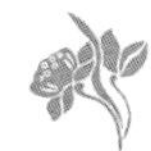

【གདབ་ཐབས】ཚོན་༡ནས་༡. ༥མདུང་ཚུགས་སུ་གདབ། ཐྲ་བས་སྐར་མ་༥ནས་༡༥བར་སྡིག་པའམ་ཐེངས་༣ནས་༧བར་བསྒོ།

【ཕན་ཡོན】གློ་ལྷ། དབུགས་ཏལ། ལུད་པ་མང་བ། སྟོད་དུ་གང་སྐམ་བྱེད་པ། སྟོད་ན། གྲེ་བ་སྐྲངས་ཤིང་ན། མགོ་ན། མགོ་ཡུ་འཁོར། སྐྱུག་པ། དྲི་མ་འགག་པ། སྨྱོ་ནད། རྐང་པ་སྐྲངས་པ། རྐང་པར་ཞེད་མེད་པ་བཅས་ལ་ཕན།

༥༧. རྒྱ་ཚིགས་གསང་།（མིང་གཞན་ཡོབ་གོང་གསང་ཟེར།）

【གསང་དམིགས】དྲང་སོར་རྐུབ་སྟེགས་སུ་བསྟུད་པ། ཡོང་ཚིགས་མདུན་གྱི་གཉེར་མའི་དཀྱིལ་དུ་གོང་གོང་ཡོད་སར་གདབ།

【གདབ་ཐབས】ཚོན་༠. ༥ནས་༡མདུང་ཚུགས་སུ་གདབ། ཐྲ་བས་སྐར་མ་༥ནས་༡༠བར་སྡིག་པའམ་ཐེངས་༣ནས་༧བར་བསྒོ།

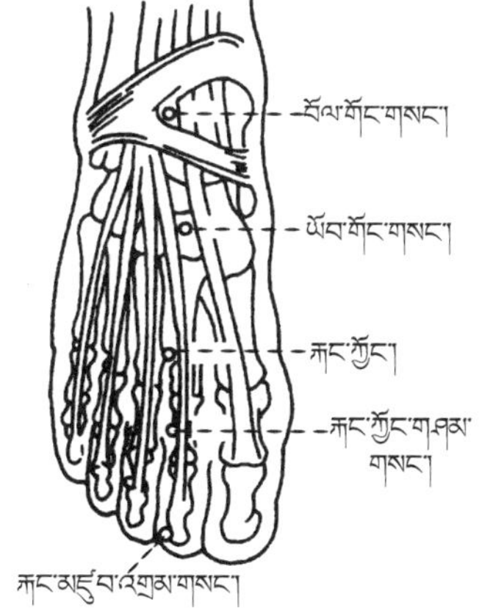

【ཕན་ཡོན】མགོ་ན། མགོ་ཡུ་འཁོར། མིག་དམར། ཕོ་བར་ཚ་བ་རྒྱས་པ། ལྟོ་བ་སྦྲོས་པ། དྲི་མ་འགག་པ། སྨྱོ་ནད། རྐང་པ་ན་བ། རྒྱ་ཚིགས་ན་བ། རྐང་པར་ཞེད་མེད་པ་བཅས་ལ་ཕན།

༤༢. ཐོལ་གོང་།

【གསང་དམིགས】དྲང་མོར་རྐྱབ་སྟེགས་སུ་བསྡད་པ། ཐོལ་གོང་གི་དཀྱིལ་ཏེ་རྒྱ་ཚིགས་གསང་ནས་མདུན་དུ་ཚོན་༡. ༥གཞལ་བའི་རྐང་པའི་མཐེབ་མོའི་བརྒྱུད་ཤ་རིང་པ་དང་མཛུབ་མོའི་བརྒྱུད་ཤ་རིང་པའི་རྒྱུས་པ་གཉིས་ཀྱི་བར་གདབ།

【གདབ་ཐབས】ཐོལ་གོང་འཕར་རྩར་གཟུར་ནས་ཚོན་༠. ༣ནས་༠. ༥མདུང་ཚུགས་སུ་གདབ། ཐྲུ་བས་སྐར་མ་༥ནས་༡༠བར་སྡིག་པའམ་ཐེངས་༣ནས་༥བར་བསྒོ།

【ཕན་ཡོན】མགོ་ན། སོ་ན། གདོང་སྐྲངས། ཁ་མིག་ཡོ་བ། ཞོ་བ་ན་བ། སྨྱོ་བ་སྨྱོས་པ། སྨྱོ་ནད། རྐང་པ་ན་བ། ཐོལ་གོང་སྐྲངས་པ། རྐང་པར་ཤེད་མེད་པ་བཅས་ལ་ཕན།

༤༣. རྐང་ཀྱིང་།

【གསང་དམིགས】དྲང་མོར་རྐྱབ་སྟེགས་སུ་བསྡད། རྐང་མཐིལ་དུས་པ་གཉིས་པ་དང་གསུམ་པ་གཉིས་ཀྱི་མདུན་ཚིགས་གོང་དུ་ཡོད་པའི་གོང་ཁུར་གདབ།

【གདབ་ཐབས】ཚོན་༠. ༣ནས་༠. ༥མདུང་ཚུགས་དང་གསེག་གདབ། ཐྲུ་བས་སྐར་མ་༥ནས་༡༠བར་སྡིག་པའམ་ཐེངས་༣ནས་༥བར་བསྒོ།

【ཕན་ཡོན】གདོང་དང་མིག་ལྤྱིབས་སྐྲངས་པ། ཁ་མིག་ཡོ་བ། སྨྱོ་བ་སྨྱོས་པ། སྨྱོ་བ་སྨྱོས་པ། རྒྱུ་འཁྲིག། རྐང་མགོ་བརྐྱང་

བསྐུམ་མི་བདེ་བ། བོལ་གོང་སྐྲངས་པ།

རྐང་པར་ཟེད་མེད་པ་བཅས་ལ་ཕན།

༤༩. རྐང་ཀྱུང་གཞམ།

【གསང་དམིགས】དྲང་མོར་རྐུབ་སྟེགས་སུ་བསྡད་པ། རྐང་མཐིལ་རུས་པ་གཉིས་པ་དང་གསུམ་པ་གཉིས་ཀྱི་མདུན་ཚོགས་མདུན་དུ་ཡོད་པའི་གོང་བུར་གདབ།

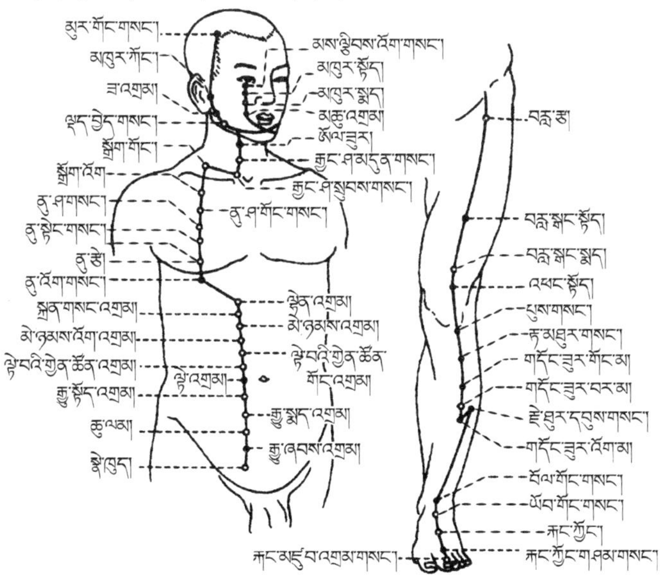

རྐང་གཏིང་གདགས་པོ་བའི་རྒྱུ་ལམ་གྱི་གསང་དམིགས།

【གདབ་ཐབས】ཚོན་༠. ༥ནས་༠. ༡མདུང་ཚུགས་དང་

གསེག་གདབ། སྤྲ་བས་སྐར་མ་༥ནས་༡༠བར་སྡིག་པའམ་ཐེངས་༣ནས་༥བར་བསྐྱོ།

【ཕན་ཡོན】སོ་ན་བ། གྲེ་བ་སྐྲངས་ཤིང་ན་བ། ཁ་ཡོ། སྣ་ཁྲག་ཤོར་བ། ཞ་བ་ན་བ། ཆུ་སྐྱུར་སྐྱུག་པ། ལྟོ་བ་སྦོས་པ། འབྲུ་བ། ཚད་འབྲུ། དྲི་མ་འགག་པ། ཚ་བ་རྒྱས་ཀྱང་རྔུལ་མེད་པ། ཐོལ་གོང་སྐྲངས་པ་བཅས་ལ་ཕན།

༤༥. རྐང་མཛུབ་མས།

【གསང་དམིགས】དྲང་མོར་རྐུབ་སྟེགས་སུ་བསྡད་པ། རྐང་མཛུབ་སེན་མོའི་རྩ་བའི་མས་འགྲམ་དུ་གདབ།

【གདབ་ཐབས】ཚོན་ ༠. ༡ནས་ ༠. ༢གསེག་ གདབ། གདབ་རྗེས་ཁྲག་ཅུང་བཏོན། སྤྲ་བས་སྐར་མ་༥ནས་༡༠བར་སྡིག་པའམ་ཐེངས་༡ནས་༣བར་བསྐྱོ།

【ཕན་ཡོན】སོ་ན་བ། གདོང་སྐྲངས། གྲེ་བ་སྐྲངས་ཤིང་ན་བ། ཁ་ཡོ། སྣ་ཁྲག་ཤོར་བ། ཞ་བ་ན་བ། ལྟོ་བ་སྦོས་པ། ཚ་བ་རྒྱས་པ། སྨྱོ་ནད་བཅས་ལ་ཕན།

བཞི་པ། རྐང་པའི་ཁ་སྦྱིབས་མཆེར་བའི་རྒྱུ་ལམ།

༡. རྐང་མཐེབ་ཡས།

【གསང་དམིགས】རྐང་མཐེབ་ཡས་ཀྱི་སེན་མོའི་རྩ་བ་ནས་

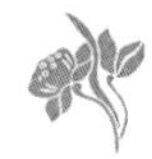

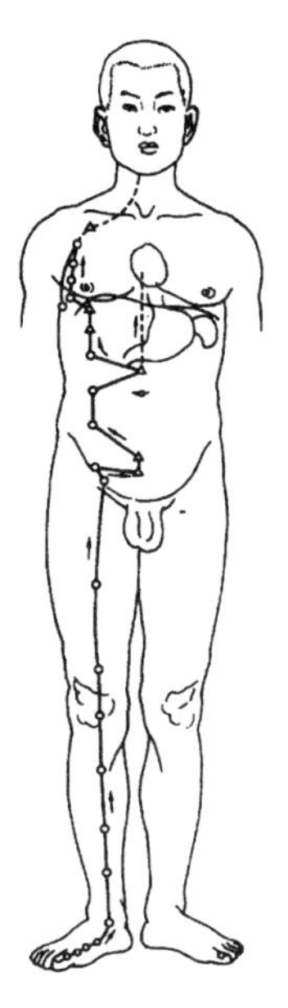

རྐང་པའི་ཁ་སྦྲིབས་མཆེར་བའི་རྒྱུ་ལམ།

གམ་ དུ་ ཚོན་ ༠. ༥གཞལ་ བའི་ གནས་སུ་གདབ།

【གདབ་ཐབས】ཚོན་༠. ༡༥་ཁར་གསེག་གདབ། ཡང་ན་ གདབ་རྗེས་ཁྲག་ཙུང་བཏོན། སྦྲ་བས་སྐར་མ་༥ནས་༡༠བར་སྡིག་པའམ་ཐེངས་༣ནས་༥བར་བསྒྲུ།

【ཕན་ཡོན】ཟླ་མཚན་མང་བའམ་འཁྲུམས་པ། ཁྲག་བཤལ་བ་དང་གཅིན་པར་ཁྲག་འདྲེས་པ། སྣ་ཁྲག་ཞོར་བ། སྐྱུགས་བུའི་ནད། ཁྲག་སྐྱུག་པ། ཕོ་བ་སྦྲོས་པ།

སྨྱོ་ནད། རྨི་ལམ་མང་བ། དངངས་སྐྲག་སྐྱེ་བ། སྟོད་ན་བ། མགོ་ཡུ་འཁོར་བ། མྱ་ངན་བྱེད་པ། སེམས་མི་སྐྱིད་པ། དབུགས་ཧལ་བ་བཅས་ལ་ཕན།

༢. དྲིག་ཟུར།

【གསང་དམིགས】རྐང་མཐིལ་གྱི་ནང་ངོས་སུ་ཡོད་དེ། རྐང་པའི་མཐེབ་མཛུབ་ཚིགས་པ་དང་པོའི་མདུན་གཤམ་གྱི་དྲིག་མཚམས་སུ་གདབ།

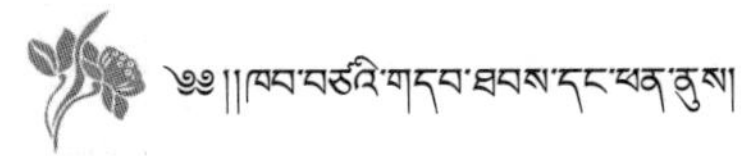

【གདབ་ཐབས】ཚོན་༠. ༣ནས་༠. ༥མཐུད་ཚུགས་སུ་གདབ། སྦྲ་བས་སྐར་མ་༥ནས་༡༠བར་སྡིག་པའམ་ཐེངས་༣ནས་༥བར་བསྐྱོ།

【ཕན་ཡོན】ཟླ་མཚན་མང་བའམ་འཁྲུགས་པ། ཁྲག་བཤལ་བ་དང་གཅིན་པར་ཁྲག་འདྲེས་པ། སྨྱོ་ནད། རྨི་ལམ་མང་བ། དངངས་སྐྲག་སྐྱེ་བ། སྙིང་བ་སྦྲོས་པ། ཕོ་བ་ན་བ། ཟས་མི་འཇུ་བ། འཁྲུ་སྐྱུག་བྱེད་པ། དྲི་མ་འགག་པ། མིག་རབ་རིབ་བྱེད་པ། ལུས་ལ་ཚ་རྒྱས་ཀྱང་རྔུལ་ཆུ་མེད་པ། ཡན་ལག་སྐྲངས་པ། ཡན་ལག་གྲང་སོར་ཆགས་པ་བཅས་ལ་ཕན།

༣. དྲིག་གོང་།

【གསང་དམིགས】རྐང་མཐིལ་ནུས་པ་དང་པོའི་མགོ་ཚུང་གི་རྒྱབ་མཐའི་དྲིག་མཚམས་ཀྱི་ཀོང་བུར་གདབ།

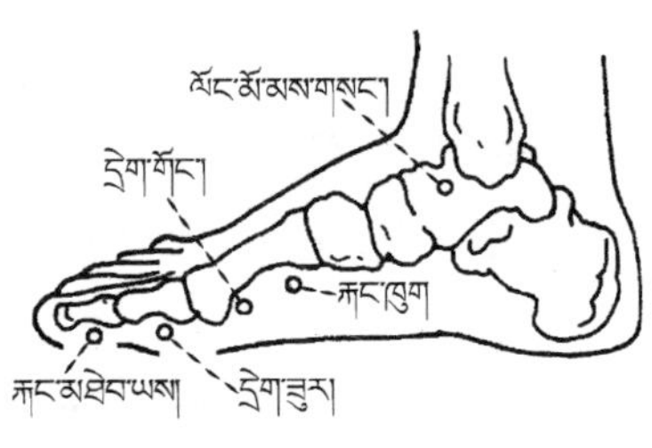

【གདབ་ཐབས】ཚོན་༠. ༥ནས་༠. ༨མཐུད་ཚུགས་སུ་གདབ། སྦྲ་བས་སྐར་མ་༥ནས་༡༠བར་སྡིག་པའམ་ཐེངས་༣ནས་༥བར་བསྐྱོ།

【ཕན་ཡོན】སྙིང་བ་སྦྲོས་ཤིང་འཁྲུ་བ། ཕོ་བ་ན་བ། ཁ་ཟས་ལ་ཡི་ག་མེད་པ། ཁ་ཟས་མི་འཇུ་བ། དྲི་མ་འགག་པ། བཤང་བར་

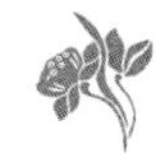

ཁྲག་འདྲེས་པ། རྒྱུ་མ་འཁྲིག་པ། ཚད་འབྲུ། བྱང་ཁོག་སྟོད་དུ་བརྫངས་སྐམ་བྱེད་པ། སྙིང་གཟེར་བ། མལ་མི་ཐུབ་པ། རྩ་དལ་བ། ལུས་ཇེ་ཞྭིར་སོང་བ། རུས་བར་ན་ཟུག་གཏོང་བ་བཅས་ལ་ཕན།

༤. ཀང་ཁྲུག།

【གསང་དམིགས】ཀང་མཐིལ་རུས་པ་དང་པོའི་མཐིལ་ངོས་མདུན་གཤམ་གྱི་དྲིག་མཚམས་སུ་གདབ།

【གདབ་ཐབས】ཚོན་༠. ༦ནས་ ༡. ༢མདུང་ཚུགས་སུ་གདབ། སྨྲ་བས་སྐར་མ་༥ནས་༡༠བར་སྟིག་པའམ་ཐེངས་༣ནས་༥བར་བསྲོ།

【ཕན་ཡོན】ཕོ་བ་ན་ཞིང་སྐྱུག་པ། ཏྲོ་བ་སྦྲོས་ཤིང་ཟ་ལྷར་ཆགས་པ། ཁ་ཟས་མི་འཇུ་བ། འབྲུ་ནད། ཚད་འབྲུ། རྒྱུ་མ་འཁྲིག་པ། སྙིང་མི་དགའ་བ། གཉིད་ཡེར་བའམ་ཡང་ན་གཉིད་ཀྱིས་དུབ་པ། སྨྲ་བརྗོད་མང་དུ་བྱེད་པ། སྨྱོ་ནད། བྱད་བཞིན་སྐྲངས་པ། སྐྲོམ་མང་བཏུང་དགོས་པ་བཅས་ལ་ཕན།

༥. ཡོང་སེམས་གསང་།

【གསང་དམིགས】ནང་ཡོང་མདུན་འོག་གི་གོང་བུར་ཡོད་དེ། གྲུ་རུས་མདུད་འབྱར་དང་ནང་ཡོང་རྩེ་མོ་བར་གྱི་སྦྲེལ་ཐིག་གི་དཀྱིལ་ཚད་དུ་གདབ།

【གདབ་ཐབས】ཚོན་༠. ༥ནས་༠. ༨མདུང་ཚུགས་སུ་གདབ། སྨྲ་བས་སྐར་མ་༥ནས་༡༠བར་སྟིག་པའམ་ཐེངས་༣ནས་

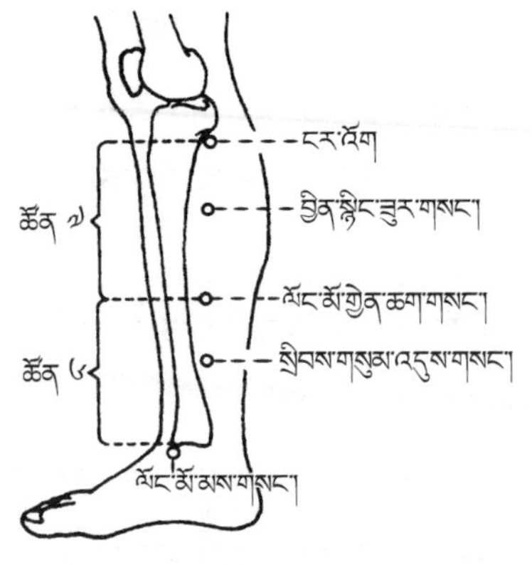

༥བར་བསྒྲོ།

【ཕན་ཡོན】ཕོ་བ་ན་ཞིང་སྐྱུག་པ། ལྟོ་བ་སྦོས་ཤིང་འཁྲུ་བ། ཚད་འཁྲུ། དྲི་མ་འགག་པ། ཁ་ཟས་མི་འཇུ་བ། གློ་ལུ་བྱེད་པ། གཞང་འབྲུམ། སྨྱོ་བྱེད། བརྒྱལ་གཟེར། དངངས་སྐྲག་བྱེད་པ། གཉིད་དངངས་བྱེད་པ། སྨྱུ་ངན། ལྕེ་རེངས་པ། བྱད་བཞིན་སྐྲངས་པ། སྐྱུ་རབ། མཁྲིས་པ་ཤ་སེར། བོལ་སྙིང་ན་བ་བཅས་ལ་ཕན།

༤. སྲིབས་གསུམ་འདུས་གསང་།

【གསང་དམིགས】ནང་ཞོང་རྗེ་མོ་ནས་གྱེན་དུ་ཚོན་༣གཞལ་བའི་ངར་གདོང་རུས་པའི་ནང་ཟུར་གྱི་རྒྱབ་མཐའ་རུ་གདབ།

【གདབ་ཐབས】ཚོན་༡ནས་༡. ༥མདུང་ཚུགས་སུ་གདབ། སྦྲུམ་མར་གདབ་མི་རུང་། སྦྲ་བས་སྐར་མ་༥ནས་༡༥བར་སྡེག་པའམ་ཐེངས་༣ནས་༧བར་བསྒྲོ།

【ཕན་ཡོན】ཕོ་བ་འཁྲིག་ཅིང་སྦོས་པ། འཁྲུ་བ། ཁ་ཟས་མི་འཇུ་བ། ཟླ་མཚན་མི་སྙོམས་པ། ནུ་ཚབས། བུ་སྣོད་ལུག་པ། མངལ་མི་ཆགས་པ། བཙའ་མི་ཐུབ་པ།

བུ་རོག་མ་ཐོན་པ། བཙས་རྗེས་མངལ་ཁྲག་ཤོར་མང་བ། མོ་མཚན་ན་བ། ས་བོན་འཛག་པ། དབང་པོ་མི་ལྡང་བ། དགྲེན་བ། ཉིག་རླུགས། གཅིན་ཁ་སྲ་བའམ་སྙི་བ། སྐྱུ་ཐབ། སྙིང་མི་བདེ་བ། གཉིད་ཡེར་བ། ཁྲག་ཤེད་མཐོ་བ། རྐང་པ་སྦྲིད་ཅིང་ཤེད་མེད་པ་བཅས་ལ་ཕན།

༧. ལོང་མོ་མར་གསང་།

【གསང་དམིགས】ནང་ལོང་རྩེ་མོ་དང་ངར་འོག་སྦྲེལ་ཐིག་སྟེང་དུ་ཡོད་དེ། ནང་ལོང་རྩེ་ནས་གྱེན་དུ་ཚོན་༦གཞལ་བར་གདབ།

【གདབ་ཐབས】ཚོན་༡ནས་༡. ༥མདུང་ཚུགས་སུ་གདབ། སྲ་བས་སྐར་མ་༥ནས་༡༠བར་སྡིག་པའམ་ཐེངས་༣ནས་༥བར་བསྐྱོ།

【ཕན་ཡོན】ཕོ་བ་འཁྲིག་ཅིང་སྦོས་པ། གཅིན་ཁ་སྲ་བ། ཟླ་མཚན་དཀར་དམར་འབྱམས་པ། ས་བོན་རླུགས་པ། རྐང་པ་སྦྲིད་ཅིང་ཤེད་མེད་པ། བོལ་སྟེང་སྐྲངས་པ་བཅས་ལ་ཕན།

༨. ལོང་ཡར་གོང་གསང་།

【གསང་དམིགས】ནང་ལོང་རྩེ་མོ་དང་ངར་འོག་སྦྲེལ་ཐིག་སྟེང་དུ་ཡོད་དེ། ངར་འོག་ནས་ཐུར་དུ་ཚོན་༣གཞལ་བར་གདབ།

【གདབ་ཐབས】ཚོན་༡ནས་༡. ༥མདུང་ཚུགས་སུ་གདབ། སྲ་བས་སྐར་མ་༥ནས་༡༠བར་སྡིག་པའམ་ཐེངས་༣ནས་༥བར་བསྐྱོ།

【ཕན་ཡོན】ཟླ་མཚན་འབབ་སྐབས་ན་བ། ཟླ་མཚན་མི་སྙོམས་པའམ་འབྱམས་པ། མཁལ་རྐེད་ན་བ། ལྟོ་བ་ན་ཞིང་འཁྲུ་

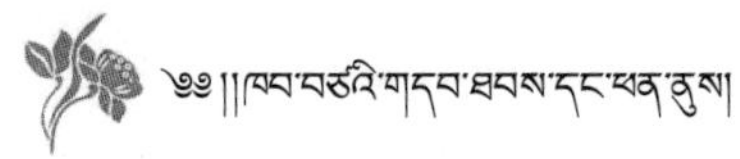

བ། གཅིན་ཁ་སྲ་བ། རྐང་པ་སྦྲིད་ཅིང་ན་བ། སྐྲ་ཐབ་ནད་བཅས་ལ་ཕན།

༩. ངར་འོག།

【གསང་དམིགས】རྗེ་ངར་ནང་ངོས་རུས་འབུར་འོག་གི་གོང་བུར་གདབ་དགོས།

【གདབ་ཐབས】ཚོན་༡ནས་༢མདུང་ཚུགས་སུ་གདབ། སྲོ་བས་སྐར་མ་༥ནས་༡༥བར་སྡེག་པའམ་ཐེངས་༣ནས་༥བར་བསྲོ།

【ཕན་ཡོན】ཕོ་བ་སྦོས་ཤིང་འཁྲུ་བ། སྐྲ་ཐབ། མཁྲིས་པ་རྩ་རྒྱུག། གཅིན་ཁ་སྲ་བ། དཀྲི་ན་བ། ས་བོན་འཛག་པ། མོ་མཚན་ན་བ། ཟླ་མཚན་མི་སྙོམས་པ། ཟླ་མཚན་དཀར་པོ་མང་དུ་འཛག་པ། མཁལ་རྐེད་ན་བ། རྐང་པ་དང་པུས་མོ་སྐྲངས་ཤིང་ན་བ་བཅས་ལ་ཕན།

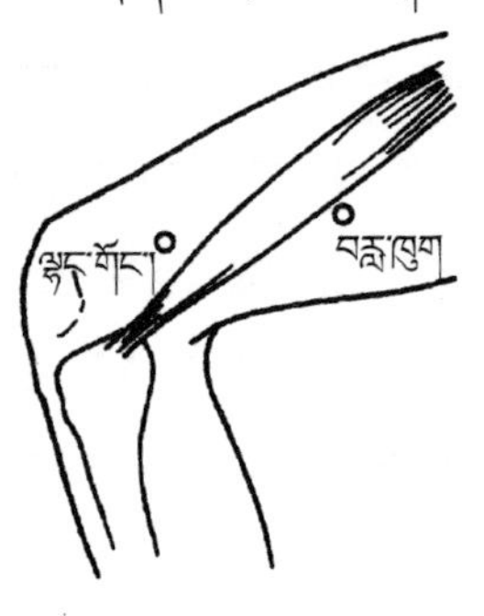

༡༠. ལྷང་གོང་།

【གསང་དམིགས】པུས་མོ་སྐུམ་ཏེ་འཕང་ལོའི་ནང་ངོས་གོང་མཐའ་ནས་གྱེན་དུ་ཚོན་༢གཞལ་བའི་ས་སྟེ། བརླ་ཤ་མགོ་བཞི་མའི་ནང་ངོས་ཀྱི་མགོ་འབུར་བའི་གནས་སུ་གདབ། གཞལ་ཚུལ་སླ་མོ་ནི། ནད་པས་པུས་མོ་སྐུམ་ཏེ་སྨན་པའི་ལག་གཡས་ཀྱི་ལག་མཐིལ་ནད་

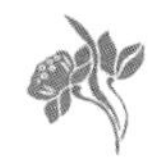

པའི་འཕང་ལོ་གཡོན་པ་སྟེང་དུ་སྒྱུར་ནས་སོར་མོ་བཞི་མཉམ་དུ་གཞིབས་པ་དང་མཐེབ་ཆེན་གྱེན་དུ་༤༥°སེག་པའི་མཐེབ་རྩེ་སླེབས་པའི་གནས་སུ་གདབ།

【གདབ་ཐབས】ཚོན་༡ནས་༡. ༥མདུང་ཚུགས་སུ་གདབ། སྲ་བས་སྐར་མ་༥ནས་༡༠བར་སྡིག་པའམ་ཐེངས་༣ནས་༥བར་བསྲོ།

【ཕན་ཡོན】སྣ་མཚན་འབབ་དུས་སུ་ན་བ། སྣ་མཚན་མི་སྙོམས་པའམ་འཁྲུམས་པ། ཆུ་སེར་འཛག་པའི་པགས་ནད། མི་དབལ། པགས་པར་ཟ་འཕྲུག་ལངས་པ། འཇོམས་གཡའ་བ། སྟེ་ས་ཁྲུད་ན་བ་བཅས་ལ་ཕན།

༡༡. བརླ་ཁུག།

【གསང་དམིགས】ལྟང་གོང་གསང་དང་མིག་དམར་གསང་སྤྲིལ་ཐིག་གི་སྟེང་དུ་ཡོད་དེ། ལྟང་གོང་གསང་ལས་གྱེན་དུ་ཚོན་༤གཞལ་བའི་གནས་སུ་གདབ།

【གདབ་ཐབས】ཚོན་༠. ༥ནས་༡མདུང་ཚུགས་སུ་འཕར་རྩར་གཟུར་ནས་གདབ་དགོས། སྲ་བས་སྐར་མ་༥ནས་༡༠བར་སྡིག་པའམ་ཐེངས་༣ནས་༥བར་བསྲོ།

【ཕན་ཡོན】གཅིན་ཁ་སྲ་བ་དང་། གཉིད་དུས་གཅིན་ཁ་སྙི་བ། སྟེ་ས་ཁྲུད་དུ་སྐྲངས་ཞིང་ན་བ། གསང་སྒོ་རློན་པར་ཚགས་པ་བཅས་ལ་ཕན།

༡༢. མིག་དམར་གསང་།

【གསང་དམིགས】སྣེ་ས་ཁུད་ཀྱི་ཕྱི་ཟུར་དུ་ཡོད་དེ། མདོ་རུས་འདུས་སོ་གོང་མཐའི་དཀྱིལ་ཚད་ནས་ཚོན་༣. ༥བཅལ་བའི་གནས་སུ་སྐེད་རྩ་མིག་དམར་འཕར་བའི་ཕྱི་ཟུར་དུ་གདབ་དགོས།

【གདབ་ཐབས】ཚོན་༠. ༥ནས་༡མདུང་ཚུགས་སུ་གདབ། སྲེ་བས་སྐར་མ་༥ནས་༡༠བར་སྡིག་པའམ་ཐེངས་༣ནས་༥བར་བསྲོ།

【ཕན་ཡོན】སྟོ་བ་ན་བ་དང་། ལྷིག་ལྷུགས། གཞང་ན་བ། ཟླ་མཚན་འཁྲུམས་པ། བཙའ་དཀའ་བ། རྐང་པ་སྦྲིད་ཅིང་ན་བའམ་ཞ་རེངས་བྱེད་པ་བཅས་ལ་ཕན།

༡༣. གཉེ་འོག།

【གསང་དམིགས】

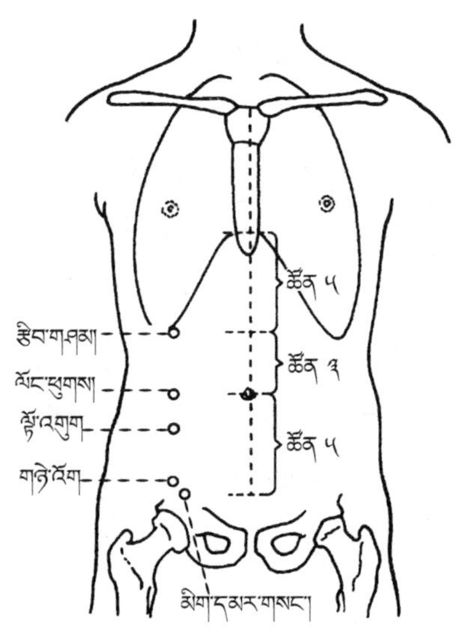

མིག་དམར་གསང་ནས་གྱེན་གསེག་ཏུ་ཚོན་༧གཞལ་བའི་གནས་ཏེ། གཞུང་ཐིག་ལས་འགྲམ་དུ་ཚོན་༤བཅལ་བའི་སར་གདབ།

【གདབ་ཐབས】ཚོན་༠. ༥ནས་༡མདུང་ཚུགས་སུ་གདབ། སྲེ་བས་སྐར་མ་༥ནས་

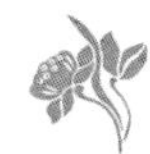

༡༠བར་སྡིག་པའམ་ཐེངས་༣ནས་༥བར་བསྒྲོ།

【ཕན་ཡོན】སྙོ་བ་ན་བ་དང་། ཚ་བ་འཁྲིངས་པ། འབྲུ་སྐྱུག་བྱེད་པ། དྲི་མ་འགག་པ། གཅིན་ཁ་སྲ་བ། ཀླིག་རླུགས་ནད་བཅས་ལ་ཕན།

༡༤. སྙོ་འགུག།

【གསང་དམིགས】གཉེ་འོག་གསང་ནས་གྱེན་དུ་ཚོན་༣དང་། སྙོ་བྲུར་ནས་ཕྱར་དུ་ཚོན་༡. ༣གཞལ་བའི་གནས་སུ་གདབ།

【གདབ་ཐབས】ཚོན་༡ནས་༢མདུང་ཚུགས་སུ་གདབ། སྦྲ་བས་སྐར་མ་༥ནས་༡༠བར་སྡིག་པའམ་ཐེངས་༣ནས་༥བར་བསྒྲོ།

【ཕན་ཡོན】སྙོ་བ་ན་ཞིང་འབྲུ་བ། ཚ་བ་འཁྲིངས་པ། དྲི་མ་འགག་པ། ཀླིག་རླུགས་ནད་བཅས་ལ་ཕན།

༡༥. སྙོ་བྲུར།

【གསང་དམིགས】སྙོ་བ་ནས་བྲུར་དུ་ཚོན་༤གཞལ་བའི་གནས་སུ་གདབ།

【གདབ་ཐབས】ཚོན་༡ནས་༢མདུང་ཚུགས་སུ་གདབ། སྦྲ་བས་སྐར་མ་༥ནས་༡༥བར་སྡིག་པའམ་ཐེངས་༣ནས་༥བར་བསྒྲོ།

【ཕན་ཡོན】སྙོ་བ་ན་ཞིང་འབྲུ་བ། ཚ་བ་འཁྲིངས་པ། དྲི་མ་འགག་པ་བཅས་ལ་ཕན།

༡༦. རྟེབ་གཤམ།

【གསང་དམིགས】སྙོ་བ་ནས་གྱེན་དུ་ཚོན་༣དང་དེ་ནས་

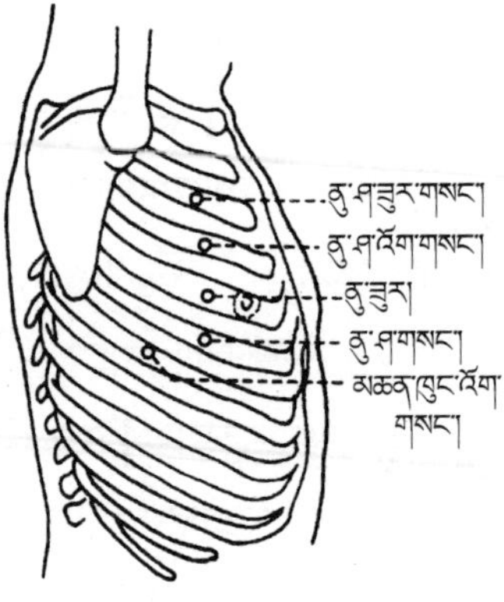

འགྲམ་དུ་ཚོན་༤གཞལ་བའི་གནས་སུ་གདབ།

【གདབ་ཐབས】ཚོན་༡ནས་༡.༥མདུང་ཚུགས་སུ་གདབ། སྒྲ་བས་སྐར་མ་༥ནས་༡༠བར་སྡིག་པའམ་ཐེངས་༣ནས་༥བར་བསྒྲོ།

【ཕན་ཡོན】ཁ་ཟས་མི་འཇུ་བ། སྟོ་བ་ན་བ། དྲི་མ་འགག་པ། ཚད་འབྲུ། ལྟེ་བའི་མཐའ་སྐོར་ནས་ན་བ། བཤང་བར་ཁྲག་འདྲེས་པ། སྟོད་དུ་བརྫངས་པ་བཅས་ལ་ཕན།

༡༧.ནུ་ཞ་འོག་གསང་།

【གསང་དམིགས】རྩིབ་བར་ལྔ་པའི་གསེང་དུ་ཡོད་དེ། མདུན་གྱི་གཞུང་ཐིག་ནས་འགྲམ་དུ་ཚོན་༦གཞལ་བའི་གནས་སུ་གདབ།

【གདབ་ཐབས】ཚོན་༠.༥ནས་༠.༨གསེག་གདབ་བམ་གཞབ་གདབ། གཉིང་ཟབ་སར་གདབ་ན་དོན་ལ་ཕོག་པས་གཟབ། སྒྲ་བས་སྐར་མ་༥ནས་༡༠བར་སྡིག་པའམ་ཐེངས་༣ནས་༥བར་བསྒྲོ།

【ཕན་ཡོན】བྲང་དང་རྩིབ་ལོག་སྦྲོ་ཞིང་ན་བ། སྟོ་བ་སྦྲོས་པ། རྒྱུ་མ་འཁྲིག་པ། སྐྱུ་རབ་ནད་བཅས་ལ་ཕན།

༡༨.ནུ་ཟུར།

【གསང་དམིགས】རྩིབ་བར་བཞི་པའི་གསེང་དུ་ཡོད་དེ། མདུན་གྱི་གཞུང་ཐིག་ནས་འགྲམ་དུ་ཚོན་དྲུག་གཞལ་བའི་གནས་སུ་གདབ།

【གདབ་ཐབས】ཚོན་༠.༥ནས་༠.༨གསེག་གདབ་བམ་གཞབ་གདབ། སྲེ་བས་སྐར་མ་༥ནས་༡༠བར་སྲིག་པའམ་ཐེངས་༣ནས་༥བར་བསྲོ།

【ཕན་ཡོན】བྲང་ག་དང་རྩིབ་ལོག་སྦྲོ་ཞིང་ན་བ། གློ་ལུ་བ། ནུ་ཚབས། ནུ་འོ་ཉུང་བ་བཅས་ལ་ཕན།

༡༨.ནུ་ཤ་བྲུར་གསང་།

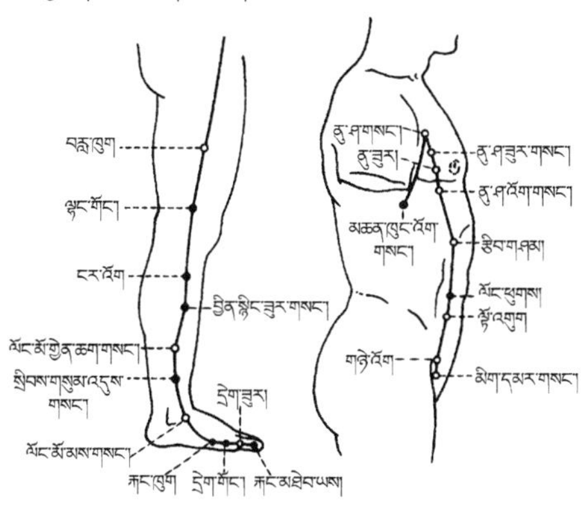

རྐང་པའི་ཁ་སྤྲིབས་མཆེར་བའི་རྒྱུ་ལམ་གྱི་གསང་དམིགས།

【གསང་དམིགས】རྩིབ་བར་གསུམ་པའི་གསེང་དུ་ཡོད་དེ།

མདུན་གྱི་གཞུང་ཐིག་ནས་འགྲམ་དུ་ཚོན་༦གཞལ་བའི་གནས་སུ་གདབ།

【གདབ་ཐབས】ཚོན་༠.༥ནས་༠.༨གསེག་གདབ་བམ་གཞབ་གདབ། སྦྲ་བས་སྐར་མ་༥ནས་༡༠བར་སྡིག་པའམ་ཐེངས་༣ནས་༥བར་བསྐྱོ།

【ཕན་ཡོན】གྲང་ག་དང་རྩིབ་ལོག་སྦྲོ་ཞིང་ན་བར་ཕན།

༢༠.ཀུ་ཤ་གསང་།

【གསང་དམིགས】རྩིབ་བར་གཉིས་པའི་གསེང་དུ་ཡོད་དེ། མདུན་གྱི་གཞུང་ཐིག་ནས་འགྲམ་དུ་ཚོན་༦གཞལ་བའི་གནས་སུ་གདབ།

【གདབ་ཐབས】ཚོན་༠.༥ནས་༠.༨གསེག་གདབ་བམ་འཕྲེད་གདབ། གཏིང་ཟབ་སར་གདབ་ན་དོན་ལ་ཕོག་པས་གཟབ། སྦྲ་བས་སྐར་མ་༥ནས་༡༠བར་སྡིག་པའམ་ཐེངས་༣ནས་༥བར་བསྐྱོ།

【ཕན་ཡོན】གློ་ལུ་བ་དང་། དབུགས་འཚང་བ། གྲང་ག་དང་རྩིབ་ལོག་སྦྲོ་ཞིང་ན་བ་ལ་ཕན།

༢༡.མཆན་ཁུང་འོག་གསང་།

【གསང་དམིགས】ཕྲང་ཟུར་གྱི་མཆན་ཁུང་དབུས་ཐིག་གི་སྙིང་དུ་ཡོད་དེ། རྩིབ་བར་དྲུག་པའི་གསེང་དུ་གདབ།

【གདབ་ཐབས】ཚོན་༠.༥ནས་༠.༨གསེག་གདབ་བམ་འཕྲེད་གདབ། གཏིང་ཟབ་སར་གདབ་ན་དོན་ལ་ཕོག་པས་གཟབ། སྦྲ་བས་སྐར་མ་༥ནས་༡༠བར་སྡིག་པའམ་ཐེངས་༣ནས་༥བར་བསྐྱོ།

【ཕན་ཡོན】དབུགས་འཚང་བ། བྲང་ག་དང་རྩིབ་ལོག་སྦྲོ་ཞིང་ན་བ། ལུས་ཀུན་ན་བ། རྐང་ལག་ལ་ཤེད་མེད་པ་བཅས་ལ་ཕན།

ལྔ་པ། ལག་པའི་བར་སྲིབས་སྙིང་གི་རྒྱུ་ལམ།

༡.རྡུལ་འདུ་གསང་།

【གསང་དམིགས】ཟུར་ཉལ་བྱས་ནས་ལག་པ་ཡར་བཏེགས། མཚན་ཁུང་དཀྱིལ་དུ་གདབ།

【གདབ་ཐབས】རྡུལ་འདུ་གཟུར་ནས་ཚོན་༠.༣ནས་༠.༥མདུང་ཚུགས་དང་གསེག་གདབ། གདབ་མ་ཐག་ཏུ་འདོན་པ། གདབ་ནས་འཛོག་མི་རུང་། སྒྲ་བས་སྐར་མ་༣ནས་༥བར་སྡིག་པའམ་ཐེངས་༡ནས་༣བར་བསྲོ།

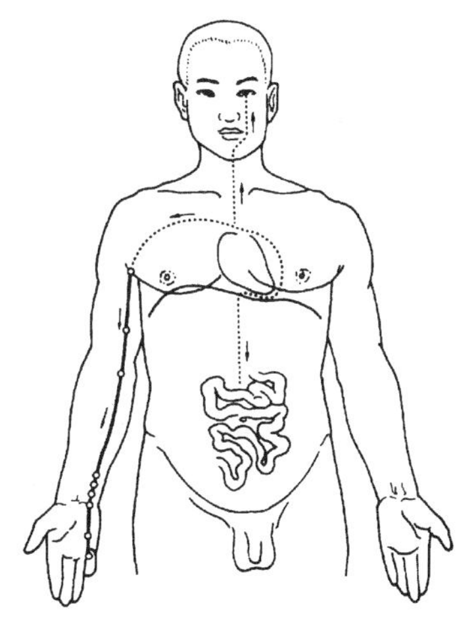

ལག་པའི་བར་སྲིབས་སྙིང་གི་རྒྱུ་ལམ།

【ཕན་ཡོན】སྙིང་ན་བ། སྟོད་དུ་གང་སྐམ་བྱེད་པ། དབུགས་ཐུང་། ལྦུ་རྔན། གྲེ་བ་སྐམ་པ། སྟོང་སྐྱུག་བྱེད་པ།

མིག་སེར། དཔུང་པ་ན་བ། དཔུང་པ་ཡར་མི་ཐེག་པ། མཆན་འོག་རྨེན་བུ་སྐྲངས་པ། བསེ་དྲི་བཅས་ལ་ཕན།

༢. དཔུང་འགུལ།

【གསང་དམིགས】དྲང་མོར་བསྡད་པའམ་ཀན་རྐྱལ་དུ་ཉལ། ཛུལ་འདུ་དང་གྲུ་མོ་ནང་ཟུར་གཉིས་ཀྱི་སྦྲེལ་ཐིག་སྟེང་མཆེས་ཤེད་གྲུ་མོའི་ནང་ཟུར་ནས་གྱེན་ཚོན་༣གཞལ་བའི་སར་གདབ།

【གདབ་ཐབས】ཚོན་༠.༥ནས་༡མདུང་ཚུགས་སུ་གདབ། སྲུབས་སྐར་མ་༥ནས་༡༥བར་སྡེག་པའམ་ཐེངས་༣ནས་༥བར་བསྲོ།

【ཕན་ཡོན】མགོ་ན། མིག་སེར། རྩིབ་ལོག་ན་བ། དཔུང་པ་ན་ཞིང་མི་ཐེག་པ་བཅས་ལ་ཕན།

༣. གྲུ་མོ་ནང་ཟུར།

【གསང་དམིགས】དྲང་མོར་བསྡད་པའམ་ཀན་རྐྱལ་དུ་ཉལ། དཔུང་པ་ཡར་བཏེགས་ནས་གྲུ་མོ་འཁྱུམ་ཞིང་གྲུ་ཁུག་ཟུར་ནས་གྲུ་མོའི་རྩེ་གཉིས་ཀྱི་དཀྱིལ་དུ་གདབ།

【གདབ་ཐབས】ཚོན་༠.༥ནས་༡མདུང་ཚུགས་སུ་གདབ། སྲུབས་སྐར་མ་༥ནས་༡༠བར་སྡེག་པའམ་ཐེངས་༣ནས་༥བར་བསྲོ།

【ཕན་ཡོན】སྙིང་ཉིད་སྟོང་སྙམ་སེམས་པ། མིག་རབ་རིབ་བྱེད་པ། བརྗེད་ངས་ཆེ་བ། སྨྱོ་ནད། མགོ་ན། མཇིང་པ་རེངས་པ། གབ་ཚད། སོ་ན་བ། གྲུ་མོ་རེངས་པ། མཆན་རྩིབ་ན་བ། སྐེ་རྨེན་སྐྲངས་པ། ཡན་ལག་བཞི་མི་ཐེག་པ། ལག་པ་སྦྲིད་པ་བཅས་ལ་

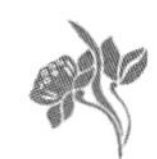

པན།

༤. མཁྲིག་མས་གོང་།

【གསང་དམིགས】ལག་པ་དྲང་མོར་བརྐྱང་ནས་ལག་ངོས་མདུན་དུ་བསྟན། མཁྲིག་མའི་གཉེར་རིང་ནས་གྱེན་ཚོན་༡.༥གཞལ་བའི་མས་ཟུར་རྒྱུས་པའི་འགྲམ་དུ་གདབ།

【གདབ་ཐབས】ཚོན་༠.༣ནས་༠.༥མདུང་ཚུགས་སུ་གདབ། སྨྲ་བས་སྐར་མ་༥ནས་༡༠བར་སྡིག་པའམ་ཐེངས་༣ནས་༥བར་བསྲོ།

【ཕན་ཡོན】སྙིང་ན་བ། འཁྲུམ་འདར། སྨྱོ་ནད། སྟོང་སྐྱུག། མཁྲིག་མ་རེངས་ཤིང་ན་བ་བཅས་ལ་ཕན།

༥. མཁྲིག་མས་བར།

【གསང་དམིགས】ལག་པ་དྲང་མོར་བརྐྱང་ནས་ལག་ངོས་མདུན་དུ་བསྟན། མཁྲིག་མའི་གཉེར་རིང་ནས་གྱེན་ཚོན་༡གཞལ་བའི་མས་ཟུར་རྒྱུས་པའི་འགྲམ་དུ་གདབ།

【གདབ་ཐབས】ཚོན་༠.༣ནས་༠.༥མདུང་ཚུགས་སུ་གདབ། སྨྲ་བས་སྐར་མ་༥ནས་༡༠བར་སྡིག་པའམ་ཐེངས་༣ནས་༥བར་བསྲོ།

【ཕན་ཡོན】སྙིང་ན་བ།མགོ་ན་ཞིང་མིག་རབ་རིབ་བྱེད་པ། མགོ་ཡུ་འཁོར་བ། གྲེ་བ་སྐྲང་ཤིང་ན་བ། ལྕེ་རེངས། ངག་ལྐུགས། ཟླ་མཚན་འཁྲུམས་པ། རྒྱུས་ཚད། སེམས་མི་སྐྱིད་པ། གདོང་མདོག་དམར་པོར་ཆགས་པ། འགྲམ་པ་སྐྲངས་པ། དཔུང་

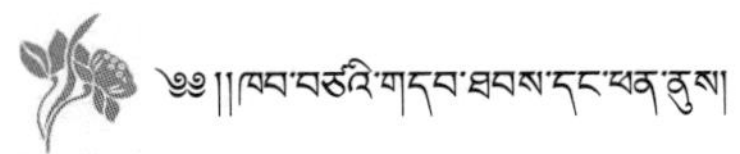

ཚིགས་དང་གྲུ་ཚིགས་ན་བ་བཅས་ལ་ཕན།

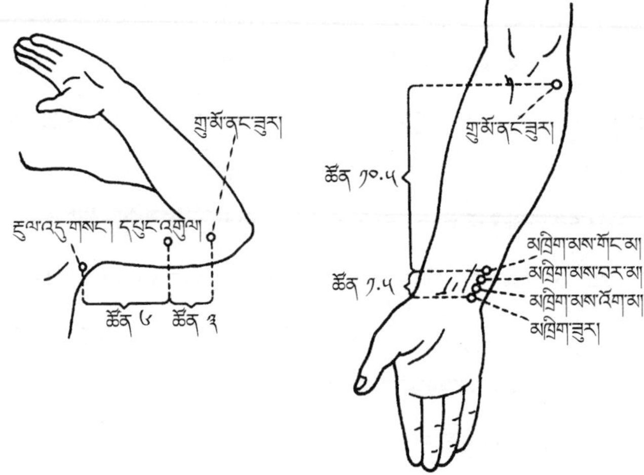

༤. མཁྲིག་མས་འོག

【 གསང་དམིགས 】ལག་པ་དྲང་མོར་བརྐྱང་ནས་ལག་ངོས་མདུན་དུ་བསྟན། མཁྲིག་མའི་གཉེར་རིང་ནས་གྱེན་ཚོན་༠.༥ གཞལ་བའི་མས་ཟུར་རྒྱུས་པའི་འགྲམ་དུ་གདབ།

【 གདབ་ཐབས 】ཚོན་༠. ༣ནས་༠. ༥མདུང་ཚུགས་སུ་གདབ། སྲེ་བས་སྐར་མ་༥ནས་༡༠བར་སྡིག་པའམ་ཐེངས་༣ནས་༥བར་བསྲོ།

【 ཕན་ཡོན 】སྙིང་ན་བ། སྐྲག་དངངས་བྱེད་པ། མགོ་ན་བ། མིག་རབ་རིབ་བྱེད་པ། གཉིད་དུས་ལུས་རྩལ་མང་བ། ཁྲག་སྐྱུག་པ། སྣ་ཁྲག་ཤོར་བ། སྐད་འགག་པ་བཅས་ལ་ཕན།

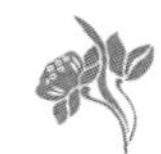

༧. མཁྲིག་ཟུར།

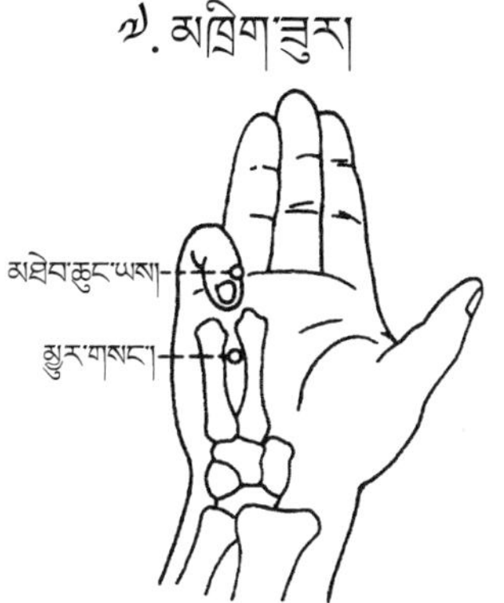

【གསང་དམིགས】ལག་པ་དྲང་མོར་བཀྱང་ནས་ལག་ངོས་མདུན་དུ་བསྟན། མཁྲིག་མའི་གཉེར་རིང་སྟེང་གི་མས་ཟུར་རྒྱུས་པའི་འགྲམ་དུ་གདབ།

【གདབ་ཐབས】ཚོན་ ༠. ༣ནས་༠. ༥མདུང་ཚུགས་སུ་གདབ། སྤྲ་བས་སྐར་མ་༥ནས་༡༠བར་སྲེག་པའམ་ཐེངས་༣ནས་༥བར་བསྲོ།

【ཕན་ཡོན】སྙིང་ན་བ། སྐྲག་དངངས་བྱེད་པ། སེམས་མི་སྐྱིད་པ། བརྗེད་ངས་ཆེ་བ། གཉིད་ཡེར། སྨྱོ་ནད། སྐད་འགག་པ། མིག་སེར། རྩིབ་མ་ན་བ། ལག་མཐིལ་དུ་ཚ་རྒྱས་པ། ཁྲག་སྐྱུག་པ། དབུགས་ཧལ་བ་བཅས་ལ་ཕན།

༨. སྨུར་གསང་།

【གསང་དམིགས】ལག་པ་དྲང་མོར་བཀྱང་ནས་ལག་ངོས་མདུན་དུ་བསྟན་ཞིང་མཛུབ་ཆུང་ནང་དུ་བསྐུམ། ལག་མཐིལ་རུས་པ་བཞི་པ་དང་ལྔ་པ་གཉིས་ཀྱི་མདུན་ཚོགས་གོང་གི་ལག་དཀྱིལ་གྱི་རི་མོའི་སྟེང་དུ་གདབ།

【གདབ་ཐབས】ཚོན་ ༠. ༣ནས་༠. ༥མདུང་ཚུགས་སུ་

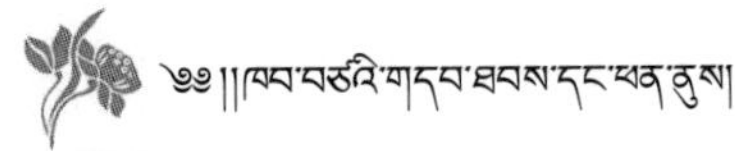

གདབ། སྲ་བས་སྐར་མ་༥ནས་༡༠བར་སྤྲིག་པའམ་ཐེངས་༣ནས་༥བར་བསྒྲོ།

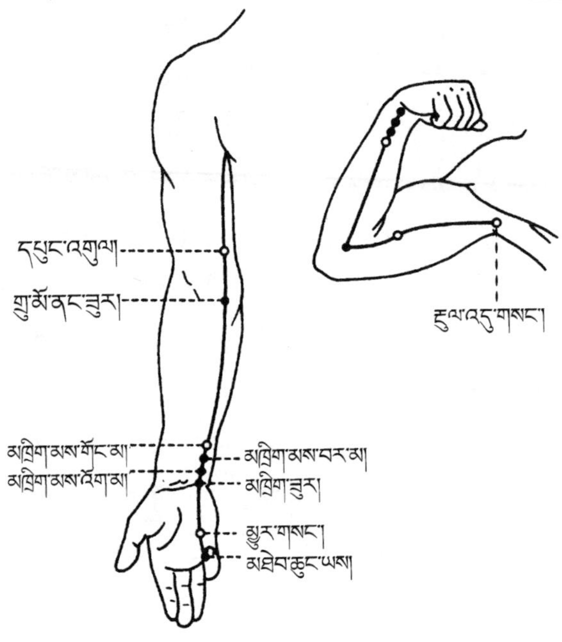

ལག་པའི་བར་སྲིབས་སྙིང་གི་རྒྱུ་ལམ་གྱི་གསང་དམིགས།

【ཕན་ཡོན】སྙིང་ན་བ། བྲང་ཁོག་སྟོད་ན་བ། སྟོད་དུ་གང་སྐམ་བྱེད་པ། སྐྲག་དངངས་བྱེད་པ། སྨྱོ་ནད། བུ་སྣོད་ལུག་པ། མཚན་མར་ཟ་འཕྲུག་ལངས་པ། མཚན་མ་ན་བ། གཅིན་ཁ་སྲ་བའམ་སྐྱི་བ། ལག་མཐིལ་དུ་ཚ་རྒྱས་པ། ལག་པའི་མཛུབ་ཆུང་

རེངས་ཤིང་ན་བ་བཅས་ལ་ཕན།

༩. མཐེབ་ཆུང་ཡས།

【གསང་དམིགས】ལག་པ་དྲང་མོར་བརྐྱང་ནས་ལག་ངོས་མདུན་དུ་བསྟན་ཞིང་མཐེབ་ཆུང་ནང་དུ་བསྐུམ། མཐེབ་ཆུང་སེན་མོ་རྩ་བའི་ཡས་འགྲམ་དུ་ཚོན་༠. ༡གཞལ་བའི་སར་གདབ།

【གདབ་ཐབས】ཚོན་༠. ༡ནས་༠. ༢གསེག་གདབ་དང་ཡང་ན་གདབ་རྗེས་ཁྲག་ཅུང་བཏོན། སྲ་བས་སྐར་མ་༥ནས་༡༠བར་སྲེག་པའམ་ཐེངས་༡ནས་༣བར་བསྲོ།

【ཕན་ཡོན】སྙིང་ན་བ། བྲང་ཁོག་སྟོད་ན་བ། སྟོད་དུ་གང་སྐམ་བྱེད་པ། སྐྲག་དངངས་བྱེད་པ། སྨྱོ་ནད། རྒྱས་ཚད། གྲིབ་སྐྱོན། བརྒྱལ་འཐོག། མིག་དམར་པོར་ཆགས་པ། ལྐེ་ན་ཞིང་རེངས་པ། ཁྲག་ལྷུ་གསོབ་ཅན་སྐྲུག་པ། ལག་མཐིལ་དུ་ཚ་རྒྱས་པ། དཔུང་ཚིགས་ན་བ། ལག་པ་འཁྱུམ་ནས་བརྐྱང་མི་ཐུབ་པ་བཅས་ལ་ཕན།

དྲུག་པ། ལག་པའི་ཁ་གདགས་རྒྱུ་མའི་རྒྱུ་ལམ།

༡. མཐེབ་ཆུང་མས།

【གསང་དམིགས】ལག་པའི་མཐེབ་ཆུང་གི་སེན་མོའི་རྩ་བའི་མས་ཟུར་དུ་ཚོན་༠. ༡གཞལ་བའི་གནས་སུ་གདབ།

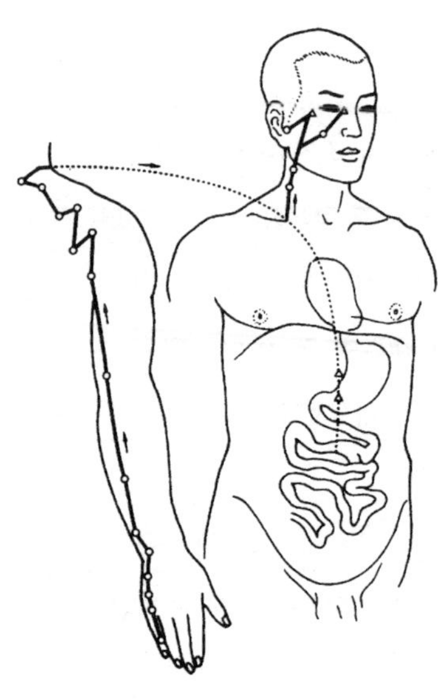

ལག་པའི་ཁ་གདགས་རྒྱུ་མའི་རྒྱུ་ལམ།

【གཏབ་ཐབས】ཚོན་༠. ༡-༢ ཁར་གསེག་གཏབ་པམ་ཡང་ན་གཏབ་རྗེས་ཁྲག་ཕྱུང་བཏོན། སྨྲུམ་མར་སྤྱང་། སྤྲ་བས་སྐར་མ་༣ནས་༥བར་སྡིག་པའམ་ཐེངས་༡ནས་༣བར་བསྲོ།

【ཕན་ཡོན】ཚ་བའི་ནད། བརྒྱལ་འགོག། མགོ་ན་བ། མགོ་ཡུ་འཁོར་བ། སེམས་མི་བདེ་བ། སྙིང་ན་བ། ཁ་སྐམ་པ། ཁ་ནང་དུ་ཚ་རྒྱས་པ། མཛིང་པ་རེངས་པ། གྲེ་བ་ན་ཞིང་སྐྲངས་པ། རྣ་བ་འུར་བ། རྣ་བ་འོན་པ། མིག་ན་བ། སྣ་ཁྲག་ཤོར་བ། དཔུང་མདུན་ན་བ། ནུ་ཚབས་དང་ནུ་འོ་ཉུང་བ་བཅས་ལ་ཕན།

༢. ཁྲུ་ཚུར་སྟོད།

【གསང་དམིགས】ཁྲུ་ཚུར་བཅིངས་ནས་མཐིལ་མཇུབ་ཚིགས་པ་ལྔ་པའི་མས་ཟུར་གྱི་མཐིལ་མཇུབ་གཉེར་རིང་གི་དཀར་དམར་མཚམས་སུ་གཏབ་དགོས།

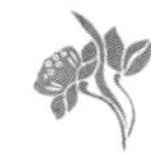

【གདབ་ཐབས】ཚོན་༠.༡༩་ཁར་གསེག་གདབ་བམ་ཡང་ན་གདབ་རྗེས་ཁྲག་ཅུང་བཏོན། སྨྱུམ་མར་སྤྱང་། སྲ་བས་སྐར་མ་༥ནས་༡༥བར་སྲིག་པའམ་ཐེངས་༣ནས་༥བར་བསྒྲེ།

【ཕན་ཡོན】ཚ་བ་དང་། ལུས་རྩལ་མེད་པ། མཛིང་པ་རེངས་པ། མགོ་ན་བ། མིག་ན་བ། རྣ་བ་འུར་བ། གྲེ་བ་སྐྲངས་ཤིང་ན་བ། ཁྲག་སྐྱུག་པ། སྐྱུ་བྱེད། བཙེད་བྱེད། སློ་ལུ། གཅིན་ཁ་སྲ་བ། ཉུ་ཚབས། ཉུ་འོ་ཞུང་བ། མཛུབ་ཆུང་ན་བ་བཅས་ལ་ཕན།

༣. ཁུ་ཚུར་བར།

【གསང་དམིགས】ཁུ་ཚུར་བཅིངས་ནས་མཐིལ་མཛུབ་ཚིགས་པ་ལྔ་པའི་མས་ཟུར་གྱི་རིང་སྣེའི་མཐིལ་མཛུབ་གཉེར་རིང་གི་དཀར་དམར་མཚམས་སུ་གདབ་དགོས།

【གདབ་ཐབས】ཚོན་༠.༥ནས་༡མདུང་ཚུགས་སུ་གདབ་པའམ་ཡང་ན་གདབ་རྗེས་ཁྲག་ཅུང་བཏོན། སྨྱུམ་མར་སྤྱང་། སྲ་བས་སྐར་མ་༥ནས་༡༥བར་སྲིག་པའམ་ཐེངས་༣ནས་༥བར་བསྒྲེ།

【ཕན་ཡོན】མཛིང་པ་རེངས་པ་དང་། རྣ་བ་འུར་བའམ་འོན་པ། མིག་དམར་བ། སྣ་ཁྲག་ཤོར་བ། མིད་པ་སྐྲངས་པ། ལག་པ་ན་བ། ལག་རྒྱབ་སྐྲངས་པ། ལག་མཛུབ་སྦྲིད་ཅིང་ན་བ། ཚ་བ་མ་སླེབ་པ་དང་རྒྱུས་ཚད། རྐེད་པ་ན་བ། སྐྱུ་ནད། ཚད་འབྲུ་བཅས་ལ་ཕན།

༤. ཁུ་ཚུར་སྨད།

【གསང་དམིགས】ལག་པའི་མཐིལ་རུས་ལྔ་པ་དང་མཁྲིག་ཚིགས་རུས་པ་བར་གྱི་གོང་བུའི་དཀར་དམར་མཚམས་སུ་གདབ་དགོས།

【གདབ་ཐབས】ཚོན་༠. ༣ནས་༠. ༥མདུང་ཚུགས་སུ་གདབ། སྒྲ་བས་སྐར་མ་༥ནས་༡༠བར་སྡིག་པའམ་ཐེངས་༣ནས་༥བར་བསྲོ།

【ཕན་ཡོན】མཇིང་པ་རེངས་ཤིང་ན་བ། མིག་འགྲིབ། རྣ་བ་འུར་བ། སྣ་ཁྲག་ཤོར་བ། རྩིབ་འོག་ན་བ། མཇུབ་མོ་འཁུམ་པ། མཁྲིག་མ་ན་བ། ལག་རྒྱབ་གཟེར་བ། སྟོད་དུ་གང་སྐམ་བྱེད་པ། མཁྲིས་པ་རྩ་རྒྱུག། ཚ་བ་དང་། ཚད་འབྲུ་བཅས་ལ་ཕན།

༥. མཁྲིག་ཀྱུང་།

【གསང་དམིགས】མཁྲིག་རྒྱབ་གཉེར་རིང་གི་ནང་ཟུར་ཏེ། ལག་ཐུར་ཆེ་བ་དང་མཁྲིག་ཚིགས་རུས་པའི་བར་གྱི་གོང་བུར་གདབ་དགོས།

【གདབ་ཐབས】ཚོན་༠. ༣ ནས་ ༠. ༥ མདུང་ཚུགས་སུ་གདབ། སྒྲ་བས་སྐར་མ་༥ནས་ ༡༠བར་སྡིག་པའམ་ཐེངས་ ༣ནས་ ༥བར་བསྲོ།

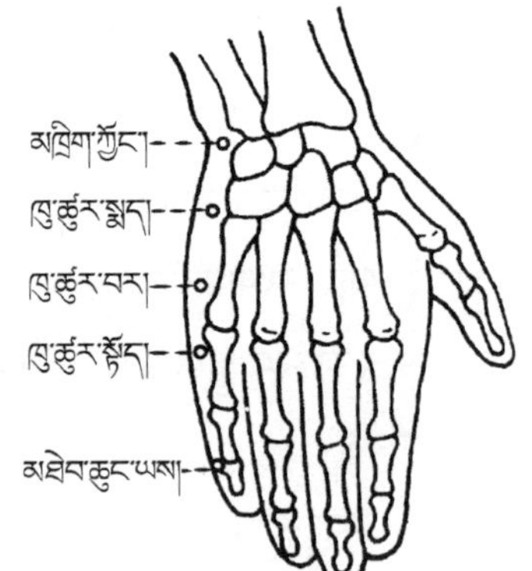

【ཕན་ཡོན】སྐྱེ་

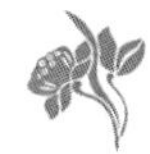

སྒྲངས་པ། ལག་རྒྱབ་ན་བ། མཁྲིག་མ་ན་བ། མགོ་ན་བ། མིག་རབ་རིབ་བྱེད་པ། རྣ་བ་འུར་བའམ་འོན་པ། ཚ་བ་རྒྱས་ཀྱང་ལུས་རྔུལ་མེད་པ། སྐྱུ་བྱེད། བརྗེད་བྱེད་བཅས་ལ་ཕན།

༦. ལག་ཐུར་མགོ།

【གསང་དམིགས】ལག་མཐིལ་བྲང་ཁར་གཏད་དེ། ལག་ཐུར་ཆེ་བའི་ཕྱི་ཟུར་གྱི་རུས་གསེང་དུ་གདབ་དགོས།

【གདབ་ཐབས】ཚོན་༠. ༣ནས་༠. ༥མདུང་ཚུགས་སུ་གདབ། སྦྲ་བས་སྐར་མ་༥ནས་༡༠བར་སྡིག་པའམ་ཐེངས་༣ནས་༥བར་བསྒྲེ།

【ཕན་ཡོན】མིག་མི་གསལ་བ། དཔུང་པ་དང་རོ་སྟོད་ན་བ། ལག་པ་དང་གྲུ་མོ་ན་བ། མཇིང་པ་དང་གཞུང་པ་རེངས་པ། གཉའ་ལོག། རྐེད་རྩ་འཆུས་པ་བཅས་ལ་ཕན།

༧. ལག་ཐུར་ཟུར།

【གསང་དམིགས】ལག་མཐིལ་བྲང་ཁར་གཏད་དེ། མཁྲིག་ཀྱིང་དང་གཞུ་མཆོག་ཟུར་སྦྲེལ་ཐིག་གི་སྟེང་ན་ཡོད་དེ། མཁྲིག་རྒྱབ་གཉེར་རིང་ནས་གྱེན་དུ་ཚོན་༥གཞལ་བའི་གནས་སུ་གདབ་དགོས།

【གདབ་ཐབས】ཚོན་༠. ༥ནས་༠. ༨མདུང་ཚུགས་སམ་གསེག་གདབ། སྦྲ་བས་སྐར་མ་༥ནས་༡༠བར་སྡིག་པའམ་ཐེངས་༣ནས་༥བར་བསྒྲེ།

【ཕན་ཡོན】མགོ་ན་བ། མི་རབ་རིབ་བྱེད་པ། མཇིང་པ་

རེངས་པ། ལག་པ་དང་གྲུ་མོ་ན་བ། ལག་པར་ཤེད་མེད་པ། ཚ་རྒྱས་པ། གྲང་ཤུམ་བྱེད་པ། སྨྱོ་ནད། དངངས་སྐྲག་དང་ཞྭ་ངན་བྱེད་པ་བཅས་ལ་ཕན།

༨. གཞུ་མཆོག་ཟུར།

【གསང་དམིགས】གྲུ་མོ་སྐུམ་སྟེ། གྲུ་མོའི་གཞུ་མཆོག་སྣ་དང་དཔུང་རུས་ནང་ངོས་རུས་འབུར་བར་གྱི་གོང་བུར་གདབ་དགོས།

【གདབ་ཐབས】ཚོན་༠. ༣ ནས་༠. ༥མདུང་ཚུགས་སུ་གདབ། སྲོབས་སྐར་མ་༥ནས་༡༠བར་སྡེག་པའམ་ཐེངས་༣ནས་༥བར་བསྲོ།

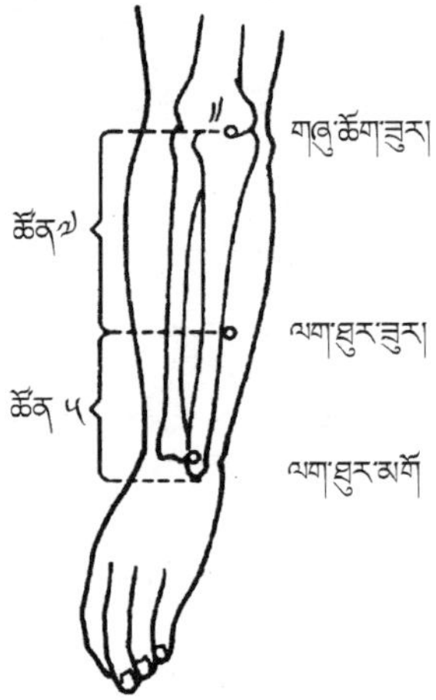

【ཕན་ཡོན】མགོ་ན་ཞིང་མགོ་ཡུ་འཁོར་བ། མཇིང་པ་རེངས་པ། གྲེ་བ་སྐྲངས་ཤིང་ན་བ། འགྲམ་པ་སྐྲངས་པ། སོ་ན་བ། རྣ་བ་འོན་པ། དཔུང་པ་དང་གྲུ་མོ་ལག་ངར་བཅས་ཀྱི་རྒྱབ་ངོས་སྲིད་ཅིང་ན་བ། སྨྱོ་བྱེད་དང་བརྗེད་བྱེད་བཅས་ལ་ཕན།

༩. མཆན་རྒྱབ།

【གསང་དམིགས】དཔུང་པ་རྩིབ་སྟེང་དུ་སྦྱར་ཏེ། མཆན་ཁུང་གཉེར་རིང་གི་རྒྱབ་སྣེ་ནས་གྱེན་དུ་ཚོན་གང་གཞལ་བའི་གནས་

སུ་གདབ།

【གདབ་ཐབས】ཚོན་༡ནས་༡.༥མདུང་ཚུགས་སུ་གདབ། སྲེག་བས་སྐར་མ་༥ནས་༡༥བར་སྲེག་པའམ་ཐེངས་༣ནས་༧བར་བསྲོ།

【ཕན་ཡོན】སོག་སྟེང་ན་བ། ལག་རྒྱབ་སྤྲིད་ཅིང་མི་ཐེག་པ། རྣ་བ་འུར་བ། སོ་ན་བ། སྐེ་རྨེན་སྐྲངས་པ་བཅས་ལ་ཕན།

༡༠. དཔུང་རྒྱབ།

【གསང་དམིགས】དཔུང་པ་རྩིབ་སྟེང་དུ་སྦྱར་ཏེ། མཆན་ཁུང་གཉེར་རིང་གི་རྒྱབ་སྣེ་ནས་དྲང་མོ་གྱེན་དུ་སོག་སྐང་གི་གཞམ་གྱི་གོང་བུར་གདབ་དགོས།

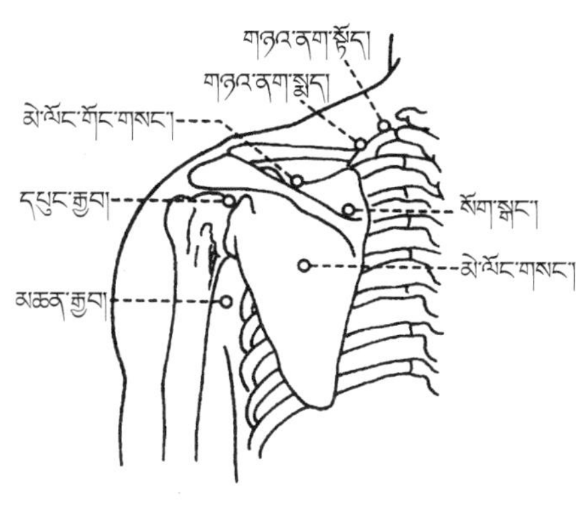

【གདབ་ཐབས】ཚོན་༠.༥ནས་༡.༥མདུང་ཚུགས་སུ་གདབ། སྲེག་བས་སྐར་མ་༥ནས་༡༥བར་སྲེག་པའམ་ཐེངས་༣ནས་༧བར་བསྲོ།

【ཕན་ཡོན】སོག་སྟེང་ན་བ། ལག་པ་ན་ཞིང་མི་ཐེག་པ། སྐེ་རྨེན་སྐྲངས་པ། གྲང་ལུམ་བྱེད་པ། དཔུང་པ་སྐྲངས་པ་བཅས་ལ་ཕན།

༡༡. མི་ལོང་གསང་།

【གསང་དམིགས】སོག་པའི་མེ་ཡོང་དབུས་ཀྱི་ཀོང་བུ་སྟེ། སོག་སྟོད་ནས་མར་སོག་གཉམ་བར་གྱི་སུམ་ཆ་གཅིག་ཟིན་པའི་སོག་དཀྱིལ་དུ་གདབ།

【གདབ་ཐབས】ཚོན་༠.༥ནས་༡མདུང་ཚུགས་སུ་གདབ། སྲུབས་སྐར་མ་༥ནས་༡༠བར་ཐེག་པའམ་ཐེངས་༣ནས་༥བར་བསྐྱོ།

【ཕན་ཡོན】དཔུང་སོག་ན་བ། སྙི་མཇིང་སྒྲངས་ཤིང་ན་བ། སྟོད་དུ་གང་སླམ་བྱེད་པ། དབུགས་མི་བདེ་བའམ་ཧལ་བ། གློ་ལྷོ་ནུ་ཚབས་བཅས་ལ་ཕན།

༡༢. མེ་ཡོང་གོང་གསང་།

【གསང་དམིགས】སོག་སྐང་གོང་གཞོང་གི་དབུས་ཏེ། མེ་ཡོང་གསང་གི་གོང་དུ་གནས་ཤིང་ལག་པ་ཡར་བཀུགས་སྐབས་ཀོང་བུ་འབྱུང་བའི་གནས་སུ་གདབ།

【གདབ་ཐབས】ཚོན་༠.༥ནས་༢མདུང་ཚུགས་སམ་གསེག་གདབ། སྲུབས་སྐར་མ་༥ནས་༡༠བར་ཐེག་པའམ་ཐེངས་༣ནས་༥བར་བསྐྱོ།

【ཕན་ཡོན】དཔུང་སོག་ན་བ། ཡན་ལག་སྦྲིད་ཅིང་ན་བ་དང་གྱེན་ལ་མི་ཐེག་པ། སྙི་མཇིང་རེངས་པ་བཅས་ལ་ཕན།

༡༣. སོག་སྐང་།

【གསང་དམིགས】སོག་སྐང་གོང་གཞོང་གི་ནང་ཟུར་དུ་ཡོད་དེ། དཔུང་རྒྱབ་གསང་དང་སྐལ་ཚོགས་གཉིས་པའི་ཟེ་རུས་སྦྲེལ་

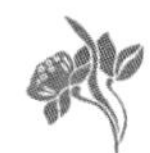

ཐིག་གི་དཀྱིལ་ཚད་དུ་གདབ་དགོས།

【གདབ་ཐབས】ཚོན་༠. ༥ནས་༢མདུང་ཚུགས་མས་གསེག་གདབ། སྨྲ་བས་སྐར་མ་༥ནས་༡༠བར་སྡིག་པའམ་ཐེངས་༣ནས་༥བར་བསྒྲོ།

【ཕན་ཡོན】སོག་སྟེང་སྦྲིད་ཅིང་ན་བ། དཔུང་པ་དང་ལག་ངར་གྱི་རྒྱབ་ངོས་ན་བ་བཅས་ལ་ཕན།

༡༤. གཉའ་ནག་སྨད།

【གསང་དམིགས】སྐལ་ཚིགས་དང་པོའི་ཟེ་རུས་ཀྱི་གྱམ་ནས་གཡས་གཡོན་དུ་ཚོན་༣གཞལ་བའི་གནས་སུ་གདབ།

【གདབ་ཐབས】ཚོན་༠. ༥ནས་༠. ༨གསེག་གདབ། སྨྲ་བས་སྐར་མ་༥ནས་༡༠བར་སྡིག་པའམ་ཐེངས་༣ནས་༥བར་བསྒྲོ།

【ཕན་ཡོན】དཔུང་སོག་ན་བ། གཉའ་བ་དང་མཛིང་པ་རེངས་པའམ་གྲང་མོར་ཆགས་པ་བཅས་ལ་ཕན།

༡༥. གཉའ་ནག་སྟོད།

【གསང་དམིགས】

སྐལ་ཚིགས་བདུན་པའི་ཟེ་རུས་ཀྱི་གྱམ་ནས་གཡས་གཡོན་དུ་ཚོན་༢གཞལ་བའི་གནས་སུ་གདབ།

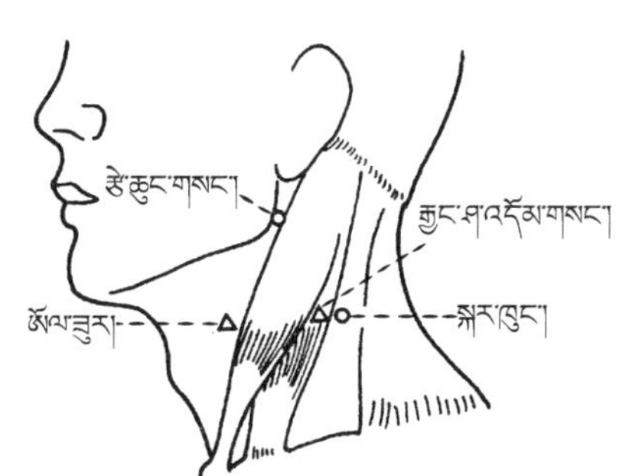

【གདབ་ཐབས】

ཚོན་༠. ༥ ནས་ ༠. ༨ གསེག་ གདབ། ཐྲ་ བས་ སྐར་ མ་ ༥ནས་ ༡༠བར་སྡིག་པའམ་ཐེངས་༣ནས་༥བར་བསྒྲེ།

【 ཕན་ ཡོན 】 སློ་ ལུ། དབུགས་ཧལ། སྔོངས་ཚད། མིག་ མི་གསལ་བ། དཔུང་རྒྱབ་ན་བ། མཇིང་པ་རེངས་པ། ཕྲུ་གུར་ནུ་མ་ ནུ་བའི་ཤུགས་མེད་པ་བཅས་ལ་ ཕན།

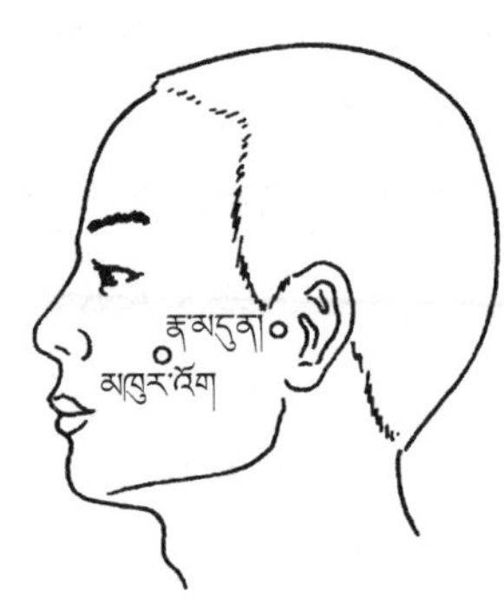

༡༨. སྐར་ཁུང་།

【གསང་དམིགས】རྒྱང་ཤ་འཛོམ་གསང་གི་རྒྱབ་ཏུ་ཡོད་དེ། རྒྱང་ཤ་ལས་བྱེད་ཀྱི་ཕྱི་མཐའ། ཨོལ་མདུད་ལས་གཡས་གཡོན་དུ་ཚོན་༣. ༥གཞལ་བའི་གནས་སུ་གདབ།

【གདབ་ཐབས】ཚོན་༠. ༥ནས་༡. མདུང་ཚུགས་སུ་གདབ། ཐྲ་བས་སྐར་མ་༥ནས་༡༠བར་སྡིག་པའམ་ཐེངས་༣ནས་༥བར་བསྒྲེ།

【ཕན་ཡོན】རྣ་བ་འུར་བ་དང་འོན་པ། གྲེ་བ་སྐྲངས་ཤིང་ན་བ། སྐད་འགགས་པ། སྐད་མི་ཕྱིན་པ། འགྲམ་པ་སྐྲངས་ཤིང་ན་བ། ལྕེ་སྐྲངས། མཇིང་པ་རེངས་ཤིང་ན་བ། སྨྱོ་བྱེད་དང་བརྗེད་བྱེད་བཅས་ལ་ཕན།

༡༧. རྟེ་ཆུང་གསང་།

【གསང་དམིགས】མ་མགལ་བྲུར་གྱི་རྒྱབ་ན་ཡོད་དེ། རྒྱང་

ཞ་ལས་བྱེད་ཀྱི་ནང་མཐའི་གོང་བུར་གདབ།

【གདབ་ཐབས】ཚོན་༠. ༥ནས་༡མདུང་ཚུགས་སུ་གདབ། རྩ་ནག་ལ་གཟུར་དགོས། སྲེ་བས་སྐར་མ་༥ནས་༡༠བར་སྡིག་པའམ་ཐེངས་༣བསྲོ།

【ཕན་ཡོན】རྣ་བ་འུར་བ་དང་འོན་པ། གྲེ་བ་སྐྲངས་ཤིང་ན་བ། སྐད་འགགས་པ། མགོ་ན་བ། མཇིང་པ་རེངས་ཤིང་ན་བ། སྙིང་ན་བ། སྙིང་དུ་གང་སླམ་བྱེད་པ། ལག་པ་ན་ཞིང་མི་ཐེག་པ་བཅས་ལ་ཕན།

༡༨. མཁྲེར་འོག།

【གསང་དམིགས】མིག་ཟུར་ནས་ཐུར་དུ་དྲང་ཚུགས་སུ་གཞལ་བའི་མཁྲེར་ཚོས་རུས་པའི་འོག་གཤོང་དུ་གདབ།

【གདབ་ཐབས】ཚོན་༠. ༥ནས་༠. ༨མདུང་ཚུགས་སུ་གདབ། སྲེ་མི་སྲུང་།

【ཕན་ཡོན】ཁ་མིག་ཡོ་བ། སོ་ན་བ། མཆུ་ན་བ། འགྲམ་པ་སྐྲངས་པ། མིག་མི་གསལ་བ། མིག་སེར་བ། ཆུ་རྩ་སུམ་མདོ་རིས་ཀྱི་ནད་བཅས་ལ་ཕན།

༡༩. རྣ་མདུན།

【གསང་དམིགས】རྣ་གཤོག་གི་མདུན་སྟེ། མ་མགལ་རུས་པའི་རུས་འབུར་གྱི་རྒྱབ། ཁ་གདངས་དུས་གོང་བུ་ཆགས་པའི་གནས་སུ་གདབ།

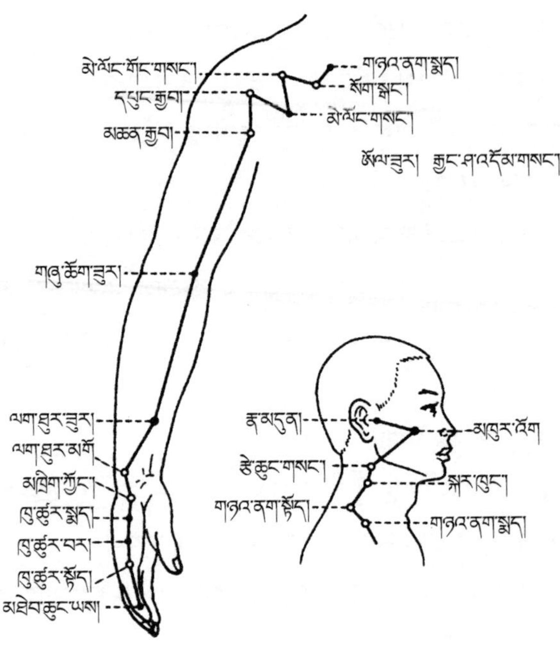

ལག་པའི་ཁ་གདགས་རྒྱུ་མའི་རྒྱུ་ལམ།

【གདབ་ཐབས】ཁ་གདངས་ནས་ཚོན་༡ནས་༡. ༥མདུང་ཚུགས་སུ་གདབ། སྲུ་བས་སྐར་མ་༥ནས་༡༥བར་སྡིག་པའམ་ཐེངས་༣ནས་༥བར་བསྒྲོ།

【ཕན་ཡོན】རྣ་བ་འུར་བ་དང་འོན་པ། རྣ་བའི་ནང་སྐྲངས་ཤིང་ན་བ། སོ་ན་བ། སྨྱོ་བྱེད་དང་བརྗེད་བྱེད་བཅས་ལ་ཕན།

བདུན་པ། རྐང་པའི་ཁ་གདགས་ལྒང་པའི་རྒྱུ་ལམ།

༡. གསལ་བྱེད།

【གསང་དམིགས】དྲང་སོར་བསྡད་པའམ་གན་རྐྱལ་དུ་ཉལ་ཞིང་མིག་བཙུམ། མིག་གི་ནང་ཟུར་ནས་སྣ་རུས་སུ་ཚོན་༠. ༡. གཞལ་བའི་སར་གདབ།

【གདབ་ཐབས】གསོ་བྱས་མིག་བཙུམ་ཞིང་སྨན་པའི་ལག་པ་གཡོན་པས་མིག་འབྲས་ཕྱི་ཟུར་དུ་དེད། ལག་གཡས་པས་ཚོན༠. ༣ནས་༠. ༥མདུང་ཚུགས་སུ་གདབ། ཁབ་རྩེ་ཕན་ཚུན་ཡོ་བའམ་བསྐོར་བ་སོགས་བྱ་མི་རུང་། གདབ་རྗེས་ཙུང་མནན་ནས་ཁྲག་མི་ཐོན་པར་བྱ་དགོས། སྲ་མེ་མི་རུང་།

【ཕན་ཡོན】མིག་དམར་ཞིང་སྐྲངས་ལ་ན་བ། མིག་གི་ནང་ཟུར་ན་ཞིང་ཟ་བ། གཤེར་ཆག། མིག་རབ་རིབ་བྱེད་པ། མིག་མི་གསལ་བ། མགོ་ན་བ་བཅས་ལ་ཕན།

༢. སྨིན་མགོ།

【གསང་དམིགས】དྲང་སོར་བསྡད་པའམ་གན་རྐྱལ། སྨིན་མའི་མགོར་གདབ་དགོས།

【གདབ་ཐབས】ཚོན༠. ༥ནས་༠. ༨འཕྲེད་གདབ། སྲ་མེ་མི་རུང་།

【ཕན་ཡོན】མིག་དམར་ཞིང་སྐྲངས་ལ་ན་བ། གཤེར་ཆག། མིག་རབ་རིབ་བྱེད་པ། མིག་མི་གསལ་བ། མིག་ལྤིབས་འགྱུལ་བ། ཁ་མིག་ཡོ་བ། མིག་ལྤིབས་ལུག་པ། མིག་རབ་རིབ་བྱེད་པ། མགོ་ན་བ་བཅས་ལ་ཕན།

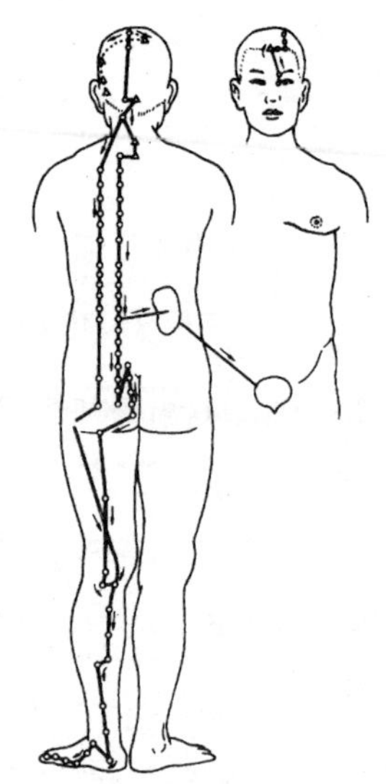

རྐང་པའི་ཁ་གདགས་ཕྲང་པའི་རྒྱུ་ལམ།

༣. སྨིན་སྟོད།

【གསང་དམིགས】དྲང་སྲོར་བསྟོད་པའམ་ཀུན་རྒྱལ། སྨིན་མགོའི་དྲང་ཐད་ཀྱི་སྐྲ་མཚམས་ནས་གྱེན་ཚོན་༠. ༥གཞལ་བའི་སར་གདབ།

【གདབ་ཐབས】ཚོན༠. ༣ནས་༠. ༥འཕྲེད་གདབ། སྲྫ་མེ་མི་རུང་།

【ཕན་ཡོན】མིག་དམར་བ། མིག་རབ་རིབ་བྱེད་པ། མིག་མི་གསལ་བ། སྣ་འཚངས་པ། མགོ་ཡུ་འཁོར་བ། མགོ་ན་བ་བཅས་ལ་ཕན།

༤. སྐྲ་མཚམས་ཟུར་གསང་།

【གསང་དམིགས】དྲང་སྲོར་བསྟོད་པའམ་ཀུན་རྒྱལ་དུ་ཉལ།

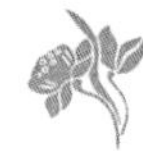

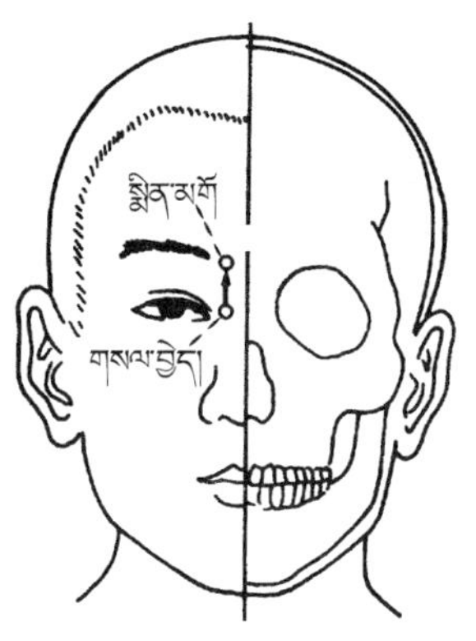

མདུན་ གྱི་ གཞུང་ ཐིག་ སྟེང་ སྐྲ་མཚམས་ནས་གྱེན་ཚོན་༠. ༥དང་གཡས་གཡོན་དུ་ཚོན་༡. ༥གཞལ་བའི་སར་གདབ།

【གདབ་ཐབས】ཚོན༠. ༣ནས་༠. ༥འཕྲེད་གདབ། སྲེ་བས་སྐར་མ་༥ནས་༡༠བར་སྡིག་པའམ་ཐེངས་༣ནས་༥བར་བསྲོ།

【ཕན་ཡོན】མགོ་ན། མིག་རབ་རིབ་བྱེད་པ། མིག་མི་གསལ་བ། སྣ་འཚངས་པ། སྣ་ཁྲག་ཤོར་བ་བཅས་ལ་ཕན།

༥. དཔྲལ་ཞ་གསང་།

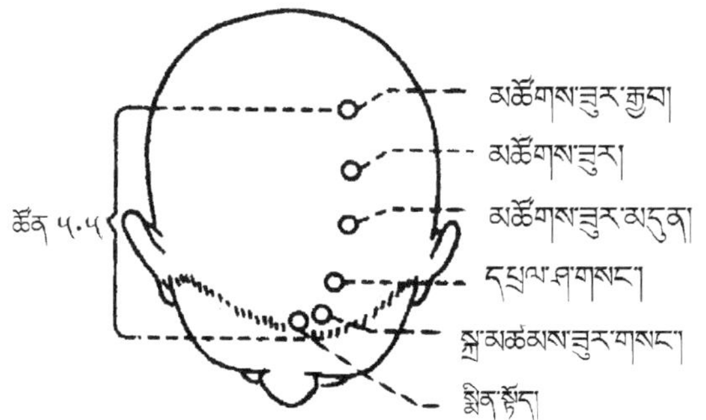

【གསང་དམིགས】དྲང་སྲོར་བསྟད་པའམ་ཀུན་རྐྱལ་དུ་ཉལ། མདུན་གྱི་གཞུང་ཐིག་སྟེང་སྐྲ་མཚམས་ནས་གྱེན་ཚོན་༡དང་གཡས་

གཡོན་དུ་ཚོན་༡. ༥གཞལ་བའི་སར་གདབ།

【གདབ་ཐབས】ཚོན་༠. ༣ནས་༠. ༥འཕྲེད་གདབ། སྤྲ་བས་སྐར་མ་༥ནས་༡༠བར་སྣོག་པའམ་ཐེངས་༣ནས་༥བར་བསྒྲོ།

【ཕན་ཡོན】མགོ་ན། མིག་རབ་རིབ་བྱེད་པ། མིག་མི་གསལ་བ། སྐེའི་རྨེན་བུ་སྐྲངས་པ། བྱིས་པའི་དངངས་སྐྲག་བཅས་ལ་ཕན།

༤. མཚོགས་ཟུར་མདུན།

【གསང་དམིགས】དྲང་སོར་བསྟད་པ། མདུན་གྱི་གཞུང་ཐིག་སྟེང་སྐྲ་མཚམས་ནས་གྱེན་ཚོན་༢. ༥དང་གཡས་གཡོན་དུ་ཚོན་༡. ༥གཞལ་བའི་སར་གདབ།

【གདབ་ཐབས】ཚོན༠. ༣ནས་༠. ༥འཕྲེད་གདབ། སྤྲ་བས་སྐར་མ་༥ནས་༡༠བར་སྣོག་པའམ་ཐེངས་༣ནས་༥བར་བསྒྲོ།

【ཕན་ཡོན】མགོ་ན། མིག་རབ་རིབ་བྱེད་པ། མིག་མི་གསལ་བ། ཚ་བ་རྒྱས་ཀྱང་རྔུལ་མེད་པ། ཁ་ཁ་བ། སེམས་མི་སྐྱིད་པ། སྣ་འཚངས་པ། སྦྲིད་པ་མང་བ་བཅས་ལ་ཕན།

༥. མཚོགས་ཟུར།

【གསང་དམིགས】དྲང་སོར་བསྟད་པ། མདུན་གྱི་གཞུང་ཐིག་སྟེང་སྐྲ་མཚམས་ནས་གྱེན་ཚོན་༤དང་གཡས་གཡོན་དུ་ཚོན་༡. ༥གཞལ་བའི་སར་གདབ།

【གདབ་ཐབས】ཚོན༠. ༣ནས་༠. ༥འཕྲེད་གདབ། སྤྲ་

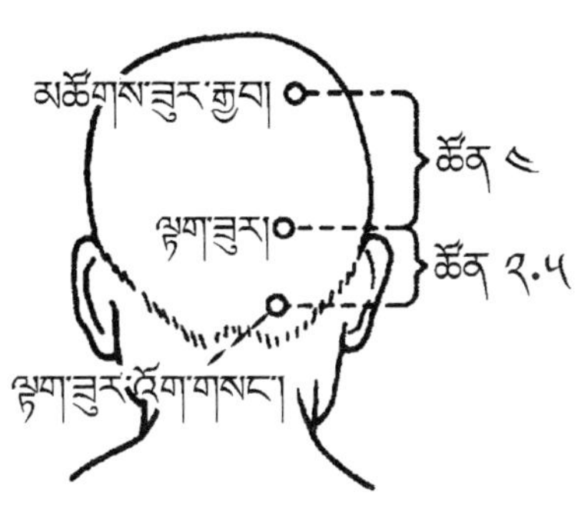

བས་སྐར་མ་༥ནས་༡༠བར་སྡིག་པའམ་ཐེངས་༣ནས་༥བར་བསྲོ།

【ཕན་ཡོན】མགོ་ན། མགོ་ཁྱི། མགོ་ཡུ་འཁོར་བ། གཉིད་ཡེར། སྣ་འཚངས་པ། སྣ་ཁྲག་ཤོར་བ། སྣ་ནང་དུ་འབྲུམ་ཐོར་འབྱུང་བ། ཁམིག་ཡོ་བ་བཅས་ལ་ཕན།

༨. མཚོགས་ཟུར་རྒྱབ།

【གསང་དམིགས】དྲང་སྲོར་བསྟད་པ། མདུན་གྱི་གཞུང་ཐིག་སྟེང་སྐྲ་མཚམས་ནས་གྱེན་ཚོན་༥. ༥དང་གཡས་གཡོན་དུ་ཚོན་༡. ༥གཞལ་བའི་སར་གདབ།

【གདབ་ཐབས】ཚོན༠. ༣ནས་༠. ༥འཛུད་གདབ། སྲེ་བས་སྐར་མ་༥ནས་༡༠བར་སྡིག་པའམ་ཐེངས་༣ནས་༥བར་བསྲོ།

【ཕན་ཡོན】མགོ་ན།མགོ་ཡུ་འཁོར་བ། རྣ་བར་ཙུར་འཁྲིག་སྒྲོག་པ། མིག་མི་གསལ་བ། ཁ་ཡོ་བ། སྣ་འཚངས་པ། སྨྱོ་ནད། ལྷ་བ་བཅས་ལ་ཕན།

༩. ལྟག་ཟུར།

【གསང་དམིགས】དྲང་སྲོར་བསྟད་པ། རྒྱབ་ཀྱི་གཞུང་ཐིག་

སྙིང་སྒྲ་མཚམས་ནས་གྱེན་ཚོན་ ༢. ༥དང་གཡས་གཡོན་དུ་ཚོན་ ༡. ༥གཞལ་བའི་སར་གདབ།

【གདབ་ཐབས】ཚོན་༠. ༣ནས་༠. ༥འཛུད་གདབ། སྨྲ་བས་སྐར་མ་༥ནས་༡༠བར་སྡོག་པའམ་ཐེངས་༣ནས་༥བར་བསྒྲི།

【ཕན་ཡོན】མགོ་ན། མགོ་ཡུ་འཁོར་བ། མིག་མི་གསལ་བ། སྣ་འཚངས་པ། སྐྱུག་པ་བཅས་ལ་ཕན།

༡༠. ལྷག་ཟུར་འོག

【གསང་དམིགས】དྲང་སྲོར་བསྟད་པ། རྒྱབ་ཀྱི་གཞུང་ཐིག་སྙིང་སྒྲ་མཚམས་ནས་གྱེན་ཚོན་༠. ༥དང་གཡས་གཡོན་དུ་ཚོན་ ༡. ༥གཞལ་བའི་སར་གདབ།

【གདབ་ཐབས】ཚོན་༠. ༣ནས་༠. ༥འཛུད་གདབ། སྨྲ་བས་སྐར་མ་༥ནས་༡༠བར་སྡོག་པའམ་ཐེངས་༣ནས་༥བར་བསྒྲི།

【ཕན་ཡོན】མགོ་དང་མཛིང་པ་ན་བ། མཛིང་པ་རེངས་པ། མགོ་ཡུ་འཁོར་བ། མིག་དམར་ཞིང་སྐྲངས་ལ་ན་བ། མགོ་ཡུ་འཁོར་བ། མིག་མི་གསལ་བ། སྣ་འཚངས་པ། སྐད་འགག་པ། གྲེ་བ་སྐྲངས་ཤིང་ན་བ། སྨྱོ་ནད། ཁྲིས་པར་དངངས་སྐྲག་བྱུང་བ་བཅས་ལ་ཕན།

༡༡. ཨན་སྟོང་གཉིས་པའི་ཟུར།

【གསང་དམིགས】དྲང་སྲོར་བསྟད་པའམ་ཁ་བུབ་ཏུ་ཉལ། ཨན་སྟོང་གཉིས་པའི་གཤམ་ནས་གཡས་གཡོན་དུ་ཚོན་ ༡. ༥གཞལ་

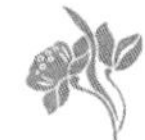

བའི་སར་གདབ།

【གདབ་ཐབས】ཚོན༠.༥ནས༠.༨འཕྲེད་གདབ། སྤྲ་བས་སྐར་མ་༥ནས་༡༥བར་སྲེག་པའམ་ཐེངས་༣ནས་༧བར་བསྲོ།

【ཕན་ཡོན】ཚ་རྒྱས་པ། གྲང་ལྷམ་བྱེད་པ། གློ་ལུ། སྟོད་དུ་གང་སྐྱམ་བྱེད་པ། མགོ་ན། སྣ་འཚངས་པ། སྐད་འགག་པ། གློ་བུར་མཛིང་པ་རེངས་པ། སྟོད་ན་པ། རྐེད་རྩ་འཁྱུས་པ་བཅས་ལ་ཕན།

༡༢.ལྷུང་སྒོ།

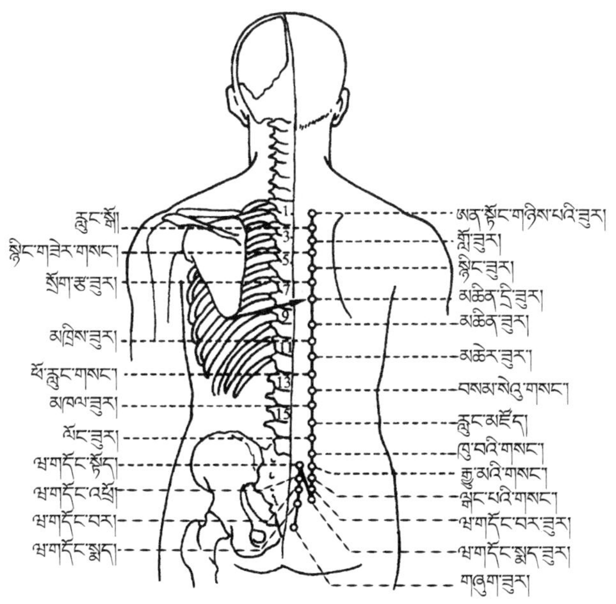

【གསང་དམིགས】བྲང་མོར་བསྟོད་པའམ་ཁ་བྲུབ་ཏུ་ཉལ། ཨན་སྟོང་གསུམ་པའི་གཤམ་ནས་གཡས་གཡོན་དུ་ཚོན་ ༡. ༥གཞལ་བའི་སར་གདབ།

【གདབ་ཐབས】ཚོན༠. ༥ནས༠. ༨འཕྲེད་གདབ། སྲ་བས་སྐར་མ་༥ནས་༡༥བར་སྡིག་པའམ་ཐེངས་༣ནས་༧བར་བསྲོ།

【ཕན་ཡོན】ཚམ་པ། གློ་ལུ། དབུགས་རྟལ། ཚ་རྒྱས་པ། མགོ་ན། སྣ་འཚངས་པ། སྣ་ཁྲག་ཤོར་བ། སྦྲིད་པ་མང་བ། མཇིང་པ་རེངས་པ། རྒྱབ་མདུན་སྦྲུགས་ནས་ན་བ་བཅས་ལ་ཕན།

༡༣. གློ་ཟུར།

【གསང་དམིགས】བྲང་མོར་བསྟོད་པའམ་ཁ་བྲུབ་ཏུ་ཉལ། ཨན་སྟོང་བཞི་པའི་གཤམ་ནས་གཡས་གཡོན་དུ་ཚོན་ ༡. ༥གཞལ་བའི་སར་གདབ།

【གདབ་ཐབས】ཚོན༠. ༥ནས༠. ༨འཕྲེད་གདབ། སྲ་བས་སྐར་མ་༥ནས་༡༥བར་སྡིག་པའམ་ཐེངས་༣ནས་༧བར་བསྲོ།

【ཕན་ཡོན】གློ་ལུ། དབུགས་རྟལ། ལུད་པ་མང་བ། ལུད་པར་ཁྲག་འདྲེས་པ། སྟོད་དུ་གང་སླམ་བྱེད་པ། སྟོད་ན། དབུགས་ཐུང་། མཚན་རྫུལ་མང་བ། སྣ་ཆུ་འཛག་པ། ཁ་སྐམ་པ། སྐད་འགག་པ། མཁལ་རྐེད་དང་རོ་རྒྱབ་གཟེར་བ་བཅས་ལ་ཕན།

༡༤. སྙིང་གཟེར་གསང་།

【གསང་དམིགས】བྲང་མོར་བསྟོད་པའམ་ཁ་བྲུབ་ཏུ་ཉལ།

ཨན་སྟོང་ལྔ་པའི་གཤམ་ནས་གཡས་གཡོན་དུ་ཚོན་ ༡. ༥གཞལ་བའི་སར་གདབ།

【གདབ་ཐབས】ཚོན༠. ༥ནས་༠. ༨འཕྲེད་གདབ། སྤྲ་བས་སྐར་མ་༥ནས་༡༥བར་ཐིག་པའམ་ཐེངས་༢ནས་༦བར་བསྐྱོ།

【ཕན་ཡོན】སྙིང་ན་བ། སྟོད་དུ་གང་སྐྲམ་བྱེད་པ། དབུགས་ཐུང་། གློ་ལུ། སྐྱུག་པ། སྟོད་ན་བ་བཅས་ལ་ཕན།

༡༥. སྙིང་རྒྱུར།

【གསང་དམིགས】བྲང་མོར་བསྟད་པའམ་ཁ་བུབ་ཏུ་ཉལ། ཨན་སྟོང་དྲུག་པའི་གཤམ་ནས་གཡས་གཡོན་དུ་ཚོན་ ༡. ༥གཞལ་བའི་སར་གདབ།

【གདབ་ཐབས】ཚོན༠. ༥ནས་༠. ༨འཕྲེད་གདབ། སྤྲ་བས་སྐར་མ་༥ནས་༡༥བར་ཐིག་པའམ་ཐེངས་༢ནས་༦བར་བསྐྱོ།

【ཕན་ཡོན】སྙིང་ན་བ། སྟོད་དུ་གང་སྐྲམ་བྱེད་པ། སེམས་མི་སྐྱིད་པ། གཉིད་ཡེར་བ། སྨྱོ་ནད། བརྗེད་ངས་ཆེ་བ། གློ་ལུ། ཁྲག་སྐྱུག་པ། མཚན་རྟུལ་མང་བ་བཅས་ལ་ཕན།

༡༦. སྲོག་རྩ་རྒྱུར།

【གསང་དམིགས】བྲང་མོར་བསྟད་པའམ་ཁ་བུབ་ཏུ་ཉལ། ཨན་སྟོང་བདུན་པའི་གཤམ་ནས་གཡས་གཡོན་དུ་ཚོན་ ༡. ༥གཞལ་བའི་སར་གདབ།

【གདབ་ཐབས】ཚོན༠. ༥ནས་༠. ༨འཕྲེད་གདབ། སྤྲ་

བས་སྐར་མ་༥ནས་༡༥བར་སྡིག་པའམ་ཐེངས་༣ནས་༧བར་བསྒྲོ།

【ཕན་ཡོན】སྙིང་ན་བ། ཕོ་བ་ན་བ། ལྟོ་བ་ན་བ། ལྟོ་བ་སྦོས་པ། རྒྱུ་འཁྲིག་བཅས་ལ་ཕན།

༡༧. མཆིན་དྲི་ཟུར།

【གསང་དམིགས】བྲང་མོར་བསྣད་པའམ་ཁ་བུབ་ཏུ་ཉལ། ཨན་སྟོང་བརྒྱད་པའི་གཞམ་ནས་གཡས་གཡོན་དུ་ཚོན་༡. ༥གཞལ་བའི་སར་གདབ།

【གདབ་ཐབས】ཚོན༠. ༥ནས་༠. ༨འཕྲེད་གདབ། སྤྲ་བས་སྐར་མ་༥ནས་༡༥བར་སྡིག་པའམ་ཐེངས་༣ནས་༧བར་བསྒྲོ།

【ཕན་ཡོན】སྐྱུག་པ། སྐྱིག་པ། ཟས་མི་འཇུ་བ། ཕོ་བ་ན་བ། དབུགས་ཐུང་། སྙིང་ན་བ། ཕོ་བ་ན་བ། ལྟོ་བ་ན་བ། ལྟོ་བ་སྦོས་པ། གློ་ལུ། ཁྲག་སྐྱུག་པ། སྣ་ཁྲག་ཤོར་བ། བཤང་བར་ཁྲག་འདྲེས་པ། རོ་སྟོད་རེངས་ཤིང་ན་བ། མཚན་རྔུལ་མང་བ་བཅས་ལ་ཕན།

༡༨. མཆིན་ཟུར།

【གསང་དམིགས】བྲང་མོར་བསྣད་པའམ་ཁ་བུབ་ཏུ་ཉལ། ཨན་སྟོང་བཅུ་བའི་གཞམ་ནས་གཡས་གཡོན་དུ་ཚོན་༡. ༥གཞལ་བའི་སར་གདབ།

【གདབ་ཐབས】ཚོན༠. ༥ནས་༠. ༨འཕྲེད་གདབ། སྤྲ་བས་སྐར་མ་༥ནས་༡༥བར་སྡིག་པའམ་ཐེངས་༣ནས་༧བར་བསྒྲོ།

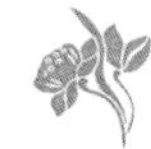

【ཕན་ཡོན】མཁྲིས་པ་ཚར་རྒྱུག། ཚིབ་མ་ན་བ། ཁྲག་སྐྱུག་པ། སྣ་ཁྲག་ཤོར་བ། མིག་རབ་རིབ་བྱེད་པ། མིག་དམར་པོར་ཆགས་པ། མིག་མི་གསལ་བ། སྨྱོ་ནད། རོ་སྟོད་རེངས་ཤིང་ན་བ་བཅས་ལ་ཕན།

༡༩.མཁྲིས་ཟླུར།

【གསང་དམིགས】དྲང་སྲོར་བསྡད་པའམ་ཁ་བུབ་ཏུ་ཉལ། ཨན་སྟོང་བཅུ་གཅིག་པའི་གཤམ་ནས་གཡས་གཡོན་དུ་ཚོན་༡.༥གཞལ་བའི་སར་གདབ།

【གདབ་ཐབས】ཚོན༠.༥ནས་༠.༨འཕྲེད་གདབ། སྦྲ་བས་སྐར་མ་༥ནས་༡༥བར་སྲེག་པའམ་ཐེངས་༣ནས་༧བར་བསྲོ།

【ཕན་ཡོན】མཁྲིས་པ་ཚར་རྒྱུག། ཁ་ཁ་བ། ལྟོ་རེངས་པ། ཡི་ག་འཆུས་པ། གྲི་བ་ན་བ། སྐྱུག་པ། ཚིབ་ལོག་ན་བ། སྟོད་གང་། གློ་གཙོང་བཅས་ལ་ཕན།

༢༠.མཆེར་ཟླུར།

【གསང་དམིགས】དྲང་སྲོར་བསྡད་པའམ་ཁ་བུབ་ཏུ་ཉལ། ཨན་སྟོང་བཅུ་གཉིས་པའི་གཤམ་ནས་གཡས་གཡོན་དུ་ཚོན་༡.༥གཞལ་བའི་སར་གདབ།

【གདབ་ཐབས】ཚོན༠.༥ནས་༠.༨འཕྲེད་གདབ། སྦྲ་བས་སྐར་མ་༥ནས་༡༥བར་སྲེག་པའམ་ཐེངས་༣ནས་༧བར་བསྲོ།

【ཕན་ཡོན】ཚིབ་ལོག་ན་བ། ཕོ་བ་ན་བ། ལྟོ་བ་སྦོས་པ།

མཁྲིས་པ་རྩར་རྒྱུག། གྲི་ཐོག། སྐྱུག་པ། འཁྲུ་བ། ཚད་འཁྲུ། བཤང་བར་ཁྲག་འདྲེས་པ། སྐྱ་རྦབ། རོ་སྟོད་དང་མཁལ་རྐེད་ན་བ། གྲིས་པར་དངངས་སྐྲག་བྱུང་བ་བཅས་ལ་ཕན།

༢༡. ཐོ་རླུང་གསང་།

【གསང་དམིགས】དྲང་མོར་བསྡད་པའམ་ཁ་བུབ་ཏུ་ཉལ། ཨན་སྟོང་བཅུ་གསུམ་པའི་གཞམ་ནས་གཡས་གཡོན་དུ་ཚོན་ ༡. ༥ གཞལ་བའི་སར་གདབ།

【གདབ་ཐབས】ཚོན༠. ༥ནས་༠. ༨འཕྲེད་གདབ། སྲ་བས་སྐར་མ་༥ནས་༡༥བར་སྲེག་པའམ་ཐེངས་༣ནས་༧བར་བསྲོ།

【ཕན་ཡོན】རྩིབ་ལོག་ན་བ། ཐོ་བ་ན་བ། ལྟོ་བ་སྦྲོས་པ། རྒྱུ་འཁྲིག། གྲི་ཐོག། ཆུ་སྐྱུར་སྐྱུག་པ། ཁ་ཟས་ལ་ཡི་ག་འཆུས་པ། ཟས་ཚད་མི་འཇུ་བ། ཚད་འཁྲུ་བཅས་ལ་ཕན།

༢༢. བསམ་སེའུ་གསང་།

【གསང་དམིགས】དྲང་མོར་བསྡད་པའམ་ཁ་བུབ་ཏུ་ཉལ། ཨན་སྟོང་བཅུ་བཞི་པའི་གཞམ་ནས་གཡས་གཡོན་དུ་ཚོན་ ༡. ༥ གཞལ་བའི་སར་གདབ།

【གདབ་ཐབས】ཚོན༠. ༥ནས་༡མདུང་ཚུགས་སུ་གདབ། སྲ་བས་སྐར་མ་༡༠ནས་༢༠བར་སྲེག་པའམ་ཐེངས་༥ནས་༡༠བར་བསྲོ།

【ཕན་ཡོན】ལྟོ་བ་སྦྲོས་པ། རྒྱུ་འཁྲིག། ཟས་སྐོམ་མི་འཇུ་

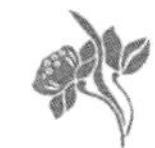

བ། སྐྱུག་པ། འབྲུ་བ། ཚད་འབྲུ། ལུས་ལ་ཚ་རྒྱས་པ། སྐྱ་ཐབ། གཅིན་ཁ་སྨྲ་བའམ་སྐྱི་བ། མཁྲིས་པ་མིག་སེར། མཁལ་རྐེད་རེངས་ཞིང་ན་བ་བཅས་ལ་ཕན།

༢༣. མཁལ་ཟུར།

【གསང་དམིགས】བྲང་སྒོར་བསྟད་པའམ་ཁ་བུབ་ཏུ་ཉལ། ཨན་སྟོང་བཅོ་ལྔ་པའི་གཞམ་ནས་གཡས་གཡོན་དུ་ཚོན་༡.༥གཞལ་བའི་སར་གདབ།

【གདབ་ཐབས】ཚོན༠.༥ནས་༡མདུང་ཚུགས་སུ་གདབ། སྲེ་བས་སྐར་མ་༡༠ནས་༢༠བར་སྡིག་པའམ་ཐེངས་༥ནས་༡༠བར་བསྲོ།

【ཕན་ཡོན】མཁལ་རྐེད་ན་བ། ས་བོན་ཉམས་པ། དབང་པོ་མི་ལྡང་བ། ཟླ་མཚན་མི་འབབ་པ། ཁམས་དཀར་འཛག་པ། སྐྱ་ཐབ། མགོ་ཡུ་འཁོར་བ། མིག་མི་གསལ་བ། རྣ་བ་འུར་བ། འོན་པ།མཁལ་རྐེད་རེངས་ཞིང་ན་བ་བཅས་ལ་ཕན།

༢༤. རླུང་མཛོད།

【གསང་དམིགས】བྲང་སྒོར་བསྟད་པའམ་ཁ་བུབ་ཏུ་ཉལ། ཨན་སྟོང་བཅུ་དྲུག་པའི་གཞམ་ནས་གཡས་གཡོན་དུ་ཚོན་༡.༥གཞལ་བའི་སར་གདབ།

【གདབ་ཐབས】ཚོན༠.༨ནས་༡མདུང་ཚུགས་དང་ཡང་ན་ཅུང་ཨན་སྟོང་ཚོགས་པའི་ཕྱོགས་སུ་གསེག་ནས་གདབ། སྲེ་བས་

སྐར་མ་༡༠ནས་༢༠བར་སྡིག་པའམ་ཐེངས་༥ནས་༡༠བར་བསྒྲོ།

【ཕན་ཡོན】མཁལ་རྐེད་ན་བ། སྒྲིད་པ་དང་པུས་མོ་མི་བདེ་བ། ཟླ་མཚན་མི་སྙོམས་པ། ཟླ་མཚན་བབས་རྗེས་རྒྱུ་ཞབས་ན་བ། མཚན་བར་རྫོལ་བ། རྐང་པར་ཤེད་མེད་ཅིང་ན་བ་བཅས་ལ་ཕན།

༢༥. ཡོང་ཟུར།

【གསང་དམིགས】དྲང་སོར་བསྣད་པའམ་ཁ་བུབ་ཏུ་ཉལ། ཨན་སྟོང་བཅུ་བདུན་པའི་གཤམ་ནས་གཡས་གཡོན་དུ་ཚོན་༡.༥ གཞལ་བའི་སར་གདབ།

【གདབ་ཐབས】ཚོན༠.༨ནས་༡.༢མདུང་ཚུགས་སུ་གདབ། སྦྲ་བས་སྐར་མ་༡༠ནས་༢༠བར་སྡིག་པའམ་ཐེངས་༥ནས་༡༠བར་བསྒྲོ།

【ཕན་ཡོན】སྟོ་བ་སྦོས་པ། སྟོ་བ་ན་བ། རྒྱུ་འཁྲིག། འབྲུ་བ། ཚད་འབྲུ། དྲི་མ་འགག་པ། རྒྱུ་མ་དྲང་སྦྲོང་ན་བ། མཚན་བར་རྫོལ་བ། མཁལ་རྐེད་དང་རོ་སྟོད་ན་བ་བཅས་ལ་ཕན།

༢༦. ཁྲུ་བའི་གསང་།

【གསང་དམིགས】དྲང་སོར་བསྣད་པའམ་ཁ་བུབ་ཏུ་ཉལ། ཨན་སྟོང་བཅོ་བརྒྱད་པའི་གཤམ་ནས་གཡས་གཡོན་དུ་ཚོན་༡.༥ གཞལ་བའི་སར་གདབ།

【གདབ་ཐབས】ཚོན༠.༨ནས་༡.༢མདུང་ཚུགས་སུ་གདབ། སྦྲ་བས་སྐར་མ་༡༠ནས་༢༠བར་སྡིག་པའམ་ཐེངས་༥ནས་

༡༠བར་བསྒྲོ།

【ཕན་ཡོན】མཁལ་རྐེད་ན་བ། གཅིན་ཁ་སྲ་བའམ་སྐྱི་བ། ལྟོ་བ་སྦྲོས་པ། རྒྱུ་འཁྲིག། འཁྲུ་བ། ཚད་འཁྲུ། དྲི་མ་འགག་པ། ས་བོན་ལྷུགས་པ། ཟླ་མཚན་མི་སྙོམས་པ། ཟླ་མཚན་བབས་རྗེས་རྒྱུ་ཞབས་ན་བ། རྐང་པར་ཤེད་མེད་པ་བཅས་ལ་ཕན།

༢༧. རྒྱུ་མའི་གསང་།

【གསང་དམིགས】དྲང་མོར་བསྡད་པའམ་ཁ་བུབ་ཏུ་ཉལ། ཨན་སྟོང་བཅུ་དགུ་པའི་གཡམ་ནས་གཡས་གཡོན་དུ་ཚོན་༡.༥ གཞལ་བའི་སར་གདབ།

【གདབ་ཐབས】ཚོན༠.༤ནས་༡.༢མདུང་ཚུགས་སུ་གདབ། སྲུབས་སྐར་མ་༡༠ནས་༡༥བར་སྡེག་པའམ་ཐེངས་༥ནས་༧བར་བསྒྲོ།

【ཕན་ཡོན】རྒྱུ་ཞབས་སྦྲོས་པ། འཁྲུ་བ། ཚད་འཁྲུ། གཞང་འབྲུམ། རྒྱུ་ཧྲུགས། གཅིན་ཁ་སྐྱི་བའམ་གཅིན་པར་ཁྲག་འདྲེས་པ། ཁམས་དཀར་དམར་འཛག་པ།

རྐེད་པ་དང་སྒྲིད་པ་ན་བ་བཅས་ལ་ཕན།

༢༨. ལྷང་པའི་གསང་།

【གསང་དམིགས】དྲང་མོར་བསྡད་པའམ་ཁ་བུབ་ཏུ་ཉལ། ཨན་སྟོང་ཉི་ཤུ་པའི་གཡམ་ནས་གཡས་གཡོན་དུ་ཚོན་༡.༥གཞལ་བའི་སར་གདབ།

【གདབ་ཐབས】ཚོན༠. ༤ནས་༡. ༢མདུང་ཚུགས་སུ་གདབ། སྲྀབས་སྐར་མ་༡༠ནས་༡༥བར་སྡིག་པའམ་ཐེངས་༥ནས་༧བར་བསྲོ།

【ཕན་ཡོན】གཅིན་ཁ་སྲ་བའམ་སྐྱི་བ། གཅིན་པར་ཁྲག་འདྲེས་ཞིང་ཉོག་པ།ས་བོན་རླུགས་པ། དབང་པོ་མི་ལྡང་བ། སྟོ་བ་ན་བ། འཁྲུ་བ། དྲི་མ་འགག་པ། མཚན་མ་གཡའ་ཞིང་ཟ་འཕྲུག་ལངས་པ། རྐེད་པ་རིངས་ཤིང་ན་བ། རྐང་པར་ཤེད་མེད་པ་བཅས་ལ་ཕན།

༢༩. ཕ་བར་ཟུར།

【གསང་དམིགས】དྲང་སོར་བསྟད་པའམ་ཁ་བུབ་ཏུ་ཉལ། ཨན་སྟོང་ཉེར་གཅིག་པའི་གཞམ་ནས་གཡས་གཡོན་དུ་ཚོན་༡. ༥ གཞལ་བའི་སར་གདབ།

【གདབ་ཐབས】ཚོན་༡ནས་༡. ༥མདུང་ཚུགས་སུ་གདབ། སྲྀབས་སྐར་མ་༥ནས་༡༥བར་སྡིག་པའམ་ཐེངས་༣ནས་༧བར་བསྲོ།

【ཕན་ཡོན】སྟོ་བ་སྦོས་པ། འཁྲུ་བ།ཚད་འབྲུ། རྐེད་པ་རིངས་ཤིང་ན་བ་བཅས་ལ་ཕན།

༣༠. ཕ་སྨད་ཟུར།

【གསང་དམིགས】དྲང་སོར་བསྟད་པའམ་ཁ་བུབ་ཏུ་ཉལ། ཨན་སྟོང་ཉེར་གཉིས་པའི་གཞམ་ནས་གཡས་གཡོན་དུ་ཚོན་༡. ༥ གཞལ་བའི་སར་གདབ།

【གདབ་ཐབས】ཚོན་༡ནས་༡.༥མདུང་ཚུགས་སུ་གདབ། སྲ་བས་སྐར་མ་༥ནས་༡༥བར་སྡིག་པའམ་ཐེངས་༣ནས་༧བར་བསྒྲོ།

【ཕན་ཡོན】ལྷ་མཚན་མི་སྨིམས་པ། ཁམས་དཀར་དམར་འཛག་པ། ལྷ་མཚན་འབབ་སྐབས་ན་བ། རྒྱུ་ལྷུགས། ས་བོན་ལྷུགས་པ། གཅིན་ཁ་སྲ་བའམ་སླི་བ། མཚང་ར་ན་བ་བཅས་ལ་ཕན།

༣༡.ཤ་གདོང་སྟོད།

【གསང་དམིགས】བྲང་སོར་བསྡད་པའམ་ཁ་བྱུབ་ཏུ་ཉལ། ཨན་སྟོང་བཅུ་དགུ་པའི་གཞམ་ནས་གཡས་གཡོན་དུ་ཚོན་༠.༨གཞལ་བའི་སར་གདབ།

【གདབ་ཐབས】ཚོན་༡ནས་༡.༥མདུང་ཚུགས་སུ་གདབ། སྲ་བས་སྐར་མ་༥ནས་༡༥བར་སྡིག་པའམ་ཐེངས་༣ནས་༧བར་བསྒྲོ།

【ཕན་ཡོན】ཚང་ར་ན་བ། དབང་པོ་མི་ལྡང་བ། ས་བོན་ལྷུགས་པ། ལྷ་མཚན་མི་སྨིམས་པ། ཁམས་དཀར་དམར་འཛག་པ། ལྷ་མཚན་འབབ་སྐབས་ན་བ། བུ་སྣོད་ལུག་པ། གཅིན་ཁ་སྲ་བ། ཀང་པར་ཤེད་མེད་པ་བཅས་ལ་ཕན།

༣༢.ཤ་གདོང་འགྲོ།

【གསང་དམིགས】བྲང་སོར་བསྡད་པའམ་ཁ་བྱུབ་ཏུ་ཉལ། ཨན་སྟོང་ཉི་ཤུ་པའི་གཞམ་ནས་གཡས་གཡོན་དུ་ཚོན་༠.༧གཞལ་བའི་སར་གདབ།

【གདབ་ཐབས】ཚོན་༡ནས་༡.༥མདུང་ཚུགས་སུ་གདབ། སྦྲ་བས་སྐར་མ་༥ནས་༡༥བར་སྡིག་པའམ་ཐེངས་༣ནས་༧བར་བསྒྲི།

【ཕན་ཡོན】མཚང་ར་ན་བ། ས་བོན་ རླུགས་པ། རླིག་རླུགས། ཟླ་མཚན་མི་སྙོམས་པ། ཁམས་དཀར་དམར་འཛག་པ། ཟླ་མཚན་འབབ་སྐབས་ན་བ། བུ་སྣོད་ལུག་པ། གཅིན་ཁ་སྲ་བ། རྐང་པར་ཤེད་མེད་པ་བཅས་ལ་ཕན།

༣༣. ཞ་གདོང་བར།

【གསང་དམིགས】དྲང་མོར་བསྟད་པའམ་ཁ་བུབ་ཏུ་ཉལ། ཨན་སྟོང་ཉེར་གཅིག་པའི་གཤམ་ནས་གཡས་གཡོན་དུ་ཚོན་༠.༤ གཞལ་བའི་སར་གདབ།

【གདབ་ཐབས】ཚོན་༡ནས་༡.༥མདུང་ཚུགས་སུ་གདབ། སྦྲ་བས་སྐར་མ་༥ནས་༡༥བར་སྡིག་པའམ་ཐེངས་༣ནས་༧བར་བསྒྲི།

【ཕན་ཡོན】མཚང་ར་ན་བ། ཟླ་མཚན་མི་སྙོམས་པ། ཁམས་དཀར་དམར་འཛག་པ། གཅིན་ཁ་སྲ་བ། དྲི་མ་འགག་པ། འཁྲུ་བ། རྐང་པར་ཤེད་མེད་པ་བཅས་ལ་ཕན།

༣༤. ཞ་གདོང་སྨད།

【གསང་དམིགས】དྲང་མོར་བསྟད་པའམ་ཁ་བུབ་ཏུ་ཉལ། ཨན་སྟོང་ཉེར་གཉིས་པའི་གཤམ་ནས་གཡས་གཡོན་དུ་ཚོན་༠.༥གཞལ་བའི་སར་གདབ།

【གདབ་ཐབས】ཚོན་༡ནས་༡.༥མདུང་ཚུགས་སུ་གདབ།

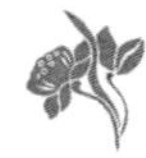

སྒྲ་བས་སྐར་མ་༥ནས་༡༥བར་སྲེག་པའམ་ཐེངས་༣ནས་༧བར་བསྲོ།

【 ཕན་ ཡོན 】

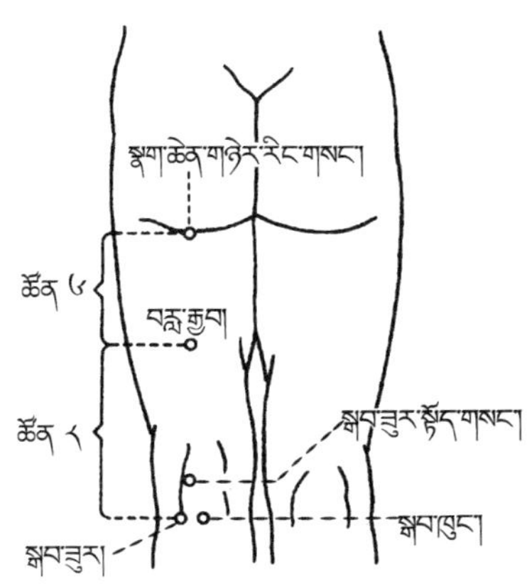

མཚང་ ར་ ན་ བ། ཟླ་ མཚན་ མི་ སྙོམས་ པ། ཁམས་ དཀར་ དམར་ འཛག་ པ། ཟླ་ མཚན་ འབབ་ སྐབས་ ན་ བ། གཅིན་ ཁ་ སྲ་ བ། ཀླིག་ ཀླུགས། སྐྱོ་བ་ན་བ། རྒྱུ་ འཁྲིག། འབྲུ་བ། དྲི་མ་ འགག་པ་བཅས་ལ་ཕན།

༣༥. གཞུག་ཟླུར།

【གསང་དམིགས】བྲང་སོར་བསྟད་པའམ་ཁ་བུབ་ཏུ་ཉལ། གཞུག་ཆུང་རྩེ་ནས་གཡས་གཡོན་དུ་ཚོན་༠. ༥གཞལ་བའི་གོང་གོང་ཡོད་པའི་སར་གདབ།

【གདབ་ཐབས】ཚོན་༡ནས་༡. ༥མདུང་ཚུགས་སུ་གདབ། སྒྲ་བས་སྐར་མ་༥ནས་༡༥བར་སྲེག་པའམ་ཐེངས་༣ནས་༧བར་བསྲོ།

【ཕན་ཡོན】སྐྱོ་བ་ན་བ། འབྲུ་བ། ཚད་འབྲུ། དྲི་མ་འགག་པ། བཤང་བར་ཁྲག་འདྲེས་པ། གཞང་འབྲུམ། ཟླ་མཚན་འཁྲུམས་པ། དབང་པོ་མི་ལྡང་བ། མཚན་མ་གཡའ་ཞིང་ཟ་འཕྲུག་

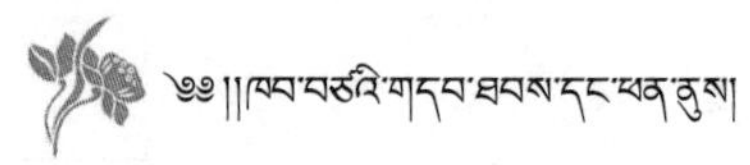

ཡངས་པ། མཚང་རན་བ་བཅས་ལ་ཕན།

༣༦. སྨག་ཆེན་གཉེར་རིང་།

【གསང་དམིགས】ཁ་བུབ་ཏུ་ཉལ། སྨག་ཆེན་གར་རིང་གི་དཀྱིལ་དུ་གདབ།

【གདབ་ཐབས】ཚོན་༡ནས་༢མདུང་ཚུགས་སུ་གདབ། སྦྲ་བས་སྐར་མ་༥ནས་༡༠བར་སྡིག་པའམ་ཐེངས་༣ནས་༥བར་བསྒྲོ།

【ཕན་ཡོན】རྐེད་པ་ན་བ། མཚང་རན་བ། ཆང་བཟུང་ན་བ། མཚན་མ་ན་བ། གཞང་འབྲུམ། བཤང་གཅི་འགག་པ་བཅས་ལ་ཕན།

༣༧. བརླ་རྒྱབ།

【གསང་དམིགས】ཁ་བུབ་ཏུ་ཉལ། སྨག་ཆེན་གཉེར་རིང་གསང་དང་སྐབ་ཁུང་གསང་གཉིས་ཀྱི་སྦྲེལ་ཐིག་སྟེང་མཆིས་ཤེང་གནག་ཆེན་གཉེར་རིང་གསང་ནས་མར་ཚོན་༤གཞལ་བའི་སར་གདབ།

【གདབ་ཐབས】ཚོན་༡ནས་༢མདུང་ཚུགས་སུ་གདབ། སྦྲ་བས་སྐར་མ་༥ནས་༡༠བར་སྡིག་པའམ་ཐེངས་༣ནས་༥བར་བསྒྲོ།

【ཕན་ཡོན】མཁལ་རྐེད་རེངས་པ། གཞོགས་ཉལ་བྱེད་མི་ཐུབ་པ། བརླ་རྒྱབ་ན་བ། རྐང་པར་ཤེད་མེད་པ་བཅས་ལ་ཕན།

༣༨. སྐབ་ཟུར་སྟོད།

【གསང་དམིགས】ཁ་བུབ་ཏུ་ཉལ། སྐབ་ཁུང་ནས་གྱེན་

ཚོན་༡གཞལ་བའི་སར་གདབ།

【གདབ་ཐབས】ཚོན་༡ནས་༡. ༥མདུང་ཚུགས་སུ་གདབ། སྦྲ་བས་སྐར་མ་༥ནས་༡༥བར་སྡིག་པའམ་ཐེངས་༣ནས་༥བར་བསྒྲོ།

【ཕན་ཡོན】མཁལ་རྐེད་རེངས་པ། གཞོགས་ཉལ་བྱེད་མི་ཐུབ་པ། འཕོང་ཤ་དང་བརླ་རྒྱབ་ན་བ། སྐབ་ཁུང་ན་བ། དྲི་མ་འགག་པ་བཅས་ལ་ཕན།

༣༨. སྐབ་ཟུར།

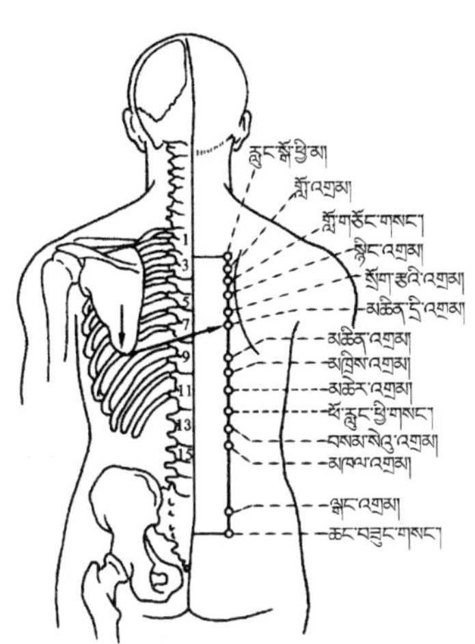

【གསང་དམིགས】ཁ་བུབ་ཏུ་ཉལ། སྐབ་ཁུང་གཉེར་རིང་དཀྱིལ་ནས་ཕྱི་ཕྱོགས་སུ་སྟེང་གི་ཤ་གནད་དང་འབྲེལ་བའི་སར་གདབ།

【གདབ་ཐབས】ཚོན་༡ནས་༡. ༥མདུང་ཚུགས་སུ་གདབ། སྦྲ་བས་སྐར་མ་༥ནས་༡༥བར་སྡིག་པའམ་ཐེངས་༣ནས་༥བར་བསྒྲོ།

【ཕན་ཡོན】མཁལ་རྐེད་རེངས་པ། རྐང་པ་རེངས་ཤིང་ན་བ། རྒྱུ་ཞབས་སྦོས་པ། གཅིན་ཁ་སྦྲ་བའམ་སྐྱི་བ། གཞང་འབྲུམ་བཅས་ལ་ཕན།

༩༠. སྐབ་ཁུང་།

【གསང་དམིགས】ཁ་བུབ་ཏུ་ཉལ། སྐབ་ཁུང་གི་དཀྱིལ་དུ་གདབ།

【གདབ་ཐབས】ཚོན་ ༡ནས་ ༡. ༥མདུང་ཚུགས་སུ་གདབ། ཡང་ན་ གདབ་ རྗེས་ ཁྲག་ ཙུང་ བཏོན། སྨྲ་ བས་ སྐར་ མ་ ༥ནས་ ༡༠བར་སྡིག་པའམ་ཐེངས་༣ནས་༥བར་བསྲོ།

【ཕན་ཡོན】མཁལ་རྐེད་རེངས་པ། ཕུས་མོ་སྐྲངས་ཤིང་ན་བ། རྐང་པར་ཤེད་པ། སྒློ་བུར་སྐང་ཁུང་རྒྱུས་པ་འཁུམ་པ། གཟའ་ཐོག་པ། རྒྱུས་ཚད། གཞོགས་ཕྱེད་སྐམ་པ། སྟོ་བ་ན་བ། ཡར་སྐྱུག་ཅིང་མར་འཁྲུ་བ། ཚད་འཁྲུ། གཅིན་ཁ་སྲ་བའམ་སླེ་བ། མེ་དབལ། གཞང་འབྲུམ་བཅས་ལ་ཕན།

༩༡. སྙུང་སྒོ་ཕྱི་མ།

【གསང་དམིགས】དྲང་མོར་བསྡད་པའམ་ཁ་བུབ་ཏུ་ཉལ། ཨན་སྟོང་གསུམ་པའི་གཤམ་ནས་གཡས་གཡོན་དུ་ཚོན་༢གཞལ་བའི་སར་གདབ།

【གདབ་ཐབས】ཚོན་༠. ༥ནས་༠. ༨འཕྲེད་གདབ། སྨྲ་བས་སྐར་མ་༥ནས་༡༥བར་སྡིག་པའམ་ཐེངས་༣ནས་༧བར་བསྲོ།

【ཕན་ཡོན】མཇིང་པ་རེངས་ཤིང་ན་བ། བརྗེད་ངས་ཆེ་བ། སོག་རྒྱབ་ན་བ། ལག་ངར་སྦྲིད་ཅིང་ན་བ་བཅས་ལ་ཕན།

༩༢. སྒློ་འགྲམ།

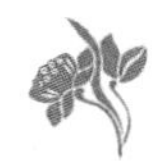

【གསང་དམིགས】དྲང་མོར་བསྡད་པའམ་ཁ་བུབ་ཏུ་ཉལ། ཨན་སྟོང་བཞི་པའི་གཤམ་ནས་གཡས་གཡོན་དུ་ཚོན་༣གཞལ་བའི་སར་གདབ།

【གདབ་ཐབས】ཚོན་༠. ༥ནས་༠. ༨འཕྲེད་གདབ། སྦྲ་བས་སྐར་མ་༥ནས་༡༥བར་སྡིག་པའམ་ཐེངས་༣ནས་༧བར་བསྒྲོ།

【ཕན་ཡོན】གློ་གཅོང་། མཚན་མོ་རྫུལ་ཆུ་མང་བ། གློ་ལུ་དབུགས་ཧལ། མཛིང་པ་རེངས་པ། སོག་རྒྱབ་ན་བ་བཅས་ལ་ཕན།

༤༣. གློ་གཅོང་གསང་།

【གསང་དམིགས】དྲང་མོར་བསྡད་པའམ་ཁ་བུབ་ཏུ་ཉལ། ཨན་སྟོང་ལྔ་པའི་གཤམ་ནས་གཡས་གཡོན་དུ་ཚོན་༣གཞལ་བའི་སར་གདབ།

【གདབ་ཐབས】ཚོན་༠. ༥ནས་༠. ༨འཕྲེད་གདབ། སྦྲ་བས་སྐར་མ་༥ནས་༡༥བར་སྡིག་པའམ་ཐེངས་༣ནས་༧བར་བསྒྲོ།

【ཕན་ཡོན】གློ་གཅོང་། མཚན་མོ་རྫུལ་ཆུ་མང་བ། གློ་ལུ་དབུགས་ཧལ། སྟོད་གང་། ལུད་པ་མང་བ། ལུད་པར་ཁྲག་འདྲེས་པ། བརྗེད་ངས་ཆེ་བ། གཉིད་ཡེར། སྙིང་ནད་བ། སེམས་མི་སྐྱིད་པ། ས་བོན་ཀླུགས་པ། དབང་པོ་མི་ལྡང་བ། ཡི་ག་འཆུས་པ། སྟོ་བ་སྐྱོས་པ། ཁྲག་སྐྱུག་པ། ཟས་ཚད་མི་འདུ་བ་བཅས་ལ་ཕན།

༤༤. སྙིང་འགྲམ།

【གསང་དམིགས】དྲང་མོར་བསྡད་པའམ་ཁ་བུབ་ཏུ་ཉལ།

ཨན་སྟོང་དྲུག་པའི་གཤམ་ནས་གཡས་གཡོན་དུ་ཚོན་༣གཞལ་བའི་སར་གདབ།

【གདབ་ཐབས】ཚོན་༠. ༥ནས་༠. ༨འཕྲེད་གདབ། ཐྲ་བས་སྐར་མ་༥ནས་༡༥བར་སྡིག་པའམ་ཐེངས་༣ནས་བར་བསྒྲོ།

【ཕན་ཡོན】གློ་ལུ། དབུགས་ཧལ། སྟོད་གང་། མཛིང་པ་རེངས་པ་བཅས་ལ་ཕན།

༥༥. སྒྲོག་རྩ་འགྲམ།

【གསང་དམིགས】དྲང་མོར་བསྡད་པའམ་ཁ་བུབ་ཏུ་ཉལ། ཨན་སྟོང་བདུན་པའི་གཤམ་ནས་གཡས་གཡོན་དུ་ཚོན་༣གཞལ་བའི་སར་གདབ།

【གདབ་ཐབས】ཚོན་༠. ༥ནས་༠. ༨འཕྲེད་གདབ། ཐྲ་བས་སྐར་མ་༥ནས་༡༥བར་སྡིག་པའམ་ཐེངས་༣ནས་༧བར་བསྒྲོ།

【ཕན་ཡོན】མདུན་རྒྱབ་སྨུགས་ནས་ན་བ། སོག་རྒྱབ་ན་བ། གློ་ལུ། དབུགས་ཧལ། མིག་རབ་རིབ་བྱེད་པ། མགོ་ན། སྣ་ཁྲག་ཤོར་བ། ཚ་བ་རྒྱས་ཀྱང་རྔུལ་མེད་པ། རིམས་ཚད་བཅས་ལ་ཕན།

༥༦. མཆིན་དྲི་འགྲམ།

【གསང་དམིགས】དྲང་མོར་བསྡད་པའམ་ཁ་བུབ་ཏུ་ཉལ། ཨན་སྟོང་བརྒྱད་པའི་གཤམ་ནས་གཡས་གཡོན་དུ་ཚོན་༣གཞལ་བའི་སར་གདབ།

【གདབ་ཐབས】ཚོན་༠. ༥ནས་༠. ༨འཕྲེད་གདབ།

གཏིང་ཟབ་སར་གདབ་མི་རུང་། སྒྲ་བས་སྐར་མ་༥ནས་༡༥བར་རྫིག་པའམ་ཐེངས་༣ནས་༧བར་བསྒྲོ།

【ཕན་ཡོན】སྐྱུག་པ། སྐྱེག་པ། ཟས་མི་འཇུ་བ། ཕོ་བ་ན་བ། ཁྲག་སྐྱུག་པ། རོ་སྟོད་རེངས་ཞིང་ན་བ་བཅས་ལ་ཕན།

༤༧. མཆིན་འགྲམ།

【གསང་དམིགས】དྲང་སྲོང་བསྟོད་པའམ་ཁ་བུབ་ཏུ་ཉལ། ཨན་སྟོང་བཅུ་བའི་གཤམ་ནས་གཡས་གཡོན་དུ་ཚོན་༣གཞལ་བའི་སར་གདབ།

【གདབ་ཐབས】ཚོན་༠.༥ནས་༠.༨འཕྱེད་གདབ། གཏིང་ཟབ་སར་གདབ་མི་རུང་། སྒྲ་བས་སྐར་མ་༥ནས་༡༥བར་རྫིག་པའམ་ཐེངས་༣ནས་༧བར་བསྒྲོ།

【ཕན་ཡོན】རྩིབ་ལོག་སྦྲོས་ཞིང་གཟེར་བ། མདུན་རྒྱབ་སྦྲགས་ནས་གཟེར་བ། ཡི་ག་འཆུས་པ། སྐྱུག་པ། རྒྱུ་འཁྲིག། འཁྲུ་བ། ཆུ་མདོག་སེར་བ། བཤང་བ་སྐྱ་བ་བཅས་ལ་ཕན།

༤༨. མཁྲིས་འགྲམ།

【གསང་དམིགས】དྲང་སྲོང་བསྟོད་པའམ་ཁ་བུབ་ཏུ་ཉལ། ཨན་སྟོང་བཅུ་གཅིག་པའི་གཤམ་ནས་གཡས་གཡོན་དུ་ཚོན་༣གཞལ་བའི་སར་གདབ།

【གདབ་ཐབས】ཚོན་༠.༥ནས་༠.༨འཕྱེད་གདབ། གཏིང་ཟབ་སར་གདབ་མི་རུང་། སྒྲ་བས་སྐར་མ་༥ནས་༡༥བར་

སྡིག་པའམ་ཐེངས་ཉ་ནས་༧བར་བསྒྲོ།

【ཕན་ཡོན】མཁྲིས་པ་རྩར་རྒྱུག། ཡི་ག་འཆུས་པ། རྒྱུ་འཁྲིག། འབྲུ་བ། ལུས་ལ་ཚ་རྒྱས་པ་བཅས་ལ་ཕན།

༤༩. མཆེར་འགྲམ།

【གསང་དམིགས】དྲང་མོར་བསྡད་པའམ་ཁ་བུབ་ཏུ་ཉལ། ཨན་སྟོང་བཅུ་གཉིས་པའི་ག་ཤམ་ནས་གཡས་གཡོན་དུ་ཚོན་ཉ་གཞལ་བའི་སར་གདབ།

【གདབ་ཐབས】ཚོན་༠. ༥ནས་༠. ༨འཕྲེད་གདབ། སྣ་བས་སྐར་མ་༥ནས་༡༥བར་སྡིག་པའམ་ཐེངས་ཉ་ནས་༧བར་བསྒྲོ།

【ཕན་ཡོན】ཕོ་བ་ན་བ། ལྟོ་བ་སྦོས་པ། མཁྲིས་པ་རྩར་རྒྱུག། ཡི་ག་འཆུས་པ། རྒྱུ་འཁྲིག། འབྲུ་བ། ལུས་ལ་ཚ་རྒྱས་པ་བཅས་ལ་ཕན།

༥༠. ཕོ་ནྫུང་ཕྱི་གསང་།

【གསང་དམིགས】དྲང་མོར་བསྡད་པའམ་ཁ་བུབ་ཏུ་ཉལ། ཨན་སྟོང་བཅུ་གསུམ་པའི་ག་ཤམ་ནས་གཡས་གཡོན་དུ་ཚོན་ཉ་གཞལ་བའི་སར་གདབ།

【གདབ་ཐབས】ཚོན་༠. ༥ནས་༠. ༨འཕྲེད་གདབ། སྣ་བས་སྐར་མ་༥ནས་༡༥བར་སྡིག་པའམ་ཐེངས་ཉ་ནས་༧བར་བསྒྲོ།

【ཕན་ཡོན】ཕོ་བ་ན་བ། ལྟོ་བ་སྦོས་པ། ཡི་ག་འཆུས་པ། བྱིས་པས་ཁ་ཟས་མི་ལེན་པ། སྐྱུ་རུབ། མཁལ་རྐེད་རེངས་ཤིང་ན་

པ་བཅས་ལ་ཕན།

༥༧. བསམ་སེའུ་ཟུར།

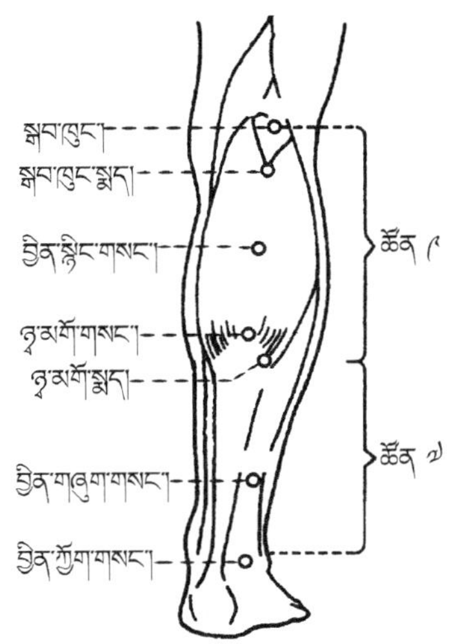

【གསང་དམིགས】

ཏྲང་མོར་བསྟད་པའམ་ཁ་བུབ་ཏུ་ཉལ། ཨན་སྐོང་བཅུ་བཞི་པའི་གཞམ་ནས་གཡས་གཡོན་དུ་ཚོན་༣གཞལ་བའི་སར་གདབ།

【གདབ་ཐབས】

ཚོན་༠.༥ནས་༠.༢མདུང་ཚུགས་སུ་གདབ། སྨྲ་བས་སྐར་མ་༥ནས་༡༥བར་སྡིག་པའམ་ཐེངས་༣ནས་༧བར་བསྐྱོ།

【ཕན་ཡོན】སྐོ་བ་ན་བ། ཞོ་བ་ན་བ། དྲི་མ་འགགས་པ། ནུ་ཚབས་བཅས་ལ་ཕན།

༥༨. མཁལ་འགྲམ།

【གསང་དམིགས】ཏྲང་མོར་བསྟད་པའམ་ཁ་བུབ་ཏུ་ཉལ། ཨན་སྐོང་བཅོ་ལྔ་པའི་གཞམ་ནས་གཡས་གཡོན་དུ་ཚོན་༣གཞལ་བའི་སར་གདབ།

【གདབ་ཐབས】ཚོན་༠. ༤ནས་༡མདུང་ཚུགས་སུ་གདབ། སྒྲ་བས་སྐར་མ་༥ནས་༡༥བར་སྡིག་པའམ་ཟེངས་༣ནས་༧བར་བསྒྲོ།

【ཕན་ཡོན】ས་བོན་རླུགས་པ། དབང་པོ་མི་ལྡང་བ། སྐྱུ་ཐབ། མཚན་མ་སྐྲངས་ཤིང་ན་བ། གཅིན་ཁ་སྲ་བ། མཁལ་རྐེད་རེངས་ཤིང་ན་བ་བཅས་ལ་ཕན།

༥༣. ཞང་ཟུར།

【གསང་དམིགས】དྲང་མོར་བསྣད་པའམ་ཁ་བུབ་ཏུ་ཉལ། ཨན་སྟོང་ཉེ་ཤུ་པའི་གཤམ་ནས་གཡས་གཡོན་དུ་ཚོན་༣གཞལ་བའི་སར་གདབ།

【གདབ་ཐབས】ཚོན་༠. ༤ནས་༡མདུང་ཚུགས་སུ་གདབ། སྒྲ་བས་སྐར་མ་༥ནས་༡༥བར་སྡིག་པའམ་ཟེངས་༣ནས་༧བར་བསྒྲོ།

【ཕན་ཡོན】རྒྱུ་འཁྲིག། ལྟོ་བ་སྦོས་པ། དྲི་མ་འགག་པ། མཚན་མ་སྐྲངས་ཤིང་ན་བ། མཁལ་རྐེད་རེངས་ཤིང་ན་བ། རྒྱུ་ཞབས་སུ་གཟེར་བ། གཅིན་ཁ་སྲ་བ་བཅས་ལ་ཕན།

༥༨. ཚང་བཟུང་གསང་།

【གསང་དམིགས】དྲང་མོར་བསྣད་པའམ་ཁ་བུབ་ཏུ་ཉལ། ཨན་སྟོང་ཉེར་གཅིག་པའི་གཤམ་ནས་གཡས་གཡོན་དུ་ཚོན་༣གཞལ་བའི་སར་གདབ།

【གདབ་ཐབས】ཚོན་༡. ༥ནས་༢མདུང་ཚུགས་སུ་གདབ། སྒྲ་བས་སྐར་མ་༡༠ནས་༢༠བར་སྡིག་པའམ་ཟེངས་༥ནས་༡༠བར་

བསྲོ།

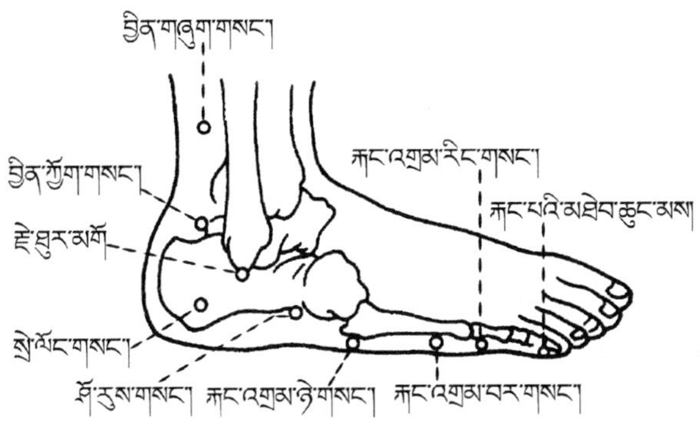

【ཕན་ཡོན】ཚང་ར་ན་བ། རྐང་པར་ཞེད་མེད་པ། གཅིན་ཁ་སྐྱི་བ། དྲི་མ་འགག་པ། མཚན་མ་ན་བ། གཞང་འབྲུམ་བཅས་ལ་ཕན།

༥༥. སྐབ་སྐྱད།

【གསང་དམིགས】ཁ་སྦུབ་ཏུ་ཉལ། སྐབ་ཁུང་དང་རྐང་པའི་ཆུ་རྒྱུས་བར་གསང་གཉིས་ཀྱི་འབྲེལ་ཐིག་སྟེང་མཆིས་ཞིང་སྐབ་ཁུང་ནས་མར་དྲང་ཐད་དུ་ཚོན་༢གཞལ་བའི་སར་གདབ།

【གདབ་ཐབས】ཚོན་༡ནས་༢མདུང་ཚུགས་སུ་གདབ། སྲ་བས་སྐར་མ་༥ནས་༡༠བར་སྲེག་པའམ་ཐེངས་༣ནས་༥བར་བསྲོ།

【ཕན་ཡོན】མཁལ་རྐེད་གཟེར་བ། བྲིན་ཉ་ལོག་པ། རྐང་པར་ཞེད་མེད་པ། ཀླ་མཚན་འཁྲུམས་པ། ཀླིག་ཀླུགས་བཅས་ལ་ཕན།

༥༦. བྱིན་སྙིང་གསང་།

【གསང་དམིགས】ཁ་བུབ་ཏུ་ཉལ། སྐབ་ཁུང་དང་རྐང་པའི་ཆུ་རྒྱུས་བར་གསང་གཉིས་ཀྱི་སྦྲེལ་ཐིག་དཀྱིལ་ཏེ་བྱིན་སྙིང་གི་དབུས་སུ་གདབ།

【གདབ་ཐབས】ཚོན་༡ནས༡.༥མདུང་ཚུགས་སུ་གདབ། སྲོ་བས་སྐར་མ་༥ནས་༡༠བར་སྡིག་པའམ་ཐེངས་༣ནས་༥བར་བསྲོ།

【ཕན་ཡོན】རྐེད་རྩ་འཆུས་པ། སྒྲ་བུར་རྐང་པ་ན་ཞིང་སྦྲིད་པ། དྲི་མ་འགག་པ། གཞང་འབྲུམ་བཅས་ལ་ཕན།

༥༧. རྐང་པའི་ཆུ་རྒྱུས་བར་གསང་།

【གསང་དམིགས】ཁ་བུབ་ཏུ་ཉལ། བྱིན་ལྟའི་གཤམ་དུ་ཤེད་བཀོལ་ནས་གནད་གཉིས་སོ་སོར་གྲེས་པའི་མགོར་གདབ།

【གདབ་ཐབས】ཚོན་༡ནས༡.༥མདུང་ཚུགས་སུ་གདབ། སྲོ་བས་སྐར་མ་༥ནས་༡༠བར་སྡིག་པའམ་ཐེངས་༣ནས་༥བར་བསྲོ།

【ཕན་ཡོན】རྐེད་རྩ་འཆུས་པ། མཁལ་རྐེད་ན་བ། གཞང་འབྲུམ། གཞང་ལུག་པ། དྲི་མ་འགག་པ། སྣ་ཁྲག་ཤོར་བ། བརྗེད་བྱེད། ཐིག་ལྷུགས། ལྟོ་བ་སྦོས་པ་བཅས་ལ་ཕན།

༥༨. བྱིན་ཀྱང་སྨད་ཟུར།

【གསང་དམིགས】དྲང་མོར་བསྡད་ནས་རྐང་པ་བསྲིང་བ། རྐང་པའི་ཆུ་རྒྱུས་བར་གསང་ནས་མར་ཚོན་གཅིག་གམ་རྟིང་ཀོང་ཕྱི་གསང་ནས་གྱེན་ཚོན་༤གཞལ་བའི་སར་གདབ།

【གདབ་ཐབས】ཚོན་༡ནས༡．༥མདུང་ཚུགས་སུ་གདབ། སྤྲ་བས་སྐར་མ་༥ནས་༡༠བར་སྡིག་པའམ་ཐེངས་༣ནས་༥བར་བསྒྲོ།

【ཕན་ཡོན】མགོ་ན། མིག་རབ་རིབ་བྱེད། གྲང་ཤུམ་བྱེད། སྣ་འཚང་བ། སྣ་ཁྲག་ཤོར་བ། གཞང་འབྲུམ། མཁལ་རྐེད་ན་བ། རྐང་པར་ཤེད་མེད་པ་བཅས་ལ་ཕན།

༥༩．བྱིན་གཞུག་གསང་།

【གསང་དམིགས】དྲང་མོར་བསྙད་ནས་རྐང་པ་བསྲིང་བ། རྟིང་གོང་སྤྱི་གསང་ནས་གྱེན་ཚོན་༣གཞལ་བའི་སར་གདབ།

【གདབ་ཐབས】ཚོན༠．༨ནས༡．༢མདུང་ཚུགས་སུ་གདབ། སྤྲ་བས་སྐར་མ་༥ནས་༡༠བར་སྡིག་པའམ་ཐེངས་༣ནས་༥བར་བསྒྲོ།

【ཕན་ཡོན】མགོ་ན། མགོ་ལྕི། མཁལ་རྐེད་དང་མཚང་ར་ན་བ། རྐང་པར་ཤེད་མེད་པ། སྤྱི་ལོང་སྐྲངས་ཤིང་ན་བ་བཅས་ལ་ཕན།

༦༠．རྟིང་གོང་སྤྱི་གསང་།

【གསང་དམིགས】དྲང་མོར་བསྙད་ནས་རྐང་པ་བསྲིང་བ། སྤྱི་ལོང་རུས་འབུར་རྩེ་དང་རྟིང་རྒྱུས་གཉིས་ཀྱི་དབུས་སུ་གོང་གོང་ཡོད་པའི་སར་གདབ།

【གདབ་ཐབས】ཚོན་༠．༥ནས་༡མདུང་ཚུགས་སུ་གདབ། སྤྲ་བས་སྐར་མ་༥ནས་༡༠བར་སྡིག་པའམ་ཐེངས་༣ནས་༥བར་བསྒྲོ།

【ཕན་ཡོན】མགོ་ན། མཛིང་པ་རེངས་ཤིང་ན་བ། མིག་རབ་རིབ་བྱེད་པ། སྣ་ཁྲག་ཤོར་བ། སོ་ན་བ། ཚད་འཁྲུ། བརྗེད་བྱེད།

དྲི་མ་འགག་པ། བཙས་དཀའ་བ། བུ་རོག་མ་ཐོན་པ། སོག་རྒྱབ་ན་བ། མཚང་ར་ན་བ། ཐོལ་གོང་སྐྲངས་པ་བཅས་ལ་ཕན།

༤༡. སྤྱི་ལོང་གསང་།

【གསང་དམིགས】དྲང་མོར་བསྡད་ནས་རྐང་པ་བསྲིང་བ། རྟིང་གོང་ཕྱི་གསང་ནས་མར་དྲང་ཐད་ཀྱི་རྟིང་པའི་དྲིག་མཚམས་སུ་གདབ།

【གདབ་ཐབས】ཚོན་༠. ༣ནས་༠. ༥མདུང་ཚུགས་སུ་གདབ། སྤྲ་བས་སྐར་མ་༥ནས་༡༠བར་སྡིག་པའམ་ཐེངས་༣ནས་༥བར་བསྒྲོ།

【ཕན་ཡོན】རྐང་པར་ཟེད་མེད་པ། ཕྱི་རྟིང་ན་བ། བྲིན་ཉ་ལོག་ཅིང་ན་བ། ཕུས་མོ་སྐྲངས་པ། བརྗེད་བྱེད་ནད་བཅས་ལ་ཕན།

༤༢. རྗེ་ཐུར་མགོ།

【གསང་དམིགས】དྲང་མོར་བསྡད་ནས་རྐང་པ་བསྲིང་བ། ཕྱི་ལོང་རུས་འབུར་གཉམ་གྱི་གཞོང་བུར་གདབ།

【གདབ་ཐབས】ཚོན་༠. ༣ནས་༠. ༥མདུང་ཚུགས་སུ་གདབ། སྤྲ་བས་སྐར་མ་༥ནས་༡༠བར་སྡིག་པའམ་ཐེངས་༣ནས་༥བར་བསྒྲོ།

【ཕན་ཡོན】མགོ་ན། མིག་རབ་རིབ་བྱེད། མིག་དམར་ཞིང་སྐྲངས་ལ་ན་བ། སྨྱོ་ནད། གཉིད་ཡེར། མཛིང་པ་རེངས་པ། མཁལ་རྐེད་ན་བ། རྐང་པ་སྒྲིད་ཅིང་ཟེད་མེད་པ་བཅས་ལ་ཕན།

༤༣. ཞོ་རུས་གསང་།

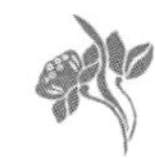

【གསང་དམིགས】དྲང་སྲོང་བསྟོད་ནས་ཁང་པ་བསྒྲེང་བ། རྗེ་ཐུར་མགོ་དང་ ཁང་ འགྲམ་ ཉེ་ གསང་ གཉིས་ ཀྱི་ འབྲེལ་ ཐིག་ དཀྱིལ་ དུ་གདབ།

【གདབ་ཐབས】ཚོན་༠. ༣ནས་༠. ༥མདུང་ཚུགས་སུ་གདབ། སྲྲ་བས་སྐར་མ་༥ནས་༡༠བར་སྦྱིག་པའམ་ཐེངས་༣ནས་༥བར་བསྒྲོ།

【ཕན་ཡོན】མགོ་ན། བརྗེད་བྱེད། བྲིས་པར་དངངས་སྐྲག་བྱུང་བ། མཁལ་རྐེད་ན་བ། ཁང་པར་ཤེད་མེད་པ། བྱིན་ཉ་ལོག་པ། ཕྱི་ལོང་སྐྲངས་པ་བཅས་ལ་ཕན།

༤༨. ཁང་འགྲམ་ཉེ་གསང་།

【གསང་དམིགས】དྲང་སྲོང་བསྟོད་ནས་ཁང་པ་བསྒྲེང་བ། ཁང་ཐུར་རུས་པ་ལྟེ་པའི་མདུད་རུས་ཆེ་བའི་གཡམ་གྱི་དྲིག་མཚམས་སུ་གདབ།

【གདབ་ཐབས】ཚོན་༠. ༣ནས་༠. ༥མདུང་ཚུགས་སུ་གདབ། སྲྲ་བས་སྐར་མ་༥ནས་༡༠བར་སྦྱིག་པའམ་ཐེངས་༣ནས་༥བར་བསྒྲོ།

【ཕན་ཡོན】མགོ་ན། གྲང་ཤུམ་བྱེད། མཛིང་བ་རེངས་པ། སྣ་ཁྲག་ཤོར་བ། བརྗེད་བྱེད། མཁལ་རྐེད་ན་བ། པུས་མོ་དང་སྒྲིད་པ་ན་བ་བཅས་ལ་ཕན།

༤༩. ཁང་འགྲམ་བར་གསང་།

【གསང་དམིགས】དྲང་སྲོང་བསྟོད་ནས་ཁང་པ་བསྒྲེང་བ།

རྐང་ཐུར་རུས་པ་ལྟ་བའི་མདུད་རུས་ཆུང་བའི་ཕྱི་གཤམ་གྱི་དྲིག་མཚམས་སུ་གདབ།

【གདབ་ཐབས】ཚོན་༠.༣ནས་༠.༥མདུང་ཚུགས་སུ་གདབ། སྦྲ་བས་སྐར་མ་༥ནས་༡༠བར་སྡིག་པའམ་ཐེངས་༣ནས་༥བར་བསྒྲོ།

【ཕན་ཡོན】མགོ་ན། མིག་རབ་རིབ་བྱེད། འོན་པ། མཛིང་བ་རེངས་པ། སྐྱི་ནད། མཁལ་རྐེད་ན་བ། རྐང་པའི་རྒྱབ་ན་བ་བཅས་ལ་ཕན།

༤༦. རྐང་འགྲམ་རིང་གསང་།

【གསང་དམིགས】དྲང་སོར་བསྡད་ནས་རྐང་པ་བསྒྲིང་བ། རྐང་ཐུར་རུས་པ་ལྟ་བའི་མདུད་རུས་ཆུང་བའི་མདུན་གཤམ་སྐེ་དྲིག་མཚམས་སུ་གོང་བུ་ཡོད་པར་གདབ།

【གདབ་ཐབས】ཚོན་༠.༢ནས་༠.༣མདུང་ཚུགས་སུ་གདབ། སྦྲ་བས་སྐར་མ་༥ནས་༡༠བར་སྡིག་པའམ་ཐེངས་༣ནས་༥བར་བསྒྲོ།

【ཕན་ཡོན】མགོ་ན། མིག་རབ་རིབ་བྱེད། འོན་པ། མཛིང་པ་རེངས་པ། སྣ་ཁྲག་ཤོར་བ། སྐྱི་ནད། སྟོད་དུ་གང་སྐམ་བྱེད་པ། སྒྲིག་པ་བཅས་ལ་ཕན།

༤༧. རྐང་པའི་མཇུབ་ཆུང་མས།

【གསང་དམིགས】དྲང་སོར་བསྡད་ནས་རྐང་པ་བསྒྲིང་བ།

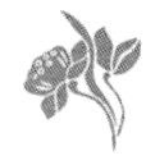

རྐང་པའི་མཇུག་ཆུང་སེན་མོའི་རྩ་བའི་མས་འགྲམ་དུ་ཚོན་༠. ༡ གཞལ་བའི་སར་གདབ།

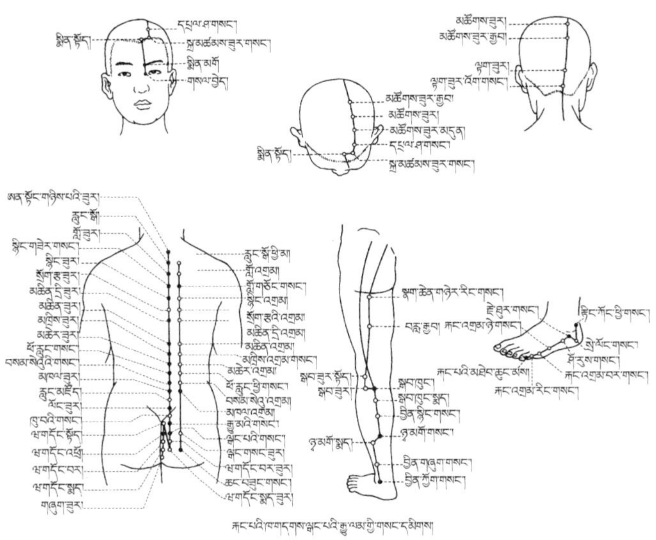

རྐང་པའི་ཁ་གདགས་སྐྲང་པའི་རྒྱུ་ལམ་གྱི་གསང་དམིགས།

【གདབ་ཐབས】ཚོན་༠. ༡ནས་༠. ༢ཙམ་གདབ། ཡང་ན་གདབ་རྗེས་ཁྲག་ཅུང་བཏོན། སྨྲུམ་མར་གདབ་མི་རུང་། སྨྱུ་བས་སྐར་མ་༡༠ནས་༡༥བར་སྲེག་པའམ་ཐེངས་༣ནས་༧བར་བསྲོ།

【ཕན་ཡོན】མགོ་ན། མིག་རབ་རིབ་བྱེད། མིག་ན། སྣ་འཚངས། སྣ་ཁྲག་འཇོར་བ། མངལ་གནས་ཀྱི་སྦྱོར་སྟངས་ལོག་པ།

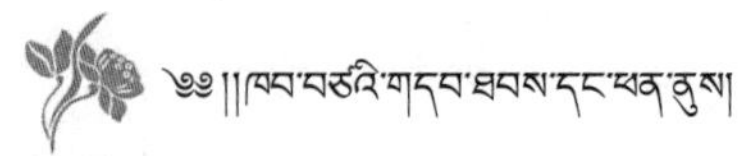

བུ་རྟོག་མ་ཐོན་པ། གཅིན་ཁ་སྲུབ་བཅས་ལ་ཕན།

བརྒྱད་པ། ལག་པའི་བར་སྦྲིབས་མཁལ་མའི་རྒྱུ་ལམ།

༡. རྫིང་ཀ།

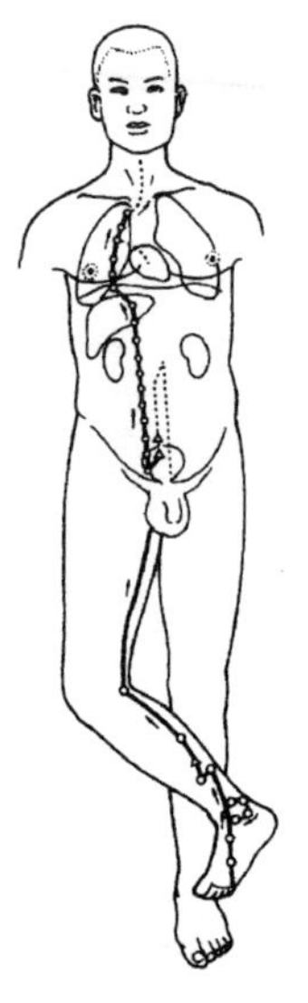
ལག་པའི་བར་སྦྲིབས་མཁལ་མའི་རྒྱུ་ལམ།

【གསང་དམིགས】རྐང་པའི་སོར་མོ་རྣམས་སྐུམ་དུས། རྐང་མཐིལ་མདུན་གྱི་སོར་མོ་ཕུད་པའི་སུམ་ཆའི་གཅིག་གི་གནས་ཀྱི་གཞོང་བུར་གདབ་དགོས།

【གདབ་ཐབས】

ཚོན་ ༠.༥ནས་ ༠.༨མདུང་ཚུགས་སུ་གདབ། སྦྲ་བས་སྐར་མ་༥ནས་༡༠བར་སྡིག་པའམ་ཐེངས་༣ནས་༥བར་བསྒྲོ།

【ཕན་ཡོན】

བརྒྱལ་འཐོག། ཚ་བ་རྒྱས་པ། བྱིས་པ་དངངས་པ། སྨྱོ་བྱེད། བརྗེད་བྱེད། མགོ་འཁོར་ཞིང་ན་བ། མིག་རབ་རིབ་བྱེད་པ་དང་། གཉིད་ཡེར་བ། ཁྲག་ལུ་བ། གྲེ་བ་སྐྲངས་ཤིང་ན་བ། སྐད་འགགས་པ། ངག་མི་ཕྱིན་པ། གཅིན་ཁ་སྲུབ་བ། དྲི་མ་འགག་པ། རྐང་

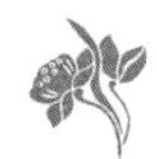

མཐིལ་དུ་ཚ་རྒྱག་པ། རྐང་པ་སྦྲིད་པ་བཅས་ལ་ཕན།

༢. རྒྱུ་ཕྲན་གསང་།

【གསང་དམིགས】ནང་ལོང་མདུན་འོག་གི་རྐང་པའི་གྲུ་རུས་རུས་མདུད་འོག་གི་ཀོང་བུར་གདབ།

【གདབ་ཐབས】ཚོན་༠.༥ནས་༠.༨མདུང་ཚུགས་སུ་གདབ། སྲ་བས་སྐར་མ་༥ནས་༡༠བར་སྡིག་པའམ་ཐེངས་༣ནས་༥བར་བསྒྲོ།

【ཕན་ཡོན】ཟླ་མཚན་མི་སྙོམས་པ་དང་། བུ་སྣོད་ལུག་པ། མཚན་མ་གཡའ་ཞིང་ཁོལ་བ། ཟླ་མཚན་དཀར་པོ་འཁྲུམས་པ། ས་བོན་ཉམས་པ། དབང་པོ་མི་ལྡང་བ། གཅིན་ཁ་སྲ་བ། ཁྲག་ལུ་བ། གྲེ་བ་སྐྲངས་ཤིང་ན་བ། དབུགས་རྟལ་བ། ལུད་པར་ཁྲག་འདྲེས་པ། སྟོད་གང་པ། རྟུལ་ནག་མང་བ། སྐྲོམ་དད་ཆེ་བ། ལྟོ་བ་འཁྲུ་བ། བྲིས་པའི་ལྟེ་བར་རླུང་ཞུགས་པ། ཁ་དམ་པ། རྐང་པ་སྦྲིད་ཅིང་སྐམ་པ། རྐང་བོལ་སྐྲངས་པ་བཅས་ལ་ཕན།

༣. ནང་ལོང་ཟུར་གསང་།

【གསང་དམིགས】ནང་ལོང་གི་སྒྱི་དང་རྟེང་ཆུ་རྒྱབ་མཐའ་སྦྲེལ་ཐིག་གི་དཀྱིལ་ཚད་ཀྱི་ཀོང་བུར་གདབ།

【གདབ་ཐབས】ཚོན་༠.༥ནས་༠.༨མདུང་ཚུགས་སུ་གདབ། སྲ་བས་སྐར་མ་༥ནས་༡༠བར་སྡིག་པའམ་ཐེངས་༣ནས་༥བར་བསྒྲོ།

【ཕན་ཡོན】མགོ་ན་བ། མིག་རབ་རིབ་བྱེད་པ། གྲེ་ཨོལ་

སྐྲངས་ཤིང་ན་བ། སོ་ན་བ། རྣ་བ་འུར་བ། རྣ་བ་འོན་པ། གཉིད་ཡེར་བ། བརྗེད་ངས་ཆེ་བ། སྨྱོ་ལྷུ།

དབུགས་ཧལ། ཁྲག་ལུ་བ། ལུད་པར་ཁྲག་འདྲེས་པ། བྲང་མདུང་ན་བ། སྐོམ་དད་ཆེ་བ། གཙིན་པ་བཏང་ཡང་མ་གཙིས་སེམས་པ། དྲི་མ་འགགས་པ། ས་བོན་ལྷུགས་པ། དབང་པོ་མི་ལྡང་བ། ཟླ་མཚན་མི་སྙོམས་པ། མཁལ་རྐེད་ན་བ། རྐང་བ་གྲང་བ། ནང་ལོང་སྐྲངས་ཤིང་ན་བ་བཅས་ལ་ཕན།

༤. རྟིང་གོང་ནང་གསང་།

【གསང་དམིགས】ནང་ལོང་ཟུར་གསང་ནས་ཐུར་དུ་ཚོན་༠. ༥གཞལ་བའི་རྒྱབ་ཏུ་ཡོད་དེ། རྟིང་ཚུའི་ནང་ཟུར་དུ་གདབ།

【གདབ་ཐབས】ཚོན་༠. ༣ནས་༠. ༥མདུང་ཚུགས་སུ་གདབ། སྲབས་སྐར་མ་༥ནས་༡༠བར་སྲེག་པའམ་ཐེངས་༣ནས་༥བར་བསྲོ།

【ཕན་ཡོན】དྲན་པ་ཉམས་པ། རྟག་ཏུ་ཉལ་བ། མལ་གཙིན། གཙིན་པ་ཡང་ཡང་གཏོང་དགོས་པ། དྲི་མ་འགགས་པ། ཟླ་མཚན་མི་སྙོམས་པ། ཁྲག་ལུ་བ།

དབུགས་ཧལ་བ། ཁ་སྐམ་པ། ཁ་ནང་དུ་ཚ་རྒྱས་པ། མཁལ་རྐེད་འཁོར་ཞིང་ན་བ་བཅས་ལ་ཕན།

༥. རྟིང་རུས་གོང་གསང་།

【གསང་དམིགས】ནང་ལོང་ཟུར་གསང་ནས་ཐུར་དུ་དྲང་ཚུགས་སུ་ཚོན་གང་གཞལ་བའི་རྟིང་རུས་ནང་ཟུར་གྱི་གོང་མཐའ་ལ་

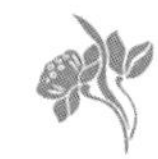

གདབ་དགོས།

【གདབ་ཐབས】ཚོན་༠.༣ནས་༠.༥མདུང་ཚུགས་སུ་གདབ། སྤྲ་བས་སྐར་མ་༥ནས་༡༠བར་སྡིག་པའམ་ཐེངས་༣ནས་༥བར་བསྒྲི།

【ཕན་ཡོན】ཟླ་མཚན་མི་སྙོམས་པ། ཟླ་མཚན་ལྷན་དུས་ན་བ། ཟླ་མཚན་འཁྲིམས་པ། བུ་སྣོད་ལུག་པ། མོ་མཚན་ན་བ། མིག་རབ་རིབ་བྱེད་པ། རྒྱུ་ཞབས་ན་བ། རྐང་པ་ན་བ། གཅིན་ཁ་སྲ་བ་བཅས་ལ་ཕན།

༦.ཡོང་མོ་མས་གསང་།

【གསང་དམིགས】ནང་ཡོང་བྲུར་གསང་ནས་ཕྱུར་དུ་དྲང་ཚུགས་སུ་ཚོན་གང་གཞལ་བའི་རྗེང་རུས་ནང་བྲུར་གྱི་གོང་མཐའ་ལ་གདབ་དགོས།

【གདབ་ཐབས】ཚོན་༠.༣ནས་༠.༥མདུང་ཚུགས་སུ་གདབ། སྤྲ་བས་སྐར་མ་༥ནས་༡༠བར་སྡིག་པའམ་ཐེངས་༣ནས་༥བར་བསྒྲི།

【ཕན་ཡོན】ཟླ་མཚན་མི་སྙོམས་པ། ཟླ་མཚན་འབབ་སྐབས་ན་བ། ཟླ་མཚན་དཀར་པོ་འབྱམས་པ། བུ་སྣོད་ལུག་པ། བུ་རོག་མ་ཐོན་པ། མཚན་མར་གཡའ་ཕོལ་བྱེད་པ། གཅིན་ཁ་སྲ་བའམ་གཅིན་འགགས་པ། ལྡིག་ལྷུགས། དྲི་མ་འགག་པ། གཉིད་ཡེར། མིག་ལྟིབས་སྐྲངས་ཤིང་ན་བ། གྲེ་བ་སྐམ་པ། མཚན་མོར་འཁྲུམ་འདར་བྱེད་པ། རྐང་པ་སྐྲངས་པ་བཅས་ལ་ཕན།

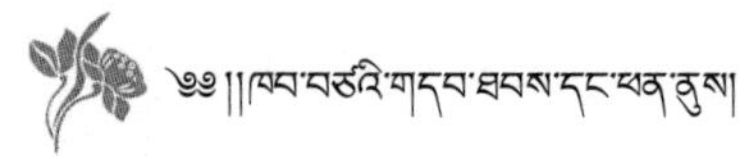

༧. ཡོང་རྩ་བྲུར།

【གསང་དམིགས】ནང་ཡོང་བྲུར་གསང་ནས་གྱེན་དུ་ཚོན་༢གཞལ་བའི་རྗེང་ཆུའི་མདུན་མཐའ་རུ་གདབ་དགོས།

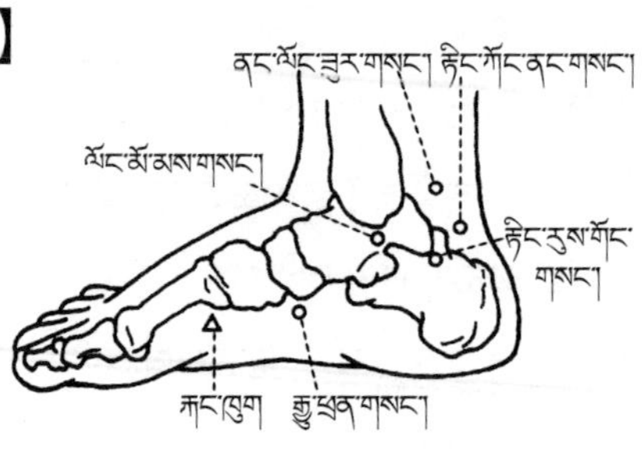

【གདབ་ཐབས】ཚོན་༠.༤ནས་༡.༢མདུང་ཚུགས་སུ་གདབ། ཐྲ་བས་སྐར་མ་༥ནས་༡༠བར་སྡིག་པའམ་ཐེངས་༣ནས་༥བར་བསྲོ།

【ཕན་ཡོན】སྟོ་བ་སྦོ་ཞིང་འབྲུ་བ། རྒྱུ་འཁྲིག། རྟུལ་ནག་མང་བའམ་ཡང་ན་ཚ་བ་རྒྱས་ཀྱང་ལུས་རྟུལ་མེད་པ། མཁལ་རྐེད་འཁོར་ཞིང་ན་བ། མཁལ་རྐེད་རེངས་པ། གཅིན་ཁ་སྲ་བ། གཅིན་མདོག་དམར་བ། རྐང་པ་སྦྲིད་པ། རྐང་པར་ཤེད་མེད་པ། སྐྱ་རབ་ནད་བཅས་ལ་ཕན།

༨. ཡོང་རྩ་གསང་།

【གསང་དམིགས】ནང་ཡོང་བྲུར་གསང་ནས་གྱེན་དུ་ཚོན་༢གཞལ་བའི་རྗེང་ཆུའི་མདུན་མཐའ་རུ་གདབ་དགོས།

【གདབ་ཐབས】ཚོན་༠.༤ནས་༡.༢མདུང་ཚུགས་སུ་གདབ། ཐྲ་བས་སྐར་མ་༥ནས་༡༠བར་སྡིག་པའམ་ཐེངས་༣ནས་༥བར་བསྲོ།

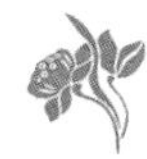

【ཕན་ཡོན】ཟླ་མཚན་མི་སྙོམས་པ་དང་འཁྲུམས་པ། བུ་སྣོད་ལུག་པ། མཚན་མ་གཡའ་བ། ཉིག་འབྲས་སྐྲངས་པ། ཉིག་ཟླུགས། སྟོ་བ་འཁྲུ་བའམ་དྲི་མ་འགགས་པ། ཚད་འཁྲུ། རྐང་པའི་ནང་ལོག་ན་བ་བཅས་ལ་ཕན།

༩. བྲིན་ཞུ་ནང་།

【གསང་དམིགས】ནང་ལོང་བྲུར་གསང་དང་སྨལ་ཁུང་ནང་བྲུར་གསང་སྦྲེལ་ཐིག་གི་སྟེང་དུ་ཡོད་དེ། ནང་ལོ་བྲུར་གསང་ནས་གྱེན་དུ་ཚོན་༥གཞལ་བའི་བྲིན་ཞུའི་ནང་བྲུར་ཤ་སྙིང་གི་གཤམ་དུ་གདབ་དགོས།

【གདབ་ཐབས】

ཚོན་ ༡ནས་ ༡. ༥མདུང་ཚུགས་སུ་གདབ། སྲ་བས་སྐར་མ་༥ནས་༡༠བར་སྡིག་པའམ་ཐེངས་༣ནས་༥བར་བསྲོ།

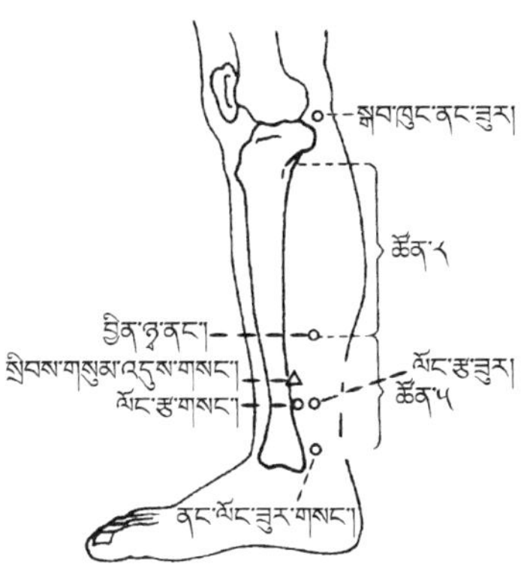

【ཕན་ཡོན】སྨྱོ་ནད་དང་། ཉིག་ཟླུགས། ལྟོ་གསོབ་སྐྱུག་པ། ལྟེ་བསྐོར་བ། ཇེ་ངར་ནང་བྲུར་ན་བ། མཚན་མ་སྐྲངས་པ། ཇེ་ངར་སྐྲངས་པ་བཅས་ལ་ཕན།

༡༠. སྨལ་ཁུང་ནང་བྲུར།

【གསང་དམིགས】ཕུས་མོ་སྐུམ་སྟེ། སྐབ་ཁུང་གི་ནང་ཟུར་གི་ཆུ་རྒྱུས་གསེབ་ཏུ་གདབ་དགོས།

【གདབ་ཐབས】ཚོན་༡ནས་༡.༥མདུང་ཚུགས་སུ་གདབ། སྲ་བས་སྐར་མ་༥ནས་༡༠བར་སྡིག་པའམ་ཐེངས་༣ནས་༥བར་བསྒྲོ།

【ཕན་ཡོན】སྨྱོ་ནད་དང་། དབང་པོ་མི་ལྡང་བ། གསང་སྒྲོར་ཟ་འཕྲུག་ལངས་ཤིང་རྣོན་པར་ཆགས་པ། གཅིན་ཁ་སྲ་བ། མལ་གཅིན། རྣིག་རྣུགས། ཟླ་མཚན་མི་སྙོམས་པ་དང་འགྲམས་པ། ཟླ་མཚན་དཀར་པོ་འགྲམས་པ། སྨྱོ་བྱེད། ཕུས་མོ་དང་བརླ་ནང་ན་བ་བཅས་ལ་ཕན།

༡༡. མདོ་ཊུས་ཟུར།

【གསང་དམིགས】ལྟེ་བ་ནས་ཐུར་དུ་ཚོན་༥གཞལ་བའི་མདོ་ཊུས་འབྲེལ་མཚམས་ཀྱི་གོང་གི་མདུན་གྱི་གཞུང་ཐིག་ནས་འགྲམ་དུ་ཚོན་༠.༥བཅལ་བའི་གནས་སུ་གདབ་དགོས།

【གདབ་ཐབས】ཚོན་༡ནས་༡.༥མདུང་ཚུགས་སུ་གདབ། སྲ་བས་སྐར་མ་༥ནས་༡༥བར་སྡིག་པའམ་ཐེངས་༣ནས་༧བར་བསྒྲོ།

【ཕན་ཡོན】རྒྱུ་ཞབས་སྲོ་ཞིང་ན་བ། གཅིན་ཁ་སྲ་བ། གཉིད་དུས་སུ་གཅིན་ཁ་སྐྱེ་བ། ས་བོན་རྣུགས་པ། དབང་པོ་མི་ལྡང་བ། ཟླ་མཚན་འཁྲིམས་པའམ་འགྲམས་པ་སོགས་གསང་ནད་ཀྱི་རིགས་ལ་ཕན།

༡༢. རྒྱུ་ཞབས་ཟུར།

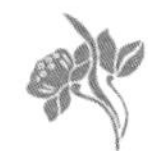

【གསང་དམིགས】ལྟེ་བ་ནས་ཐུར་དུ་ཚོན་༤གཞལ་བའི་མདུན་གྱི་གཞུང་ཐིག་ནས་འགྲམ་དུ་ཚོན་༠.༥བཅལ་བའི་གནས་སུ་གདབ་དགོས།

【གདབ་ཐབས】ཚོན་༡ནས་༡.༥མདུང་ཚུགས་སུ་གདབ། སྤྲ་བས་སྐར་མ་༥ནས་༡༥བར་སྡིག་པའམ་ཐེངས་༣ནས་༧བར་བསྒྲོ།

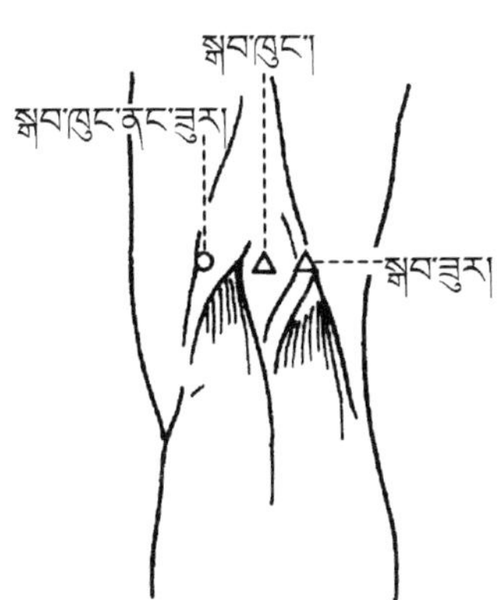

【ཕན་ཡོན】ས་བོན་ལྷུགས་པ། དབང་པོ་མི་ལྡང་བ་སོགས་སྐྱེས་པའི་ནད་དང་། རྒྱུ་ཞབས་ན་བ། མཚན་མ་ན་བ། བུ་སྣོད་ལུག་པ། ཟླ་མཚན་མི་སྙོམས་པ། ཟླ་མཚན་ལྷན་དུས་ན་བ། ཟླ་མཚན་དཀར་པོ་འབྱམས་པ་སོགས་མོ་ནད་ཀྱི་རིགས་ལ་ཕན།

༡༣. ཆུ་ལམ་ནང་ཟུར།

【གསང་དམིགས】ལྟེ་བ་ནས་ཐུར་དུ་ཚོན་༣གཞལ་བའི་མདུན་གྱི་གཞུང་ཐིག་ནས་འགྲམ་དུ་ཚོན་༠.༥བཅལ་བའི་གནས་སུ་གདབ་དགོས།

【གདབ་ཐབས】ཚོན་༡ནས་༡.༥མདུང་ཚུགས་སུ་གདབ། སྤྲ་བས་སྐར་མ་༥ནས་༡༥བར་སྡིག་པའམ་ཐེངས་༣ནས་༧བར་བསྒྲོ།

【ཕན་ཡོན】ས་བོན་ལྷུགས་པ། དབང་པོ་མི་ལྡང་བ།

གཅིན་ཁ་སྲ་བ། རྒྱུ་ཞབས་ན་བ། མཁལ་རྐེད་ན་བ། མངལ་མི་ཆགས་པ། བུ་སྣོད་ལུག་པ། ཟླ་མཚན་མི་སྙོམས་པ། ཟླ་མཚན་ལྷན་དུས་ན་བ། ཟླ་མཚན་དཀར་པོ་འབྱམས་པ་བཅས་ལ་ཕན།

༡༤. རྒྱུ་སྨད་ཟུར།

【གསང་དམིགས】ལྟེ་བ་ནས་ཐུར་དུ་ཚོན་༢གཞལ་བའི་མདུན་གྱི་གཞུང་ཐིག་ནས་འགྲམ་དུ་༠.༥བཅལ་བའི་གནས་སུ་གདབ་དགོས།

【གདབ་ཐབས】ཚོན་༡ནས་༡.༥མདུང་ཚུགས་སུ་གདབ། སྲ་བས་སྐར་མ་༥ནས་༡༥བར་ཐོག་པའམ་ཐེངས་༣ནས་༧བར་བསྒྲོ།

【ཕན་ཡོན】ཟླ་མཚན་མི་སྙོམས་པའམ་འབྱམས་པ། ཟླ་མཚན་དཀར་པོ་འབྱམས་པ། མངལ་མི་ཆགས་པ། བཙས་རྗེས་རྫུལ་ནག་མང་བ། ས་བོན་ཞྱུགས་པ།

གཉིད་དུས་སུ་གཅིན་ཁ་སྒྲི་བ། རྒྱུ་ཞབས་ན་བ། ཞྙིག་ཞྱུགས། དྲི་མ་འགགས་པ། སྐྱ་རབ། གྲོད་པ་སྦྲོས་པ། འབྲུ་ནད་སོགས་ལ་ཕན།

༡༥. རྒྱུ་སྟོད་ཟུར།

【གསང་མིག】ལྟེ་བ་ནས་ཐུར་དུ་ཚོན་༡གཞལ་བའི་མདུན་གྱི་གཞུང་ཐིག་ནས་འགྲམ་དུ་ཚོན་༠.༥བཅལ་བའི་གནས་སུ་གདབ་དགོས།

【གདབ་ཐབས】ཚོན་༡ནས་༡.༥མདུང་ཚུགས་སུ་གདབ།

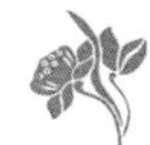

 སྦྲ་བས་སྐར་མ་༥ནས་༡༥བར་སྡིག་པའམ་ཐེངས་༣ནས་༧བར་བསྲོ།

【ཕན་ཡོན】ཀླད་མཚན་མི་སྙོམས་པ། ཐིག་ཐུགས། ལྟོ་བ་ན་བ། ཏྲི་མ་འགགས་པ། ལྟོ་བ་འཁྲུ་བ་བཅས་ལ་ཕན།

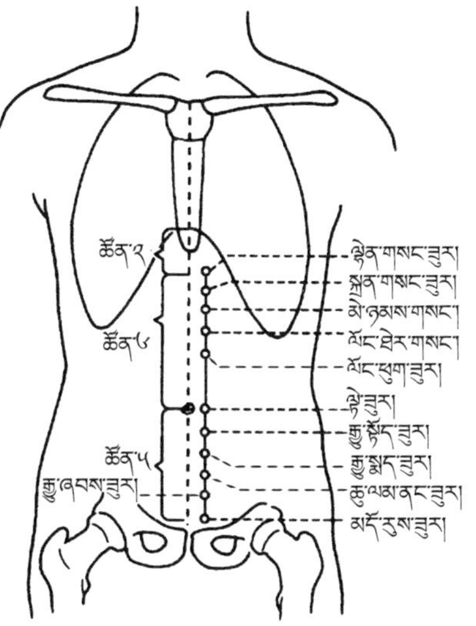

༡༤. ལྟེ་རྒྱུར།

【གསང་དམིགས】ལྟེ་བ་ནས་འགྲམ་དུ་ཚོན་༠. ༥བཅལ་བའི་གནས་སུ་གདབ་དགོས།

【གདབ་ཐབས】ཚོན་༡ནས་༡. ༥མདུང་ཚུགས་སུ་གདབ། སྦྲ་བས་སྐར་མ་༥ནས་༡༥བར་སྡིག་པའམ་ཐེངས་༣ནས་༧བར་བསྲོ།

【ཕན་ཡོན】ལྟོ་བ་སྦྲ་ཞིང་ན་བ། འཁྲུ་བ། སྐྱུག་པ། ཚད་འཁྲུ། ལྟེ་བའི་མཐའ་སྐོར་ནས་ན་བ། ཏྲི་མ་འགགས་པ། ཀླད་མཚན་མི་སྙོམས་པ། ཐིག་ཐུགས་བཅས་ལ་ཕན།

༡༧. ཕོང་ཕྲུག་རྒྱུར།

【གསང་དམིགས】ལྟེ་བ་ནས་གྱེན་དུ་ཚོན་༢གཞལ་བའི་

མདུན་གྱི་གཞུང་ཐིག་ནས་འགྲམ་དུ་ཚོན་༠.༥བཅལ་བའི་གནས་སུ་གདབ་དགོས།

【གདབ་ཐབས】ཚོན་༡ནས་༡.༥མདུང་ཚུགས་སུ་གདབ། སྤྲ་བས་སྐར་མ་༥ནས་༡༥བར་སྡིག་པའམ་ཐེངས་༣ནས་༧བར་བསྐྱོ།

【ཕན་ཡོན】ཕོ་བ་ན་བ་དང་། གསུས་པ་ན་བ། སྐྱོ་བ་སྐྱོས་པ། འབྲུ་བ་དང་དྲི་མ་འགགས་པ། ཁ་ཟས་མི་འཛུ་བ། ཕོ་བ་འཁྱིངས་ངེར་ན་བ་བཅས་ལ་ཕན །

༡༨. སོང་ཐེར་ཟུར།

【གསང་དམིགས】ལྟེ་བ་ནས་གྱེན་དུ་ཚོན་༣གཞལ་བའི་མདུན་གྱི་གཞུང་ཐིག་ནས་འགྲམ་དུ་ཚོན་༠.༥བཅལ་བའི་གནས་སུ་གདབ་དགོས།

【གདབ་ཐབས】ཚོན་༡ནས་༡.༥མདུང་ཚུགས་སུ་གདབ། སྤྲ་བས་སྐར་མ་༥ནས་༡༥བར་སྡིག་པའམ་ཐེངས་༣ནས་༧བར་བསྐྱོ།

【ཕན་ཡོན】ཕོ་བ་ན་བ་དང་། སྐྱུག་པ། སྐྱོ་བ་ན་ཞིང་སྐྱོས་པ། དྲི་མ་འགགས་པ། བཙས་རྗེས་རྒྱུ་ཞབས་ན་བ། མངལ་མི་སྐྱུམ་པ་བཅས་ལ་ཕན །

༡༩. མི་ཉམས་ཟུར།

【གསང་དམིགས】ལྟེ་བ་ནས་གྱེན་དུ་ཚོན་༤གཞལ་བའི་མདུན་གྱི་གཞུང་ཐིག་ནས་འགྲམ་དུ་ཚོན་༠.༥བཅལ་བའི་གནས་སུ་གདབ་དགོས།

【གདབ་ཐབས】ཚོན་༡ནས་༡.༥མདུང་ཚུགས་སུ་གདབ། སྦྲ་བས་སྐར་མ་༥ནས་༡༥བར་སྡེག་པའམ་ཐེངས་༣ནས་༧བར་བསྒྲོ།

【ཕན་ཡོན】ཕོ་བ་ན་བ་དང་། སྐོ་བ་སྐྲོས་པ། དྲི་མ་འགགས་པ། རྩིབ་བར་ན་བ། མང་ལ་མི་སྨྱུམ་པ་བཅས་ལ་ཕན།

༢༠.སྐྲན་གསང་ཟུར།

【གསང་དམིགས】ལྟེ་བ་ནས་གྱེན་དུ་ཚོན་༥གཞལ་བའི་མདུན་གྱི་གཞུང་ཐིག་ནས་འགྲམ་དུ་ཚོན་༠.༥བཅལ་བའི་གནས་སུ་གདབ་དགོས།

【གདབ་ཐབས】ཚོན་༡ནས་༡.༥མདུང་ཚུགས་སུ་གདབ། སྦྲ་བས་སྐར་མ་༥ནས་༡༥བར་སྡེག་པའམ་ཐེངས་༣ནས་༧བར་བསྒྲོ།

【ཕན་ཡོན】སྐོ་བ་ན་ཞིང་སྐྲོ་བ། ཕོ་བ་ན་བ། སྐྱུག་པ། འཁྲུ་བ། ཁ་ཟས་མི་འཇུ་བ། སྙིང་ན་ཞིང་མི་བདེ་བ། སྟོད་དུ་གང་སླམ་བྱེད་པ། བྲང་གཟེར་བ། རྩིབ་གསེང་ན་བ། སྐད་འཛེར་བ་བཅས་ལ་ཕན།

༢༡.ལྟེན་གསང་ཟུར།

【གསང་དམིགས】ལྟེ་བ་ནས་གྱེན་དུ་ཚོན་༤གཞལ་བའི་མདུན་གྱི་གཞུང་ཐིག་ནས་འགྲམ་དུ་ཚོན་༠.༥བཅལ་བའི་གནས་སུ་གདབ་དགོས།

【གདབ་ཐབས】ཚོན་༡ནས་༡.༥མདུང་ཚུགས་སུ་གདབ། སྦྲ་བས་སྐར་མ་༥ནས་༡༥བར་སྡེག་པའམ་ཐེངས་༣ནས་༧བར་བསྒྲོ།

【ཕན་ཡོན】སྙ་བ་ན་ཞིང་སྔོ་བ། འབྲུ་བ། སྐྱུག་པ། ཁ་ཟས་མི་འཇུ་བ། ཚད་འབྲུ་སོགས་ཕོ་ལོང་གི་ནད་ལ་ཕན།

༢༢. རྩིབ་བར་ལྔ་པའི་གསང་།

【གསང་དམིགས】རྩིབ་བར་ལྔ་པའི་བར་ཏེ། མདུན་གྱི་གཞུང་ཐིག་ནས་འགྲམ་དུ་ཚོན་༢བཅལ་བའི་གནས་སུ་གདབ་དགོས།

【གདབ་ཐབས】ཚོན་༠. ༥ནས་༠. ༨གསེག་གདབ་བམ་གཞབ་གདབ། སྲྀ་བས་སྐར་མ་༥ནས་༡༠བར་སྡིག་པའམ་ཐེངས་༣ནས་༥བར་བསྲོ།

【ཕན་ཡོན】བྲང་ཁ་གཟེར་བ་དང་གློ་ལུ་བ། དབུགས་རྟལ་བ་སོགས་གློ་བའི་ནད་དང་། སྙིང་མི་བདེ་བ། སྐྱུག་པ། ཁ་ཟས་ལ་ཡི་ག་མེད་པ། ནུ་ཚབས་བཅས་ལ་ཕན།

༢༣. རྩིབ་བར་བཞི་པའི་གསང་།

【གསང་དམིགས】རྩིབ་བར་བཞི་པའི་བར་ཏེ། མདུན་གྱི་གཞུང་ཐིག་ནས་འགྲམ་དུ་ཚོན་༢བཅལ་བའི་གནས་སུ་གདབ་དགོས།

【གདབ་ཐབས】ཚོན་༠. ༥ནས་༠. ༨གསེག་གདབ་བམ་གཞབ་གདབ། སྲྀ་བས་སྐར་མ་༥ནས་༡༠བར་སྡིག་པའམ་ཐེངས་༣ནས་༥བར་བསྲོ།

【ཕན་ཡོན】བྲང་དང་རྩིབ་ལོག་གང་ཞིང་ན་བ། གློ་ལུ་བ།

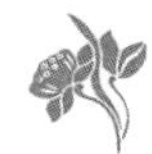

དབུགས་ཧལ་བ་སོགས་བྲང་དང་གློ་བའི་ནད་དང་། ཉ་ཚབས། འཁྲུ་བ། དང་ག་འགགས་པ་བཅས་ལ་ཕན།

༢༤. རྩིབ་བར་གསུམ་པའི་གསང་།

【གསང་དམིགས】རྩིབ་བར་གསུམ་པའི་བར་ཏེ། མདུན་གྱི་གཞུང་ཐིག་ནས་འགྲམ་དུ་ཚོན་༢བཅལ་བའི་གནས་སུ་གདབ་དགོས།

【གདབ་ཐབས】ཚོན་༠.༥ནས་༠.༨གསེག་གདབ་བམ་གཞབ་གདབ། སྲུ་བས་སྐར་མ་༥ནས་༡༠བར་སྡིག་པའམ་ཐེངས་༣ནས་༥བར་བསྲོ།

【ཕན་ཡོན】བྲང་དང་རྩིབ་ལོགས་གང་ཞིང་ན་བ། གློ་ལུ་བ། ལུད་པ་མང་བ། དབུགས་ཧལ་བ་སོགས་བྲང་དང་གློ་བའི་ནད་དང་། ཉ་ཚབས། སྐྱུག་པ་བཅས་ལ་ཕན།

༢༥. རྩིབ་བར་གཉིས་པའི་གསང་།

【གསང་དམིགས】རྩིབ་བར་གཉིས་པའི་བར་ཏེ། མདུན་གྱི་གཞུང་ཐིག་ནས་འགྲམ་དུ་ཚོན་༢བཅལ་བའི་གནས་སུ་གདབ་དགོས།

【གདབ་ཐབས】ཚོན་༠.༥ནས་༠.༨གསེག་གདབ་བམ་གཞབ་གདབ། སྲུ་བས་སྐར་མ་༥ནས་༡༠བར་སྡིག་པའམ་ཐེངས་༣ནས་༥བར་བསྲོ།

【ཕན་ཡོན】བྲང་དང་རྩིབ་ལོགས་གང་ཞིང་ན་བ། གློ་ལུ་བ།

དབུགས་ཧལ་བ་སོགས་བྲང་དང་གློ་བའི་ནད་དང་། སྐྱུག་པ། དང་ག་འགགས་པ་བཅས་ལ་ཕན།

༢༥. རྩིབ་བར་དང་པོའི་གསང་།

【གསང་དམིགས】རྩིབ་བར་དང་པོའི་བར་ཏེ། མདུན་གྱི་གཞུང་ཐིག་ནས་འགྲམ་དུ་ཚོན་ ༢བཅལ་བའི་གནས་སུ་གདབ་དགོས།

【གདབ་ཐབས】ཚོན་༠. ༥ནས་༠. ༨གསེག་གདབ་བམ་གཞབ་གདབ། སྲོ་བས་སྐར་མ་༥ནས་༡༠བར་སྡིག་པའམ་ཐེངས་༣ནས་༥བར་བསྲོ།

【ཕན་ཡོན】བྲང་དང་རྩིབ་ལོག་གང་ཞིང་ན་བ། གློ་ལུ་བ། དབུགས་ཧལ་བ། ལུད་པ་མང་བ་སོགས་གློ་བའི་ནད་ལ་ཕན།

༢༦. སྙིག་སྣའི་གཉམ།

【གསང་དམིགས】སྙིག་རུས་ཀྱི་གཉམ་དུ་ཡོད་དེ། མདུན་གྱི་གཞུང་ཐིག་ནས་འགྲམ་དུ་ཚོན་ ༢བཅལ་བའི་གནས་སུ་གདབ་དགོས།

【གདབ་ཐབས】ཚོན་༠. ༥ནས་༠. ༨གསེག་གདབ་བམ་གཞབ་གདབ། སྲོ་བས་སྐར་མ་༥ནས་༡༠བར་སྡིག་པའམ་ཐེངས་༣ནས་༥བར་བསྲོ།

【ཕན་ཡོན】གློ་ལུ་བ། དབུགས་ཧལ་བ། ལུད་པ་མང་བ། བྲང་ཁ་གཟེར་བ། སྐྱུག་པ། ཁྲག་སྐྱུག་པ། སེམས་འཚུབ་པ། དང་

ག་འགག་པ་བཅས་ལ་ཕན།

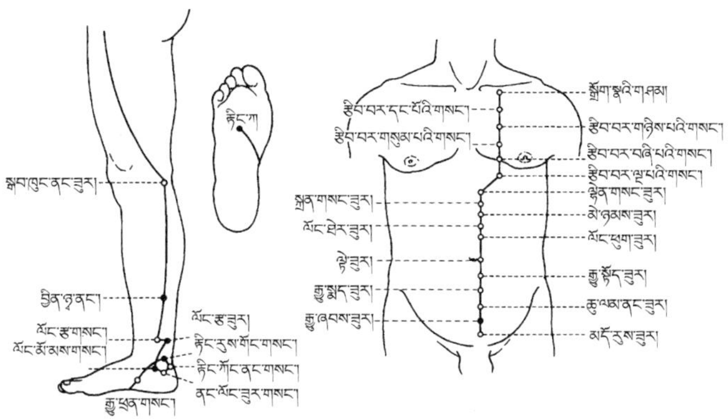

ལག་པའི་བར་སྒྲིབས་མཁལ་མའི་རྒྱུ་ལམ་གྱི་གསང་དམིགས།

དགུ་པ། ལག་པའི་གཏིང་སྒྲིབས་སྙིང་ཁྲམ་རྒྱུ་ལམ།

༡. ནུ་རྩེ་ཕྱི་ཟུར།

【གསང་དམིགས】ནུ་རྩེ་ནས་ཕྱི་ཟུར་དུ་ཚོན་ ༡གཞལ་བའི་རྩིབ་མ་བཞི་པའི་གསེང་དུ་གདབ།

【གདབ་ཐབས】ཚོན༠. ༣ནས༠. ༥ཙམ་གདབ། གཏིང་ཟབ་ཏུ་གདབ་ན་སྟོད་ལ་ཕོག་པས་གཟབ། སྲེ་བས་སྐར་མ་༥ནས་ ༡༠བར་སྡིག་པའམ་ཐེངས་༣ནས་༥བར་བསྲོ།

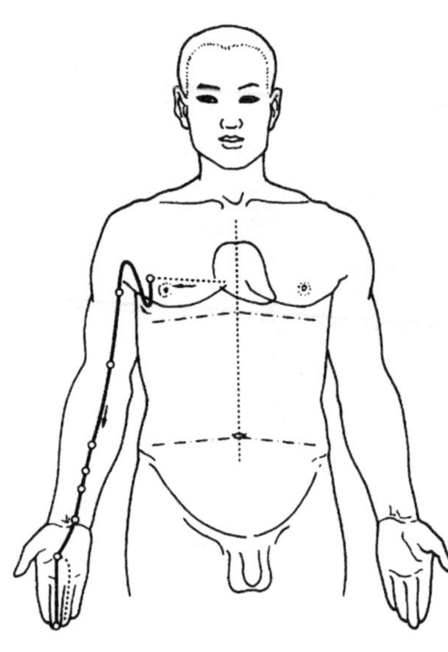

ལག་པའི་གཏིང་སྲིབས་སྙིང་ཐུམ་རྒྱུ་ལམ།

【ཕན་ཡོན】རྩིབ་ལོག་ན་བ། སྙིང་གང་། སེམས་མི་སྐྱིད་པ། མགོ་ན་བ། གློ་ལུ་དབུགས་རྟལ། ལུད་པ་མང་བ། མཆན་འོག་སྐྲངས་པ། ནུ་ཚབས་བཅས་ལ་ཕན།

༢. མཆན་ཁུང་གཉེར་རིང་འོག།

【གསང་དམིགས】ལག་མཐིལ་མདུན་དུ་བསྟན་ཏེ་མར་འཕྱང་བ། མཆན་ཁུང་གཉེར་རིང་མདུན་རྩེ་ནས་མར་ཚོན་༢གཞལ་བའི་དཔུང་པའི་སྟེང་གདབ།

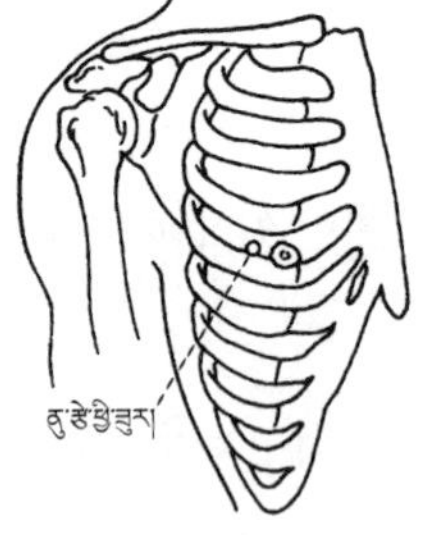

【གདབ་ཐབས】ཚོན༠.༥ནས་ ༡མདུང་ཚུགས་སུ་གདབ། ཐུར་བས་སྐར་མ་ ༥ནས་ ༡༠བར་ སྡིག་པའམ་ ཐེངས་ ༣ནས་ ༥བར་བསྒྲོ།

【ཕན་ཡོན】རྩིབ་འོག་སྦྲུས་ཞིང་ན་བ། སྙིང་ན་བ། སེམས་

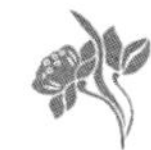

མི་སྐྱིད་པ། གློ་ལུ། དཔུང་པ་རེངས་ཤིང་ན་བ་བཅས་ལ་ཕན།

༣. གྲུ་མོ་ཁྲུག།

【གསང་དམིགས】ལག་མཐིལ་མདུན་དུ་བསྟན་ཏེ་མར་འཕྱང་བ། གྲུ་ཁྲུག་ཏུ་གདབ།

【གདབ་ཐབས】ཚོན༠.༨ནས་༡.༢མདུང་ཚུགས་སུ་གདབ། ཡང་ན་གདབ་རྗེས་ཁྲག་ཙུང་བཏོན། སྲེ་བས་སྐར་མ་༥ནས་༡༠བར་སྲེག

【ཕན་ཡོན】སྙིང་ན་བ། སེམས་མི་སྐྱིད་པ། དངངས་སྐྲག་སྐྱེ་སླ་བ། ཚ་བའི་ནད། ཕོ་བ་ན་བ། སྐྱུག་པ། ཁ་སྐམ་པ། སྟོང་གང་། གློ་ལུ། གྲུ་མོ་ན་བ་བཅས་ལ་ཕན།

༤. ལག་རྒྱུས་གསང་།

【གསང་དམིགས】ལག་མཐིལ་མདུན་དུ་བསྟན་ཏེ་མར་འཕྱང་བ། གྲུ་ཁྲུག་གསང་དང་མཁྲིག་མའི་གཉེར་རིང་གསང་གཉིས་ཀྱི་སྦྲེལ་ཐིག་སྟེང་མཚེས་ཤིང་།

མཁྲིག་མའི་གཉེར་ནས་ཁྱེན་ཚོན་༥གཞལ་བའི་སར་གདབ།

【གདབ་ཐབས】ཚོན༠.༨ནས་༡.༢མདུང་ཚུགས་སུ་གདབ། སྲེ་བས་སྐར་མ་༥ནས་༡༠བར་སྲེག་པའམ་ཐེངས་༣ནས་༥བར་བསྲོ།

【ཕན་ཡོན】སྙིང་ན་བ། སེམས་མི་སྐྱིད་པ། སྟོང་གང་། སྣ་ཁྲག་ཤོར་བ། ཁྲག་སྐྱུག་པ། གཞང་འབྲུམ། བརྗེད་བྱེད། དཔུང་མདུན་ན་བ་བཅས་ལ་ཕན།

༥. གཤའ་རིངས་འོག

【གསང་དམིགས】ལག་མཐིལ་མདུན་དུ་བསྟན་ཏེ་མར་འཕྱང་བ། གྲུ་ཁུག་གསང་དང་མཁྲིག་མའི་གཉེར་རིང་གསང་གཉིས་ཀྱི་སྦྲེལ་ཐིག་སྟེང་མཚེས་ཤིང་། མཁྲིག་མའི་གཉེར་ནས་གྱེན་ཚོན་༢་གཞལ་བའི་སར་གདབ།

【གདབ་ཐབས】

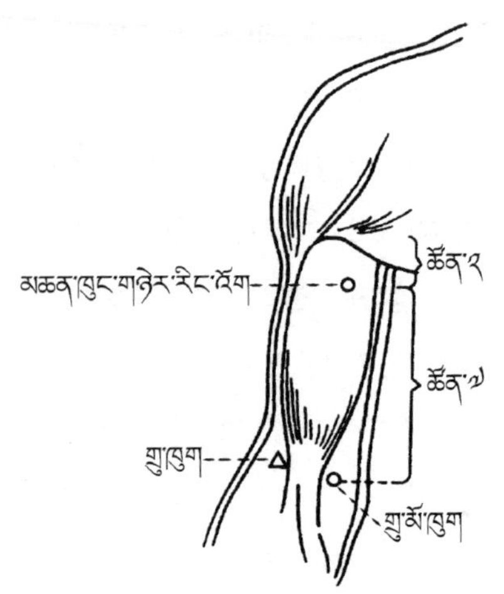

ཚོན༠.༥ནས་༡མདུང་ཚུགས་སུ་གདབ། སྲོ་བས་སྐར་མ་༥ནས་༡༠བར་སྡིག་པའམ་ཐེངས་༣ནས་༥བར་བསྲོ།

【ཕན་ཡོན】སྙིང་ནད་བ། སེམས་མི་སྐྱིད་པ། སྟོང་གང་། ཚ་བའི་ནད། སྨྱོ་ནད། ཕོ་བ་ན་བ། སྐྱུག་པ། ཚད་འཁྲུ། མཚན་འོག་སྐྲངས་པ། དཔུང་མདུན་ན་བ་བཅས་ལ་ཕན།

༦. མཁྲིག་མའི་གྱེན་གསང་།

【གསང་དམིགས】ལག་མཐིལ་མདུན་དུ་བསྟན་ཏེ་མར་འཕྱང་བ། གྲུ་ཁུག་གསང་དང་མཁྲིག་མའི་གཉེར་རིང་རིང་གསང་

གཉིས་ཀྱི་སྦྲེལ་ཐིག་སྟེང་མཆེས་ཤིང་། མཁྲིག་མའི་གཉེར་ནས་གྱེན་ཚོན་༢གཞལ་བའི་སར་གདབ།

【གདབ་ཐབས】ཚོན་༠.༥ནས་༡མདུང་ཚུགས་སུ་གདབ། སྲ་བས་སྐར་མ་༥ནས་༡༠བར་སྡིག་པའམ་ཐེངས་༣ནས་༥བར་བསྲོ།

【ཕན་ཡོན】སྙིང་ནད་པ། སེམས་མི་སྐྱིད་པ། དབུགས་ཐུང་། དབུགས་རྟལ། སྟོང་དུ་གང་སླམ་བྱེད་པ། རྩིབ་ལོག་ན་བ། ཕོ་བ་ན་བ། སྐྱུག་པ། སྐྲིག་པ། གཉིད་ཡེར། སྨྱོ་ནད། ཚ་བའི་ནད། རྒྱུས་ཚད། གྲིབ་སྐྱོན། གཞོགས་ཕྱེད་ཉམས་པ། མགོ་ཕྱེད་ན་བ། གྲུ་མོ་རེངས་ཤིང་ན་བ། ལག་པ་སྦྲིད་པ་བཅས་ལ་ཕན།

༧. མཁྲིག་མདུན་གཉེར་རིང་།

【གསང་དམིགས】ལག་མཐིལ་མདུན་དུ་བསྟན་ཏེ་མར་འཕྱང་བ། ལག་མདུན་མཁྲིག་མའི་གཉེར་རིང་གི་དབུས་སུ་གདབ།

【གདབ་ཐབས】ཚོན་༠.༣ནས་༠.༥མདུང་ཚུགས་སུ་གདབ། སྲ་བས་སྐར་མ་༥ནས་༡༠བར་སྡིག་པའམ་ཐེངས་༣ནས་༥བར་བསྲོ།

【ཕན་ཡོན】སྙིང་ནད་པ། སེམས་མི་སྐྱིད་པ། རྩིབ་མ་ན་བ། གཉིད་ཡེར། སྐད་འགག། མཆན་འོག་སྐྲངས་པ། ཕོ་བ་ན་བ། སྐྱུག་པ། ཚ་བའི་ནད། རྒྱུས་ཚད། གྲུ་མོ་དང་མཁྲིག་མ་རེངས་ཤིང་ན། རྐང་པའི་ཕྱི་རྗེང་ན་བ་བཅས་ལ་ཕན།

༨. ལག་མཐིལ་གསང་།

【གསང་དམིགས】ལག་མཐིལ་མདུན་དུ་བསྟན་ཏེ་མར་འཕྱང་བ། མཛུབ་མོ་རྣམས་ནང་བསྐུམ་ན་གུང་མཛུབ་རྩེའི་ཐད་ཀྱི་ལག་མཐིལ་རི་མོ་ཕྱི་མའི་སྟེང་དུ་གདབ།

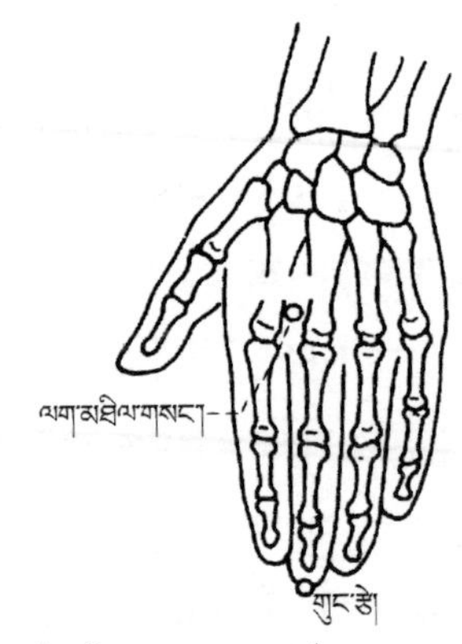

【གདབ་ཐབས】ཚོན་༠.༣ནས་༠.༥མདུང་ཚུགས་སུ་གདབ། སྒྲ་བས་སྐར་མ་༥ནས་༡༠བར་སྡེག།

【ཕན་ཡོན】སྙིང་ནད། གྲིབ་སྐྲན་ཐོག་རྗེས་བརྒྱལ་འཐོག་ཏུ་གྱུར་པ། སེམས་མི་སྐྱིད་པ། སྙིང་ལ་ཚ་བ་ཆེར་བ། ཕོ་བ་ན་བ། སྐྱུག་པ། ཁ་དྲི། བད་མཚུ། ལག་མཐིལ་དུ་རྨ་བྱུང་བ་བཅས་ལ་ཕན།

༩.གུང་རྩེ།

【གསང་དམིགས】ལག་པའི་གུང་མཛུབ་ཀྱི་རྩེར་གདབ།

【གདབ་ཐབས】ཚོན་༠.༡ནས་༠.༢མདུང་ཚུགས་སུ་གདབ། ཡང་ན་གདབ་རྗེས་ཁྲག་ཙུང་བཏོན། སྒྲ་བས་སྐར་མ་༥ནས་༡༠བར་སྡེག་པའམ་ཐེངས་༡ནས་༣བར་བསྲོ།

【ཕན་ཡོན】གྲིབ་སྐྲན་ཐོག་རྗེས་བརྒྱལ་འཐོག་ཏུ་གྱུར་པ། ཚ་འཁྲུལ། མགོ་ཡུ་འཁོར་བ། སྙིང་ན་བ། སེམས་མི་སྐྱིད་པ། ལྕེ་རེངས་པར་གྱུར་ནས་སྨྲ་བརྗོད་མི་ཐུབ་པ། ལྕེ་འོག་སྐྲངས་ཞིང་ན་བ། བྱིས་པར་དངངས་སྐྲག་བྱུང་བ་དང་མཚན་ངུ་བྱེད་པ་བཅས་ལ་ཕན།

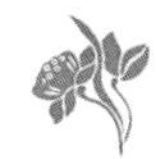

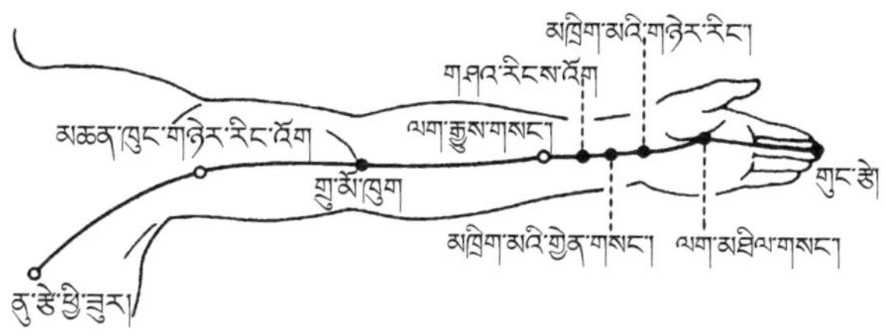

ལག་པའི་གཏིང་སྲིབས་སྙིང་ཐུམ་རྒྱུ་ལམ་གྱི་གསང་དམིགས།

བཅུ་པ། ལག་པའི་བར་གདགས་བསམ་སེའུའི་རྒྱུ་ལམ།

༡. སྲིན་ལག་མས།

【གསང་དམིགས】ལག་པའི་སྲིན་མཛུབ་སེན་མོའི་རྩ་བ་ནས་མས་ཟུར་དུ་ཚོན་༠.༡གཞལ་བའི་སར་གདབ།

【གདབ་ཐབས】ཚོན་༠.༡ཤ་ཁར་གསེག་གདབ། སྲྭ་བས་སྐར་མ་༥ནས་༡༠བར་སྡིག་པའམ་ཐེངས་༡ནས་༣བར་བསྲོ།

【ཕན་ཡོན】མགོ་ན་བ། མིག་དམར་བ། རྣ་བ་ཅུར་བའམ་འོན་པ། སྐད་འགགས་པ། ལྕེ་རེངས་ཤིང་སྨྲ་བརྗོད་ཁག་པ། གྲེ་བ་སྐྲངས་ཤིང་ན་བ། སེམས་མི་སྐྱིད་པ། བརྒྱལ་འཐོག། གཟའ་ཐོག་པ། ཚ་བའི་ནད། རྒྱུས་ཚད་ཀྱིས་སེམས་འཁྲུལ་བ་བཅས་ལ་ཕན།

༢. གཤེར་སྒོ།

【གསང་དམིགས】ལག་པའི་མཐིལ་མཛུབ་ཚིགས་པ་བཞི་པ་

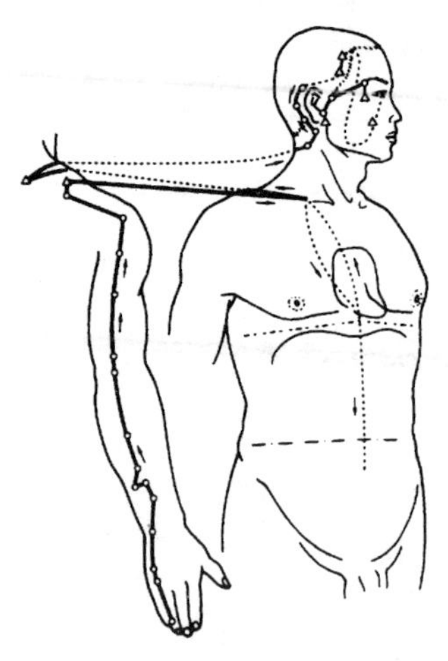
ལག་པའི་གཉིང་གདགས་སྤོང་གའི་རྒྱུ་ལམ།

དང་ལྟེ་པའི་ཚིགས་མཚམས་ཀྱི་མདུན་མཐའི་གོང་བུར་གདབ་དགོས།

【གདབ་ཐབས】ཚོན་༠.༣ནས་༠.༥མདུང་ཚུགས་སུ་གདབ། སྲོ་བས་སྐར་མ་༥ནས་༡༠བར་སྡོག་པའམ་ཐེངས་༡ནས་༣བར་བསྲོ།

【ཕན་ཡོན】མགོ་ན་བ་དང་། མིག་དམར་ཞིང་སྐྲངས་པ། རྣ་བ་འུར་བའམ་འོན་པ། སྐད་འགགས་པ། གྲེ་བ་སྐྲངས་པ། སོ་ན་བ། ཚད་འཁྲུ། ཚ་བ་རྒྱས་ཀྱང་ལུས་རྔུལ་མེད་པ། ལག་པ་སྐྲངས་ཤིང་ན་བ། ལག་མཛུབ་སྦྲིད་ཅིང་ན་བ་བཅས་ལ་ཕན།

༣. གཤེར་སྒོ་གཞུག།

【གསང་དམིགས】ལག་རྒྱབ་ཀྱི་ལག་མཐིལ་རུས་པ་བཞི་པ་དང་ལྔ་པའི་མགོ་ཆུང་གི་རྒྱབ་མཐའི་གོང་བུ་སྟེ། གཤེར་སྒོ་ནས་རྒྱབ་ཏུ་ཚོན་༡གཞལ་བའི་གནས་སུ་གདབ།

【གདབ་ཐབས】ཚོན་༠. ༣ནས་༠. ༥མདུང་ཚུགས་སུ་གདབ། སྲོ་བས་སྐར་མ་༥ནས་༡༠བར་སྡོག་པའམ་ཐེངས་༣ནས་

༥བར་བསྒྲོ།

【ཕན་ཡོན】མགོ་ན་བ་དང་། མིག་དམར་ཞིང་ན་བ། མིག་ཕྱིབས་སྐྲངས་པ། རྣ་བ་འུར་བའམ་འོན་པ། སྐད་འགགས་པ། གྲེ་བ་སྐྲངས་ཤིང་ན་བ། ཚ་བ་རྒྱས་པ། ཚད་འཁྲུ། དཔུང་བ་དང་ལག་པའི་རྒྱབ་ངོས་ན་བ། སོར་མོའི་བརྒྱང་བསྐུམ་ཉམས་པ་བཅས་ལ་ཕན།

༤. མཁྲིག་རྒྱབ་གཉེར་རིང་།

【གསང་དམིགས】མཁྲིག་རྒྱབ་གཉེར་རིང་གི་དཀྱིལ་དུ་གདབ།

【གདབ་ཐབས】ཚོན་༠. ༣ནས་༠. ༥མདུང་ཚུགས་སུ་གདབ། སྲྱབས་སྐར་མ་༥ནས་༡༠བར་སྡིག་པའམ་ཐེངས་༣ནས་༥བར་བསྒྲོ།

【ཕན་ཡོན】མིག་དམར་ལ་སྐྲངས་ཤིང་ན་བ། རྣ་བ་འོན་པ། གྲེ་བ་སྐྲངས་ཤིང་ན་བ། སྐོམ་དད་ཆེ་བ། ཁ་སྐམ་པ། མཁྲིག་མ་དང་དཔུང་པ་ན་བ་བཅས་ལ་ཕན།

༥. མཁྲིག་རྒྱབ་གྱེན་གསང་།

【གསང་དམིགས】མཁྲིག་རྒྱབ་གཉེར་རིང་ནས་གྱེན་དུ་ཚོན་༢བཅལ་བའི་ལག་ངར་རུས་པ་ཆེ་ཆུང་གི་བར་དུ་གདབ་དགོས།

【གདབ་ཐབས】ཚོན་༠. ༥ནས་༡མདུང་ཚུགས་སུ་གདབ། སྲྱབས་སྐར་མ་༥ནས་༡༠བར་སྡིག་པའམ་ཐེངས་༣ནས་༥བར་བསྒྲོ།

【ཕན་ཡོན】ཚ་བ་དང་། མགོ་ན་བ། མིག་དམར་ལ་སྐྲངས་ཤིང་ན་བ། རྣ་བ་འུར་བའམ་འོན་པ། སོ་ན་བ། འགྲམ་པ་སྐྲངས་པ།

སྣ་ཁྲག་ཐོར་བ། རྐེབ་ཕོག་ན་བ། ལག་པ་ན་བའམ་ཞ་རེངས་སུ་གྱུར་པ་བཅས་ལ་ཕན།

༦. ལག་ངར་རུས་སྦུབས།

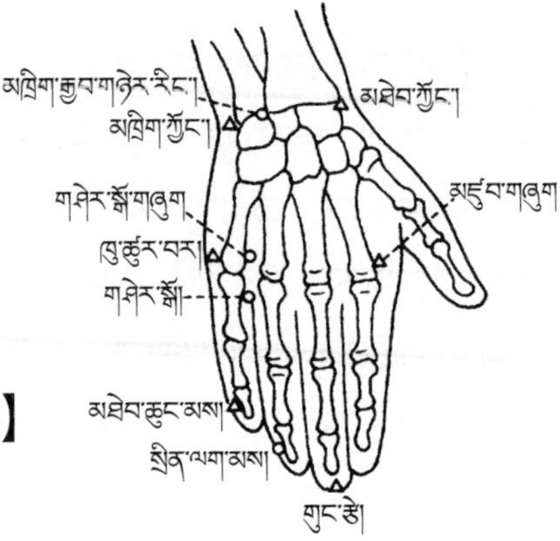

【གསང་དམིགས】མཁྲིག་ རྒྱབ་ གཉེར་རིང་ནས་གྱེན་དུ་ཚོན་༣བཅལ་བའི་ལག་ངར་རུས་པ་ཆེ་ཆུང་གི་བར་དུ་གདབ་དགོས།

【གདབ་ཐབས】ཚོན་༠. ༥ནས་༡མདུང་ཚུགས་སུ་གདབ། ཐྲ་བས་སྐར་མ་༥ནས་༡༠བར་སྡིག་པའམ་ཐེངས་༣ནས་༥བར་བསྒྲོ།

【ཕན་ཡོན】དྲི་མ་འགགས་པ་དང་། རྣ་བ་འུར་བའམ་འོན་པ། སྐད་འགགས་པ། མིག་དམར་ཞིང་སྐྲངས་ལ་ན་བ། ཚ་བ་དང་། རྐེབ་ཕོག་ན་བ། ཚ་བ་སོགས་ལ་ཕན།

༧. ལག་ཐུར་རྒྱབ།

【གསང་དམིགས】མཁྲིག་རྒྱབ་གཉེར་རིང་ནས་གྱེན་དུ་ཚོན་༣བཅལ་བའི་ལག་ཐུར་རུས་སྦུབས་གསང་གི་མས་ཟུར་ཏེ། ལག་ཐུར་གྱི་མས་ཟུར་མཐར་གདབ་དགོས།

【གདབ་ཐབས】ཚོན་༠. ༥ནས་༡མདུང་ཚུགས་སུ་གདབ། སྲ

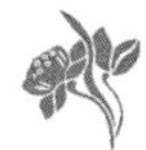

བས་སྐར་མ་༥ནས་༡༠བར་སྒྲིག་པའམ་ཐེངས་༣ནས་༥བར་བསྒྲོ།

【ཕན་ཡོན】རྣ་བ་འུར་བའམ་འོན་པ། བརྗེད་བྱེད། ལག་པ་སྐམ་ཞིང་ན་བ་བཅས་ལ་ཕན།

༢. རུས་སྦུབས་གོང་།

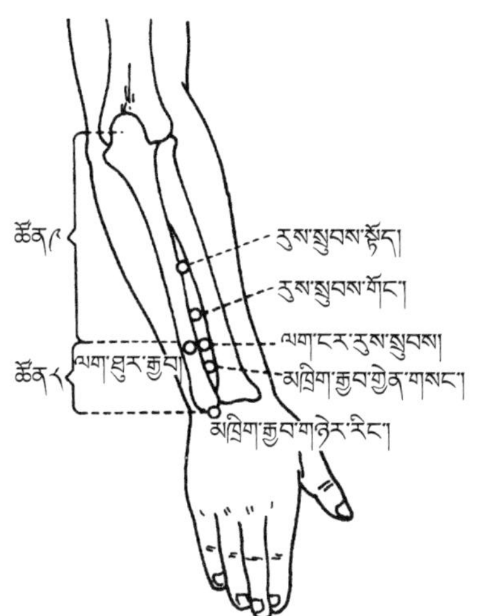

【གསང་དམིགས】

མཁྲིག་ རྒྱབ་ གཉེར་ རིང་ནས་གྱེན་དུ་ཚོན་ ༤བཅལ་བའི་གནས་ཏེ། ལག་ཐུར་རུས་ སྦུབས་ གསང་ ནས་གྱེན་དུ་ཚོན་ ༡བཅལ་བའི་ལག་ངར་རུས་པ་ཆེ་ཆུང་གི་བར་དུ་གདབ་དགོས།

【གདབ་ ཐབས】

ཚོན་ ༠. ༥ནས་ ༡མདུང་ཚུགས་སུ་གདབ། སྒྲ་ བས་ སྐར་ མ་ ༥ནས་ ༡༠བར་ སྒྲིག་ པའམ་ཐེངས་༣ནས་༥བར་བསྒྲོ།

【ཕན་ཡོན】སྙིང་འཛེར་བ། རྣ་བ་འོན་པ་དང་། སྙིང་འགགས་པ། སོ་ན་བ། གྲེ་བ་སྐྲངས་ཤིང་ན་བ། སོ་ན་བ། དཔུང་པ་དང་ལག་ངར་ན་བ་བཅས་ལ་ཕན།

༣. རུས་སྦུབས་སྟོད།

【གསང་དམིགས】གྲུ་མོའི་གཞུ་ཆོག་སྣ་ནས་ཕྱར་དུ་ཚོན་༥གཞལ་བའི་ལག་ངར་རྒྱུས་པ་ཆེ་ཆུང་གི་བར་དུ་གདབ་དགོས།

【གདབ་ཐབས】ཚོན་༠.༥ནས་༡མདུང་ཚུགས་སུ་གདབ། སྲུ་བས་སྐར་མ་༥ནས་༡༠བར་སྡིག་པའམ་ཐེངས་༣ནས་༥བར་བསྲོ།

【ཕན་ཡོན】སྐད་འཛེར་བ། རྣ་བ་འོན་པ་དང་། སྐད་འགགས་པ། སོ་ན་བ། གྲེ་བ་སྐྲངས་ཤིང་ན་བ། སོ་ན་བ། དཔུང་པ་དང་ལག་ངར་ན་བ་བཅས་ལ་ཕན།

༡༠.ཁྲི་ཁྲོས་སྣ།

【གསང་དམིགས】གྲུ་མོ་སྐུམ་ཏེ། གཞུ་ཆོག་སྣ་ནས་ཕྱིན་དུ་ཚོན་༡གཞལ་བའི་གོང་བུར་གདབ།

【གདབ་ཐབས】ཚོན་༠.༥ནས་༡མདུང་ཚུགས་སུ་གདབ། སྲུ་བས་སྐར་མ་༥ནས་༡༠བར་སྡིག་པའམ་ཐེངས་༣ནས་༥བར་བསྲོ།

【ཕན་ཡོན】རྣ་བ་འོན་པ་དང་། འཐོག་པ། སྐེ་མེན་སྐྲངས་པ། ལྷ་བ། མགོ་བོའི་གཞོགས་ཕྱེད་ན་བ། རྩིབ་ལོག་ན་བ། དཔུང་ལག་སྒྲིད་ཅིང་ན་བ་བཅས་ལ་ཕན།

༡༡.གཞུ་མཆོག་གོང་།

【གསང་དམིགས】གྲུ་མོ་སྐུམ་ཏེ། ཁྲི་ཁྲོས་སྣ་ནས་ཕྱིན་དུ་ཚོན་༡གཞལ་བའི་གནས་སུ་གདབ།

【གདབ་ཐབས】ཚོན་༠.༤ནས་༡.༤མདུང་ཚུགས་སུ་གདབ། སྲུ་བས་སྐར་མ་༥ནས་༡༠བར་སྡིག་པའམ་ཐེངས་༣ནས་

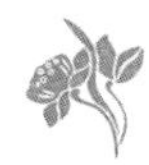

༥བར་བསྒྲོ།

【ཕན་ཡོན】མགོ་དང་མིག་ན་བ། མིག་གྲིབ་སེར་པོ་ཆགས་པ། རྩིབ་ལོག་ན་བ། མཛིང་པ་རེངས་པ། དཔུང་ལག་སྒྲིད་ཅིང་ན་བ་བཅས་ལ་ཕན།

༡༢. དཔུང་སྙིང་རྒྱབ།

【གསང་དམིགས】སོག་ཡུ་གཞམ་གསང་དང་ཁྲི་ཁྲོས་སྣའི་སྦྲེལ་ཐིག་སྟེང་དུ་ཡོད་དེ། གཞུ་མཆོག་གོང་ནས་ཁྱེན་དུ་ཚོན་༣གཞལ་གནས་སུ་གདབ།

【གདབ་ཐབས】ཚོན་༡ནས་༡.༥མདུང་ཚུགས་སུ་གདབ། སྲ་བས་སྐར་མ་༥ནས་༡༠བར་སྡེག་པའམ་ཐེངས་༣ནས་༥བར་བསྒྲོ།

【ཕན་ཡོན】མགོ་དང་སོ་ན་བ། མཛིང་པ་རེངས་ཤིང་ན་བ། རྩིབ་ལོག་ན་བ། བརྗེད་བྱེད། ཕྲག་རྒྱབ་ན་བ། ལག་པ་སྒྲིད་པ་བཅས་ལ་ཕན།

༡༣. ལུག་གཞུག་འགྲམ།

【གསང་དམིགས】སོག་ཡུ་གཞམ་གསང་དང་ཁྲི་ཁྲོས་སྣའི་སྦྲེལ་ཐིག་སྟེང་དུ་ཡོད་དེ། སོག་ཡུ་གཞམ་གསང་ནས་ཐུར་དུ་ཚོན་༣གཞལ་བའི་གནས་ཀྱི་ལུག་གཞུག་འགྲམ་དུ་གདབ་དགོས། སྲ་བས་སྐར་མ་༥ནས་༡༠བར་སྡེག་པའམ་ཐེངས་༣ནས་༥བར་བསྒྲོ།

【གདབ་ཐབས】ཚོན་༡ནས་༡.༥མདུང་ཚུགས་སུ་གདབ།

【ཕན་ཡོན】གྲི་ཐོག། སྐྲི་རྨེན་སྐྲངས་པ། བརྗེད་བྱེད།

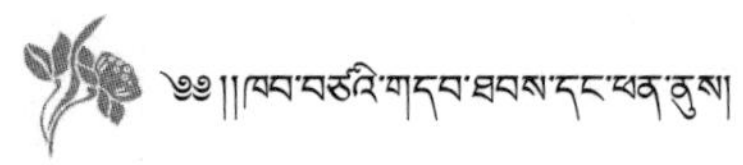

དཔུང་ལག་སྐམ་ཞིང་ན་བ་སོགས་ལ་ཕན།

༡༤. སོག་ཡུ་ག་ཞམ།

【གསང་དམིགས】 ཕྲག་མགོའི་རྒྱབ་ཕྱོགས་སུ་མཆིས་ཏེ། དཔུང་པ་བརྐྱང་བའི་དུས་སུ་དཔུང་འཛུམ་གྱི་ག་ཞམ་དུ་ཡོད་པའི་ཀོང་བུར་གདབ།

【གདབ་ཐབས】 ཚོན་༡ནས་༡. ༥མདུང་ཚུགས་སུ་གདབ། སྲོ་བས་སྐར་མ་༥ནས་༡༥བར་སྡིག་པའམ་ཐེངས་༣ནས་༧བར་བསྒྲོ།

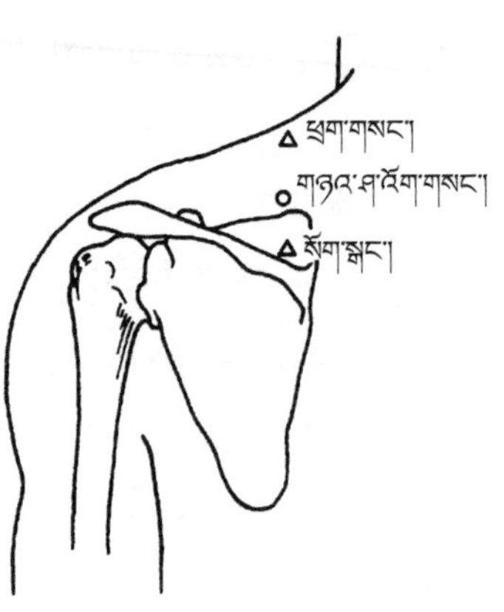

【ཕན་ཡོན】 ཕྲག་པ་ན་བ། དངོས་པོ་ལྡི་མོ་ལག་པས་མ་ཐེག་པ། དཔུང་ལག་སྐམ་ཞིང་སྒྲིད་པ་དང་ན་བ་སོགས་ལ་ཕན།

༡༥. གཉའ་ཞ་འོག་གསང་།

【གསང་དམིགས】 དཔུང་གསང་དང་སོག་སྐང་གཉིས་ཀྱི་སྦྲེལ་ཐིག་གི་དཀྱིལ་ཚད་དུ་ཡོད་དེ། སོག་པའི་གོང་ཟུར་གྱི་ཀོང་བུར་གདབ།

【གདབ་ཐབས】 ཚོན་༠. ༥ནས་༡མདུང་ཚུགས་སུ་གདབ། སྲོ་བས་སྐར་མ་༥ནས་༡༠བར་སྡིག་པའམ་ཐེངས་༣ནས་༥བར་བསྒྲོ།

【ཕན་ཡོན】 དཔུང་བ་ན་བ། དངོས་པོ་ལྡི་མོ་ལག་པས་མ་

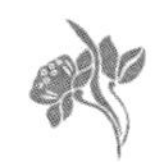

ཐེག་པ། མཚིང་པ་རེངས་ཤིང་ན་བ། སྔོངས་ཚད་ལུས་རྩལ་མེད་པ། སྟོད་དུ་གང་སླམ་བྱེད་པ་བཅས་ལ་ཕན།

༡༨. ལྟག་སྣུད་འོག།

【གསང་དམིགས】རྣ་ལྟེན་རུས་པའི་ནུ་འབུར་གྱི་རྒྱབ་གཤམ་དུ་ཡོད་དེ། མ་མགལ་རུས་པའི་ཟུར་དང་མཉམ་པའི་རྒྱང་ཤ་ལས་བྱེད་ཀྱི་ཕྱི་མཐའ་རུ་གདབ་དགོས།

【གདབ་ཐབས】ཚོན་༠.༥ནས་༡མདུང་ཚུགས་སུ་གདབ།

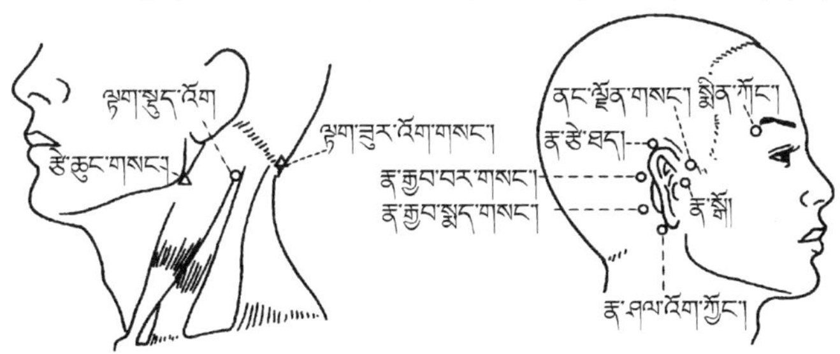

【ཕན་ཡོན】མགོ་ཡུ་འཁོར་ཞིང་ན་བ། མཚིང་པ་རེངས་པ། བྱད་བཞིན་སྐྲངས་པ། མིག་མི་གསལ་བ། རྣ་བ་གློ་བུར་འོན་པ། རྣ་བ་འུར་བ། སྣ་ཁྲག་ཤོར་བ། སྐད་འགགས་པ། ཀེ་ཚེན་སྐྲངས་པ་བཅས་ལ་ཕན།

༡༩. རྣ་ཤལ་འོག་ཀྱོང་།

【གསང་དམིགས】རྣ་ལྟན་རུས་པའི་ནུ་འབུར་གྱི་མདུན་གཤམ་དང་མ་མགལ་རུས་པའི་ཟུར་བར་གྱི་གོང་བུར་གདབ།

【གདབ་ཐབས】ཚོན་༠. ༥ནས་༡མདུང་ཚུགས་སུ་གདབ། སྤྲ་བས་སྐར་མ་༥ནས་༡༠བར་སྡིག་པའམ་ཐེངས་ནས་༥བར་བསྒྲོ།

【ཕན་ཡོན】རྣ་བ་འུར་བའམ་འོན་པ། ཁ་མིག་ཡོ་བ། སོ་འཆིང་བ། སོ་ན་བ། འགྲམ་པ་སྐྲངས་པ། མ་ལེ་བུད་པ། སྐེ་རྨེན་སྐྲངས་པ་བཅས་ལ་ཕན།

༡༨. རྣ་རྒྱབ་སྨད་གསང་།

【གསང་དམིགས】རྣ་རྒྱབ་ཏུ་མཆིས་ཏེ། རྣ་ཤལ་འོག་ཀྱིང་གསང་དང་རྣ་རྩེ་ཐད་གསང་གཉིས་རྣ་གཞོག་ལྟར་འཐེན་པའི་སྦྲེལ་ཐིག་གི་སྨད་ཀྱི་སུམ་ཆའི་གཅིག་དང་སྟོད་ཀྱི་སུམ་ཆའི་གཉིས་ཀྱི་འདུས་མཚམས་སུ་གདབ་དགོས།

【གདབ་ཐབས】ཚོན་༠. ༣ནས་༠. ༥འཕྲེད་གདབ། ཡང་ན་གདབ་རྗེས་ཁྲག་བཏོན། སྤྲ་བས་སྐར་མ་༥ནས་༡༠བར་སྡིག་པའམ་ཐེངས་༣བསྒྲོ།

【ཕན་ཡོན】མགོ་ཕྱེད་ན་བ་དང་། རྣ་བ་འུར་བའམ་འོན་པ། བྱིས་པར་དངངས་སྐྲག་བྱུང་བ། ལྦུ་བ་སྐྱུག་པ། འབྲུ་བ་བཅས་ལ་ཕན།

༡༩. རྣ་རྒྱབ་བར་གསང་།

【གསང་དམིགས】རྣ་རྒྱབ་ཏུ་མཆིས་ཏེ། རྣ་ཤལ་འོག་ཀྱིང་གསང་དང་རྣ་རྩེ་ཐད་གསང་གཉིས་རྣ་གཞོག་ལྟར་འཐེན་པའི་སྦྲེལ་ཐིག་གི་སྟོད་ཀྱི་སུམ་ཆའི་ཏུ་གཅིག་དང་སྨད་ཀྱི་སུམ་ཆའི་ཏུས་གཉིས་

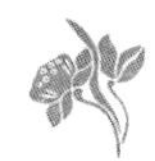

ཀྱི་འདུས་མཚམས་སུ་གདབ་དགོས།

【གདབ་ཐབས】ཚོན་༠. ༣ནས་༠. ༥གཞིབ་གདབ། སྦྲ་བས་སྐར་མ་༥ནས་༡༠བར་སྡིག་པའམ་ཐེངས་༡ནས་༣བར་བསྲོ།

【ཕན་ཡོན】མགོ་ཕྱིད་ན་བ། རྣ་བ་ཙུར་བའམ་འོན་པ། རྣ་བ་སྐྲངས་པ། བྲིས་པར་དངངས་སྐྲག་བྱུང་བ། ། ལྷུ་བ་སྐྱུག་པ་བཅས་ཀྱི་ནད་ལ་ཕན།

༢༠. རྣ་རྩེ་ཐད།

【གསང་དམིགས】རྣ་གཉོག་མདུན་དུ་གུག་ནས་རྣ་རྩེ་གར་སླེབས་ཀྱི་སྐྲ་གསེང་དུ་གདབ་དགོས།

【གདབ་ཐབས】ཚོན་༠. ༣ནས་༠. ༥འཕྲེད་གདབ། སྦྲ་བས་སྐར་མ་༥ནས་༡༠བར་སྡིག་པའམ་ཐེངས་༡ནས་༣བར་བསྲོ།

【ཕན་ཡོན】མགོ་ཕྱིད་ན་བ་དང་། རྣ་བ་སྐྲངས་ཤིང་མདོག་དམར་པོར་ཆགས་པ། མཛིང་པ་རེངས་པ། མིག་དམར་ལ་སྐྲངས་ཤིང་ན་བ། མིག་འགྲིབ། སོ་ན་བ། འགྲམ་པ་སྐྲངས་པ་བཅས་ལ་ཕན།

༢༡. རྣ་སྒོ།

【གསང་དམིགས】རྣ་བའི་བུ་གའི་མདུན་དུ་ཡོད་དེ། མ་མགལ་རུས་པའི་རུས་མདུད་ཀྱི་རྒྱབ་མཐའ། ཁ་གདངས་དུས་ཀོང་བུར་ཡོད་པ་དེར་གདབ།

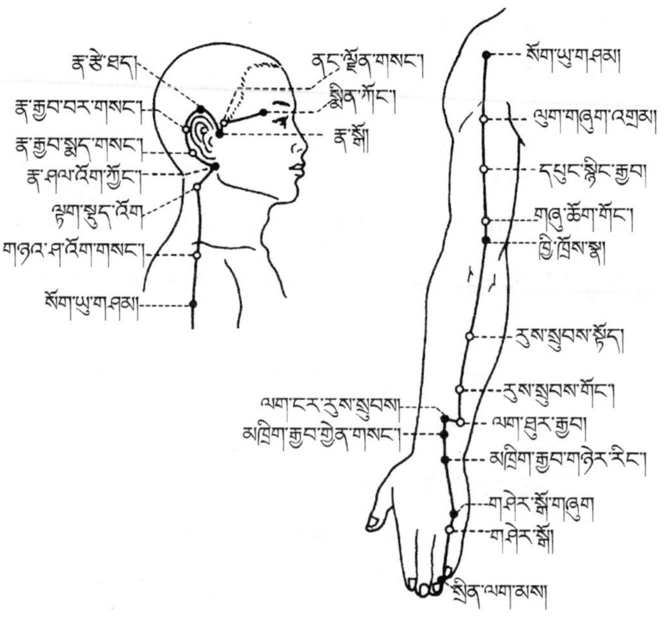

ལག་པའི་བར་གདགས་བསམ་སེའུའི་རྒྱུ་ལམ་གྱི་གསང་དམིགས།

【གདབ་ཐབས】ཁ་ཅུང་ཟད་གདངས་ཏེ། ཚོན་༠. ༣ནས་༠. ༥གཞབ་གདབ། སྨྲ་བས་སྐར་མ་༥ནས་༡༠བར་སྡིག་པའམ་ཐེངས་༡ནས་༣བར་བསྒོ།

【ཕན་ཡོན】རྣ་བ་ཁུར་བའམ་འོན་པ། རྣ་བར་རྣག་བསགས་པ། མིག་རབ་རིབ་བྱེད་པ། སོ་ན་བ། སྐྱི་དང་ཟ་འགྲམ་སྐྲངས་ཤིང་ན་བ་བཅས་ལ་ཕན།

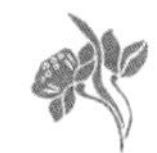

༢༢. ནང་སྡོན་གསང་།

【གསང་དམིགས】རྣ་ཅོག་གི་རྩ་ན་ཡོད་དེ། ལྷུར་གོང་གི་སྒྲ་མཚམས་ཕྱི་མ་སྟེ། ལྷུར་གོང་འཕར་རྩའི་རྒྱབ་མཐར་གདབ་དགོས།

【གདབ་ཐབས】འཕར་རྩ་གཟུར་ནས་ཚོན་༠. ༣ནས་༠. ༥གཞབ་གདབ། སྤྲ་བས་སྐར་མ་༥ནས་༡༠བར་སྦྱིག་པའམ་ཐེངས་༣བསྒྱུ

【ཕན་ཡོན】མགོ་བོ་ན་བ་དང་། རྣ་བ་འུར་བ། སྐྱི་དང་ཟ་འགྲམ་སྐྲངས་པ། སོ་འཆང་བ། ཁ་སྐྱོ་བ་བཅས་ལ་ཕན།

༢༣. སྨིན་གོང་།

【གསང་དམིགས】སྨིན་མཚུག་གི་གོང་བུར་གདབ་དགོས།

【གདབ་ཐབས】ཚོན་༠. ༣ནས་༠. ༥གཞབ་གདབ། སྤྲ་མི་སྲུང་།

【ཕན་ཡོན】བརྒྱལ་འཐོག མགོ་བོ་ན་བ། མིག་རབ་རིབ་བྱེད་པ། མིག་དམར་ལ་སྐྲངས་ཤིང་ན་བ། མིག་ལྤིབས་འགུལ་བ། སོ་ན་བ་བཅས་ལ་ཕན།

བཅུ་གཅིག ཆང་པའི་བར་གདགས་མཁྲིས་པའི་རྒྱ་ལམ།

༡. མིག་ཟུར་གཞོང་བུ།

【གསང་དམིགས】དྲང་མོར་བསྡད། མིག་གི་ཕྱི་ཟུར་ནས་

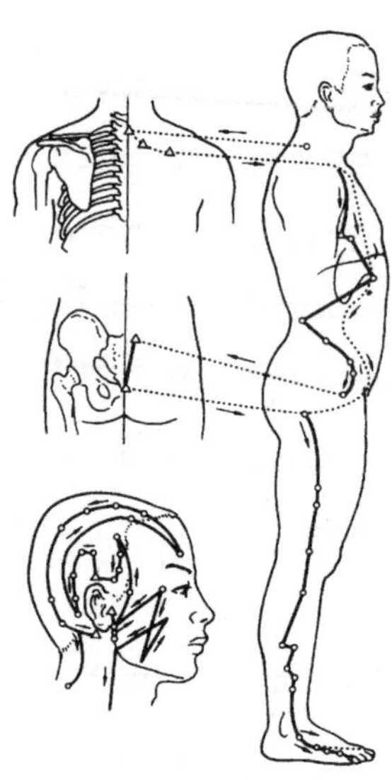

རྐང་པའི་བར་གདགས་མཁྲིས་པའི་རྒྱུ་ལམ།

ཕྱི་ཕྱོགས་སུ་ཚོན་ ༠.༥ གཞལ་བའི་གཞོང་བུར་གདབ།

【གདབ་ཐབས】ཚོན་ ༠.༣ ནས་ ༠.༥ ཕྱི་ཕྱོགས་སུ་འཕྲེད་གདབ་དང་ཡང་ན་གསེག་གདབ། ཡང་ན་གདབ་རྗེས་ཁྲག་ཐུང་བཏོན། སྨེ་མེ་བྱུང་།

【ཕན་ཡོན】མགོ་ན། མིག་དམར་ཞིང་སྐྲངས་ལ་ན་བ། མིག་གཡའ། འོད་ལ་བལྟ་མི་ཐུབ་པ། མིག་མི་གསལ་བ། བར་འགྲིབ། ཁ་མིག་ཡོ་བ། གྲི་བ་ན་བ་བཅས་ལ་ཕན།

༢. ཉན་བྱེད་གསང་།

【གསང་དམིགས】རྣ་གཤམ་མདུན་གྱི་ཁ་གདངས་ན་མ་མགལ་རུས་པའི་སྣེ་མོར་ཀོང་ཀོང་ཡོད་པའི་སར་གདབ།

【གདབ་ཐབས】ཁ་གདངས། ཚོན་ ༠.༥ ནས་ ༡མདུང་ཚུགས་སུ་གདབ། སྨེ་བས་སྐར་མ་ ༥ ནས་ ༡༠ བར་སྡིག་པའམ་ཐེངས་ ༣ ནས་ ༥ བར་བསྒྲོ།

【ཕན་ཡོན】རྣ་བ་འུར་བ། འོན་པ། རྣ་ནང་ནས་རྣག་

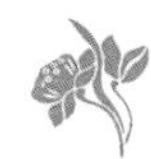

བཞུར་བ། སོ་ན་བ། སྣ་སྐྲངས་པ། ཁ་མིག་ཡོ་བ། མ་ལེ་བུད་པ། གདོང་ན་བ། མགོ་ན་བ། ལྐུགས་པ་བཅས་ལ་ཕན།

༣. མཁུར་གོང་གཞོང་།

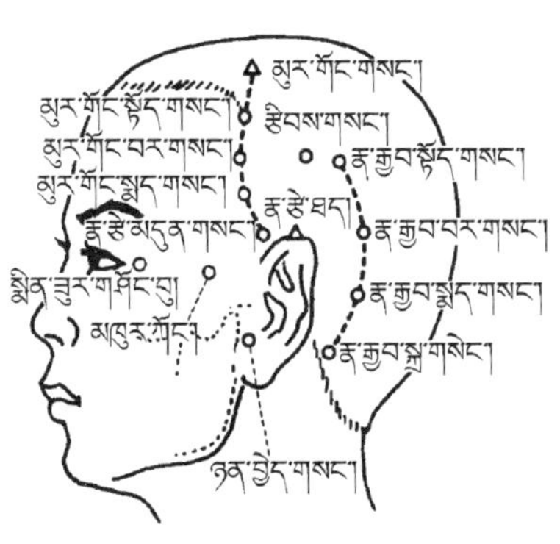

【གསང་དམིགས】དྲང་མོར་བསྡད་པའམ་གན་ཟུར་ཉལ། རྣ་ཚུང་མདུན་དུ་ཚོན་༡གཞལ་བའི་སར་གདབ།

【གདབ་ཐབས】ཚོན་ ༠.༥ ནས་ ༠.༨ མདུང་ཚུགས་སུ་གདབ།

སྲྲབས་སྐར་མ་༥ནས་༡༠བར་སྡིག་པའམ་ཐེངས་༥ནས་༡༠བར་བསྲོ།

【ཕན་ཡོན】མགོ་ཕྱེད་ན་བ། རྣ་བ་འུར་བ། འོན་པ། རྣ་ནང་ནས་རྣག་བཞུར་བ། སོ་ན་བ། ཁ་མིག་ཡོ་བ། ཁ་དམ་པ། གདོང་ན་བ། དངངས་འདར། བརྗེད་བྱེད་ནད་བཅས་ལ་ཕན།

༤. མཁུར་གོང་སྟོད།

【གསང་དམིགས】དྲང་མོར་བསྡད་པའམ་ཟུར་ཉལ། མུར་གོང་གསང་དང་རྣ་རྩེ་མདུན་གཉིས་ཀྱི་མདུན་དུ་གཞུ་དབྱིབས་སུ་ཅུང་གུག་པའི་སྦྲེལ་ཐིག་སྟེང་མས་ནས་ཡར་བཞི་ཆ་གཅིག་ཟིན་པའི་རྣ་ལྟེན་སྤྲ་གསེང་དུ་གདབ།

【གདབ་ཐབས】ཚོན་༠. ༣ནས་༠. ༥ཕྱི་ཕྱོགས་སུ་འཕྲེད་གདབ། སྦྲ་བས་སྐར་མ་༥ནས་༡༠བར་སྡིག་པའམ་ཐེངས་༥ནས་༡༠བར་བསྲོ།

【ཕན་ཡོན】མགོ་ཕྱེད་ན་བ། མིག་རབ་རིབ་བྱེད་པ། མིག་གི་ཕྱི་ཟུར་ན་བ། རྣ་བ་འུར་བ། སོ་ན་བ། དངངས་འདར། བརྗེད་བྱེད་ནད་བཅས་ལ་ཕན།

༥. མཁུར་གོང་བར།

【གསང་དམིགས】དྲང་སྲོང་བསྟོད་པའམ་ཟུར་ཉལ། མཁུར་གོང་གསང་དང་རྣ་རྩེ་མདུན་གཉིས་ཀྱི་མདུན་དུ་གཞུ་དབྱིབས་སུ་ཀྱུང་གུག་པའི་སྦྲེལ་ཐིག་དཀྱིལ་གྱི་རྣ་ལྕེན་སྒྲ་གསེང་དུ་གདབ།

【གདབ་ཐབས】ཚོན་༠. ༥ནས་༠. ༨ཕྱི་ཕྱོགས་སུ་འཕྲེད་གདབ། སྦྲ་བས་སྐར་མ་༥ནས་༡༠བར་སྡིག་པའམ་ཐེངས་༥ནས་༡༠བར་བསྲོ།

【ཕན་ཡོན】མགོ་ཕྱེད་ན་བ། མིག་རབ་རིབ་བྱེད་པ། མིག་གི་ཕྱི་ཟུར་ན་བ། རྣ་བ་འུར་བ། སོ་ན་བ། གདོང་སྐྲངས་པ། སྣ་ཁྲག་ཤོར་བ། ཚ་བའི་ནད་ཀྱིས་སྐྱོད་དུ་གང་སྐམ་པ། རྩལ་མི་ཐོན་པ་བཅས་ལ་ཕན།

༦. མཁུར་གོང་སྣད།

【གསང་དམིགས】དྲང་སྲོང་བསྟོད་པའམ་ཟུར་ཉལ། མཁུར་གོང་གསང་དང་རྣ་རྩེ་མདུན་གཉིས་ཀྱི་མདུན་དུ་གཞུ་དབྱིབས་སུ

ཅུང་གུག་པའི་སྒྲིལ་ཐིག་སྟེང་མས་ནས་ཡར་བཞི་ཆ་གསུམ་ཟིན་པའི་རྣ་ལྟེན་སྐྲ་གསེང་དུ་གདབ།

【གདབ་ཐབས】ཚོན་༠. ༣ནས་༠. ༥ཕྱི་ཕྱོགས་སུ་འཕྲེད་གདབ། སྤྲ་བས་སྐར་མ་༥ནས་༡༠བར་སྡིག་པའམ་ཐེངས་༥ནས་༡༠བར་བསྒྲོ།

【ཕན་ཡོན】མགོ་ཕྱེད་ན་བ། མིག་གི་ཕྱི་ཟུར་ན་བ། རྣ་བ་འུར་བ། ཡ་སོ་ན་བ། གདོང་སྐྲངས་པ། བརྗེད་བྱེད་ནད་བཅས་ལ་ཕན།

༧. རྣ་རྩེ་མདུན།

【གསང་དམིགས】དྲང་མོར་བསྡད་པའམ་ཟུར་ཉལ། རྣ་རྩེ་གསང་ནས་མདུན་དུ་སོར་གཅིག་གཞལ་བའི་སར་གདབ།

【གདབ་ཐབས】ཚོན་༠. ༥ནས་༠. ༨ཕྱི་ཕྱོགས་སུ་འཕྲེད་གདབ། སྤྲ་བས་སྐར་མ་༥ནས་༡༠བར་སྡིག་པའམ་ཐེངས་༣ནས་༥བར་བསྒྲོ།

【ཕན་ཡོན】མགོ་ཕྱེད་ན་བ། འགྲམ་པ་སྐྲངས་པ། ཁ་དམ་པ། སྐད་འགགས་པ། མཇིང་པ་རེངས་པ། མིག་དམར་ཞིང་སྐྲངས་ལ་ན་བ། སྐྱུག་པ། སོ་ན་བ། བྱིས་པར་དངངས་སྐྲག་བྱུང་བ། ཁ་མིག་ཡོ་བ་བཅས་ལ་ཕན།

༨. རྩིབས་གསང་།

【གསང་དམིགས】དྲང་མོར་བསྡད་པའམ་ཟུར་ཉལ། རྣ་རྩེའི་སྐྲ་མཚམས་ནས་གྱེན་ཚོན་༡. ༥གཞལ་བའི་སྐྲ་གསེང་དུ་གདབ།

【གདབ་ཐབས】ཚོན་༠. ༥ནས་༠. ༨འཕྲེད་གདབ། སྦྲ་བས་སྐར་མ་༥ནས་༡༠བར་སྡིག་པའམ་ཐེངས་༣ནས་༧བར་བསྐྱོ།

【ཕན་ཡོན】མགོ་ཕྱེད་ན་བ། མགོ་ཡུ་འཁོར་བ། མཆིན་དྲི་ན་བ། སྟོད་གང་། མ་ཞུ་བ། སྐྱུག་པ། བྱིས་པར་དངངས་སྐྲག་བྱུང་བ། མིག་ནད་བཅས་ལ་ཕན།

༩. རྣ་རྒྱབ་སྟོད།

【གསང་དམིགས】དྲང་མོར་བསྡད་པའམ་ཟུར་ཉལ། རྣེབས་གསང་ནས་ཕྱི་ཕྱོགས་སུ་ཚོན་༠. ༥གཞལ་བའི་ས་སྟེ་རྣ་ལྟག་སྐྲ་མཚམས་ནས་ཀྱིན་ཚོན་༢གཞལ་བའི་སྐྲ་གསེང་དུ་གདབ།

【གདབ་ཐབས】ཚོན་༠. ༥ནས་༠. ༨འཕྲེད་གདབ། སྦྲ་བས་སྐར་མ་༥ནས་༡༠བར་སྡིག་པའམ་ཐེངས་༣ནས་༧བར་བསྐྱོ།

【ཕན་ཡོན】མགོ་ཕྱེད་ན་བ། སོ་རྙིལ་སྐྲངས་ཤིང་ན་བ། བརྗེད་བྱེད། དངངས་འདར་བཅས་ལ་ཕན།

༡༠. རྣ་རྒྱབ་བར།

【གསང་དམིགས】དྲང་མོར་བསྡད་པའམ་ཟུར་ཉལ། རྣ་སྟོད་གསང་དང་རྣ་རྒྱབ་སྐྲ་གསེང་གཉིས་ཀྱི་རྒྱབ་ཏུ་གཞུ་དབྱིབས་སུ་ཙུང་གུག་པའི་སྦྲེལ་ཐིག་སྟེང་ཡས་ནས་མར་གསུམ་ཆ་གཅིག་ཟིན་པའི་སྐྲ་གསེང་སྟེ་མས་ཀྱི་སྐྲ་མཚམས་ནས་ཀྱེན་ཚོན་གཅིག་གཞལ་བའི་སར་གདབ།

【གདབ་ཐབས】ཚོན་༠. ༥ནས་༠. ༨འཕྲེད་གདབ། སྦྲ་

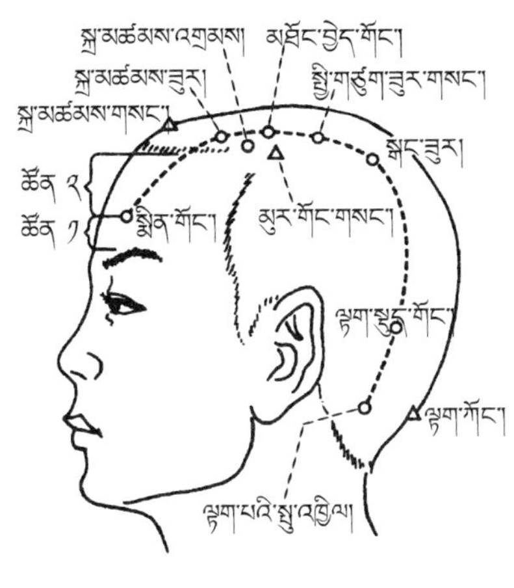

བས་ སྐར་ མ་ ༥ནས་ ༡༠བར་ སྡིག་ པའམ་ ཐེངས་ ༥ནས་ ༡༠བར་ བསྒྲོ།

【ཕན་ཡོན】མགོ་ཁྲེད་ན་བ། མཇིང་པ་རེངས་ཤིང་ན་བ། མིག་ན་བ། རྣ་བ་འུར་བ། འོན་པ། སོ་ན་བ། དཔུང་པ་མི་ཐེག་པ། རྐང་པར་ཤེད་མེད་པ་བཅས་ལ་ཕན།

༡༡. རྣ་རྒྱབ་སྨད།

【གསང་དམིགས】དྲང་མོར་བསྡད་པའམ་བྱུར་ཉལ། རྣ་སྟོད་གསང་དང་རྣ་རྒྱབ་སྐྲ་གསེང་གཉིས་ཀྱི་རྒྱབ་ཏུ་གཞུ་དབྱིབས་སུ་ཅུང་གུག་པའི་སྒྲིལ་ཐིག་སྟེང་ཡས་ནས་མར་གསུམ་ཆ་གཉིས་ཟིན་པའི་སྐྲ་གསེང་དུ་གདབ།

【གདབ་ཐབས】ཚོན་༠. ༣ནས་༠. ༥འཕྲེད་གདབ། སྤྲ་བས་སྐར་མ་༥ནས་༧བར་སྡིག་པའམ་ཐེངས་༥ནས་༡༠བར་བསྒྲོ།

【ཕན་ཡོན】མགོ་བོ་ན་བ། མགོ་ཡུ་འཁོར་བ། མཇིང་པ་རེངས་ཤིང་ན་བ། རྣ་བ་ན་བ། རྣ་བ་འུར་བ། འོན་པ། ཁ་ཁ་བ། ལྕེ་རེངས་པ། སྐད་འགག་པ། རྩིབ་ལོག་ན་བ་བཅས་ལ་ཕན།

༡༢. ཟ་རྒྱབ་སྐྲ་གསེང་།

【གསང་དམིགས】དྲང་སོར་བསྡད་པའམ་ཟུར་ཉལ། རན་ལྟག་རུས་འབུར་གཤམ་གྱི་ཀོང་བུར་གདབ།

【གདབ་ཐབས】ཚོན་༠.༥ནས་༠.༨མས་ཕྱོགས་སུ་གསེག་གདབ། ཐྲ་བས་སྐར་མ་༥ནས་༡༠བར་སྡིག་པའམ་ཐེངས་༥ནས་༡༠བར་བསྐྱོ།

【ཕན་ཡོན】མགོ་བོ་ན་བ། ཟ་ལྟག་ན་བ། མིག་རབ་རིབ་བྱེད་པ། འགྲམ་པ་སྐྲངས་པ། སོ་ན་བ། ཁ་མིག་ཡོ་བ། མཇིང་བ་རེངས་ཤིང་ན་བ། བརྗེད་བྱེད། ཚད་འབྲུ། གཉིད་ཡེར། རྐང་པར་ཞེད་པ་བཅས་ལ་ཕན།

༡༣. སྐྲ་མཚམས་འགྲམ།

【གསང་དམིགས】དྲང་སོར་བསྡད་པ། སྐྲ་མཚམས་གསང་ནས་གཡས་གཡོན་དུ་ཚོན་༣གཞལ་ཞིང་སྐྲ་མཚམས་ནས་གྱེན་ཚོན་༠.༥གཞལ་བའི་སར་གདབ།

【གདབ་ཐབས】ཚོན་༠.༣ནས་༠.༥འཕྲེད་གདབ། ཐྲ་བས་སྐར་མ་༥ནས་༡༠བར་སྡིག་པའམ་ཐེངས་༣ནས་༧བར་བསྐྱོ།

【ཕན་ཡོན】མགོ་བོ་ན་བ། མིག་རབ་རིབ་བྱེད་པ། མིག་མི་གསལ་བ། མཇིང་པ་རེངས་ཤིང་ན་བ། བྱིས་པར་དངངས་སྐྲག་བྱུང་བ། བརྗེད་བྱེད། ལྷུ་བ་སྐྱུག་པ། ཁ་མིག་ཡོ་བ། གཞོགས་ཕྱེད་སྐམ་པ། རྩིབ་ལོག་ན་བ་བཅས་ལ་ཕན།

༡༤. སྨིན་གོང་།

【གསང་དམིགས】དྲང་མོར་བསྡད། མིག་གཉིས་ཀྱིས་དྲང་མོར་མདུན་དུ་བལྟ། རྒྱལ་མོའི་དཀྱིལ་ཐད་ནས་སྨིན་སྟེང་ཚོན་༡གཞལ་བའི་སར་གདབ།

【གདབ་ཐབས】ཚོན་༠.༣ནས་༠.༥འཕྲེད་གདབ། སྒྲོ་བས་སྐར་མ་༥ནས་༡༠བར་སྡིག་པའམ་ཐེངས་༡ནས་༣བར་བསྐྱོ།

【ཕན་ཡོན】དཔྲལ་བ་ན་བ། མིག་རབ་རིབ་བྱེད་པ། མིག་ན་བ། མིག་ལྡིབས་འགྲུལ་བ། མིག་ཤ་ལུག་པ། ཁ་མིག་ཡོ་བ་བཅས་ལ་ཕན།

༡༥. སྐྲ་མཚམས་ཟུར།

【གསང་དམིགས】དྲང་མོར་བསྡད། མིག་གཉིས་ཀྱིས་དྲང་མོར་མདུན་དུ་བལྟ། རྒྱལ་མོའི་དཀྱིལ་ཐད་ནས་སྐྲ་གསེང་ཚོན་༠.༥གཞལ་བའི་སར་གདབ།

【གདབ་ཐབས】ཚོན་༠.༣ནས་༠.༥འཕྲེད་གདབ། སྒྲོ་བས་སྐར་མ་༥ནས་༡༠བར་སྡིག་པའམ་ཐེངས་༣ནས་༥བར་བསྐྱོ།

【ཕན་ཡོན】དཔྲལ་བ་ན་བ། མིག་རབ་རིབ་བྱེད་པ། མིག་ན་བ། མིག་ལྡིབས་འགྲུལ་བ། མིག་ཤ་ལུག་པ། ཁ་མིག་ཡོ་བ་བཅས་ལ་ཕན།

༡༦. སྐྲ་ཟུར་གོང་།

【གསང་དམིགས】དྲང་མོར་བསྡད། སྐྲ་མཚམས་ཟུར་དང་

ལྟག་པའི་ སྤྲུ་ འཁྱིལ་ གཉིས་ ཀྱི་ འབྲེལ་ ཐིག་ སྟེང་ མཚིས་ ཤིང་ སྐྲ་མཚམས་ཟུར་ནས་གྱེན་ཚོན་༡གཞལ་བའི་སར་གདབ།

【གདབ་ཐབས】ཚོན་༠. ༣ནས་༠. ༥འཕྲེད་གདབ། སྤྲ་བས་སྐར་མ་༥ནས་༡༠བར་སྡིག་པའམ་ཐེངས་༣ནས་༥བར་བསྒྲོ།

【ཕན་ཡོན】མགོ་ན་བ། མིག་རབ་རིབ་བྱེད་པ། མིག་དམར་ཞིང་སྐྲངས་ལ་ན་བ། མིག་མི་གསལ་བ། བར་འགྲིབ། སྣ་འཚངས། མིག་དང་མིག་ལྤིབས་སྐྲངས་པ། སོ་ན་བ། འོན་པ། བྱིས་པར་དངངས་སྐྲག་བྱུང་བ་བཅས་ལ་ཕན།

༡༧. སྤྱི་གཙུག་ཟུར་གསང་།

【གསང་དམིགས】དྲང་མོར་བསྡད། སྐྲ་མཚམས་ཟུར་དང་ལྟག་པའི་སྤྲུ་འཁྱིལ་གཉིས་ཀྱི་འབྲེལ་ཐིག་སྟེང་མཚིས་ཤིང་སྐྲ་ཟུར་གོང་ནས་གྱེན་ཚོན་༡གཞལ་བའི་སར་གདབ།

【གདབ་ཐབས】ཚོན་༠. ༣ནས་༠. ༥འཕྲེད་གདབ། སྤྲ་བས་སྐར་མ་༥ནས་༡༠བར་སྡིག་པའམ་ཐེངས་༣ནས་༥བར་བསྒྲོ།

【ཕན་ཡོན】མགོ་ན་བ། མགོ་ཡུ་འཁོར་བ། སོ་ན་བ། མཆུ་རེངས་པ། སྐྱུག་པ། སྐྱུག་མེར་ལངས་པ། མཇིང་པ་རེངས་པ་བཅས་ལ་ཕན།

༡༨. སྣང་ཟུར།

【གསང་དམིགས】དྲང་མོར་བསྡད། སྐྲ་མཚམས་ཟུར་དང་ལྟག་པའི་སྤྲུ་འཁྱིལ་གཉིས་ཀྱི་འབྲེལ་ཐིག་སྟེང་མཚིས་ཤིང་སྤྱི་གཙུག་

བྱུར་གསང་ནས་གྱེན་ཚོན་༡. ༥གཞལ་བའི་སར་གདབ།

【གདབ་ཐབས】ཚོན་༠. ༣ནས་༠. ༥འཕྲེད་གདབ། སྤྲ་བས་སྐར་མ་༥ནས་༡༠བར་སྡིག་པའམ་ཐེངས་༣ནས་༥བར་བསྐྱོ།

【ཕན་ཡོན】མགོ་ན་བ། མགོ་ཡུ་འཁོར་བ། མིག་ན་བ། སྣ་འཚངས་པ། སྣ་ཁྲག་ཤོར་བ་བཅས་ལ་ཕན།

༡༩. ལྷག་སྟུད་གོང་།

【གསང་དམིགས】དྲང་མོར་བསྡད། སྐྲ་མཚམས་བྱུར་དང་ལྷག་པའི་སྤྲུ་འཁྱིལ་གཉིས་ཀྱི་འབྲེལ་ཐིག་སྟེང་མཆིས་ཤིང་སྤྱི་གཙུག་སྤྲུ་འཁྱིལ་ནས་གྱེན་ཚོན་༡. ༥གཞལ་བའི་སར་གདབ།

【གདབ་ཐབས】ཚོན་༠. ༣ནས་༠. ༥འཕྲེད་གདབ། སྤྲ་བས་སྐར་མ་༥ནས་༡༠བར་སྡིག་པའམ་ཐེངས་༣ནས་༥བར་བསྐྱོ།

【ཕན་ཡོན】མགོ་ན་བ། མིག་རབ་རིབ་བྱེད་པ། མིག་དམར་ཞིང་སྐྲངས་པ། མཇིང་པ་རེངས་པ། སྣ་འཚངས་པ། འོན་པ། སྣ་བ་�uར་བ། བརྗེད་བྱེད། དངངས་འདར། ཚ་བའི་ནད་བཅས་ལ་ཕན།

༢༠. ལྷག་པའི་སྤྲུ་འཁྱིལ།

【གསང་དམིགས】ཁ་བུབ་ཏུ་ཉལ། ལྷག་རུས་གཤམ་གྱི་གཡས་གཡོན་དུ་གོང་གོང་ཡོད་པའི་ས་སྟེ་ལྷག་པའི་སྤྲུ་འཁྱིལ་དུ་གདབ།

【གདབ་ཐབས】ཚོན་༠. ༨ནས་༡. ༢མས་ཕྱོགས་སུ

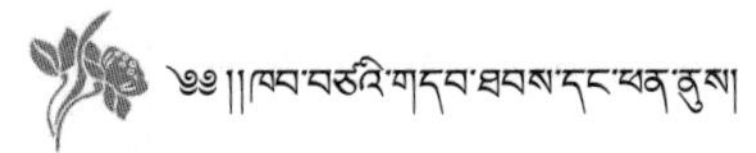

འཕྲེད་གདབ། སྦྲ་བས་སྐར་མ་༥ནས་༡༠བར་སྡིག་པའམ་ཐེངས་༣ནས་༧བར་བསྒྲོ།

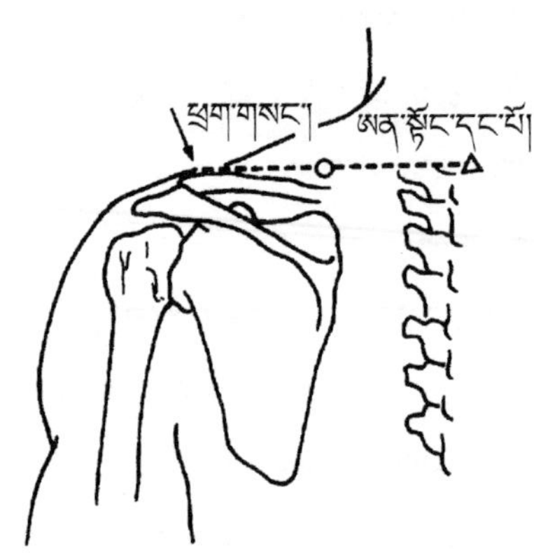

【ཕན་ཡོན】མགོ་ན་བ། མིག་རབ་རིབ་བྱེད་པ། མིག་དམར་ཞིང་སྐྲངས་པ། གཉེར་ཚག། མཛིང་པ་རེངས་པ། སྨྱོད་ཡོང་། སྣ་ཁྲག་ཤོར་བ། སྣ་འཚངས་པ། འོན་པ། རྣ་བ་འུར་བ། གཟའ་ཐོག་པ། ཁ་མིག་ཡོ་བ། གཉིད་ཡེར། བརྗེད་བྱེད། ཚ་བ་རྒྱས་ཀྱང་རྔུལ་མེད་པ། མཁལ་རྐེད་དང་རོ་སྟོད་ན་བ་བཅས་ལ་ཕན།

༢༡. ཐྲག་གསང་།

【གསང་དམིགས】དྲང་མོར་བསྟད། ཨན་སྐྱོང་དང་པོ་དང་དཔུང་རྩེ་གཉིས་ཀྱི་འབྲེལ་ཐིག་དཀྱིལ་དུ་གདབ།

【གདབ་ཐབས】ཚོན་༠. ༥ནས་༠. ༨མདུང་ཚུགས་སུ་གདབ། གཏིང་དུ་གདབ་ན་དོན་ལ་ཕོག་པས་གཟབ།སྦྲ་བས་སྐར་མ་༥ནས་༡༠བར་སྡིག་པའམ་ཐེངས་༣ནས་༧བར་བསྒྲོ།

【ཕན་ཡོན】ཐྲག་རྒྱབ་ན་བ། དཔུང་པ་མི་ཐེག་པ། གཞོགས་སྐྱེད་ཉམས་པ། བཅའ་མི་ཐུབ་པ། བཅས་རྗེས་མངལ་

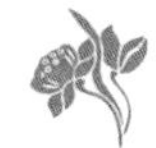

ཁྲག་འབྱམས་པ། ནུ་ཞོ་མི་འབབ་པ། ནུ་ཚབས། མཛིང་པ་རེངས་པ་བཅས་ལ་ཕན།

༢༢. མཆན་གསང་།

【གསང་དམིགས】ཟུར་ཉལ། དཔུང་པ་ཡར་བཏེགས། མཆན་འོག་གཉེར་རིང་དཀྱིལ་ཏེ་རྩིབ་མ་བཞི་པའི་གསེང་དུ་གདབ།

【གདབ་ཐབས】ཚོན་༠. ༥ནས་༠. ༨འཕྲེད་གདབ་དང་གསེག་གདབ། གཏིང་དུ་གདབ་ན་དོན་ལ་ཕོག་པས་གཟབ། སྲྨ་མེ་མི་རུང་།

【ཕན་ཡོན】རྩིབ་འོག་སྡོས་ཤིང་ན་བ། སླི་ལུ། མཆན་འོག་སྐྲངས་པ། དཔུང་པ་ན་ཞིང་མི་ཐེག་པ་བཅས་ལ་ཕན།

༢༣. མཆན་གསང་མདུན།

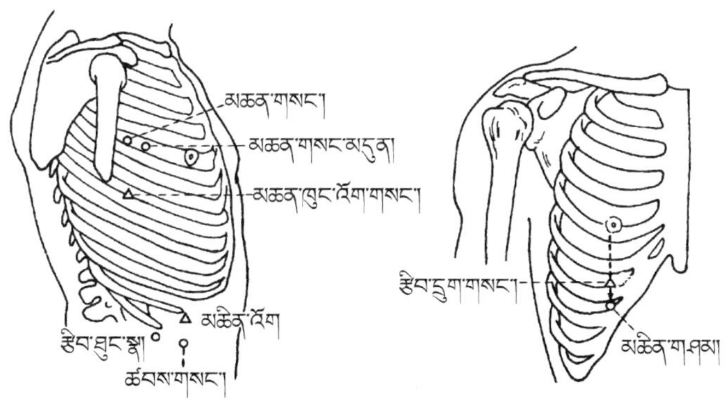

【གསང་དམིགས】ཟུར་ཉལ། དཔུང་པ་ཡར་བཏེགས།

མཚན་འོག་གསང་ནས་བྲང་རུས་སྔོགས་ཀྱི་ཚོན་༡གཞལ་བའི་རྩིབ་མ་བཞི་པའི་གསེང་དུ་གདབ།

【གདབ་ཐབས】ཚོན་༠. ༥ནས་༠. ༨འཕྲེད་གདབ་དང་གསེག་གདབ། གཏིང་དུ་གདབ་ན་དོན་ལ་ཕོག་པས་གཟབ། སྨེ་བས་སྐར་མ་༥ནས་༡༠བར་སྡིག་པའམ་ཐེངས་༣ནས་༥བར་བསྒྲོ།

【ཕན་ཡོན】སྟོད་གང་། རྩིབ་འོག་ན་བ། དབུགས་ཧལ། ཚ་སྐྱུར་སྐྱུག་པ། ཁྲིད་པ་མང་བ། སྐྱུག་པ། མཚན་འོག་སྐྲངས་པ། དཔུང་པ་ན་བ་བཅས་ལ་ཕན།

༢༤. མཆིན་གཞམ།

【གསང་དམིགས】ཀན་རྒྱལ་དུ་ཉལ། ནུ་རྩེའི་དྲང་ཐད་ཀྱི་མས་ཀྱི་རྩིབ་མ་བདུན་པའི་གསེང་དུ་གདབ།

【གདབ་ཐབས】ཚོན་༠. ༥ནས་༠. ༨འཕྲེད་གདབ་དང་གསེག་གདབ། གཏིང་དུ་གདབ་ན་དོན་ལ་ཕོག་པས་གཟབ། སྨེ་བས་སྐར་མ་༥ནས་༡༠བར་སྡིག་པའམ་ཐེངས་༣ནས་༥བར་བསྒྲོ།

【ཕན་ཡོན】རྩིབ་འོག་ན་བ། ལྟོ་བ་སྦོས་པ། ཚ་སྐྱུར་སྐྱུག་པ། སྐྱུག་པ། སྐྲིག་པ། མཁྲིས་པ་རྩ་རྒྱུག་ནད་བཅས་ལ་ཕན།

༢༥. རྩིབ་ཐུང་སྣ།

【གསང་དམིགས】ཟུར་ཉལ། རྩིབ་མ་བཅུ་གཉིས་པའི་སྣེ་གཞམ་དུ་གདབ།

【གདབ་ཐབས】ཚོན་༠. ༥ནས་༡མདུང་ཚུགས་སུ་གདབ།

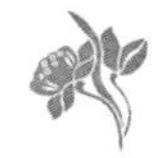

གཏིང་དུ་གདབ་ན་དོན་སྣོད་ལ་ཕོག་པས་གཟབ། སྲ་བས་སྐར་མ་༥ནས་༡༠བར་སྡིག་པའམ་ཐེངས་༣ནས་༥བར་བསྲོ།

【ཕན་ཡོན】རྒྱུ་འཁྲིག། འཁྲུ་བ། ལྟོ་བ་སྦོས་པ། ལྟོ་བ་ན་བ། གཅིན་ཁ་སྲ་བ། མཁལ་རྐེད་དང་པུས་མོ་གྲང་ཞིང་ན་བ། རྩིབ་འོག་ན་བ། མཁལ་རྐེད་རེངས་པ་བཅས་ལ་ཕན།

༢༥. ཚབས་གསང་།

【གསང་དམིགས】ཟུར་ཉལ། རྩིབ་མ་བཅུ་གཅིག་པའི་སྣེ་མོ་ནས་མར་གདབ་པའི་དྲང་ཐིག་དང་ལྟེ་བ་ནས་འཕྲེད་དུ་གདབ་པའི་དྲང་ཐིག་གཉིས་ཀྱི་བསྣོལ་སྟེང་དུ་གདབ།

【གདབ་ཐབས】ཚོན་༡ནས་༡.༥མདུང་ཚུགས་སུ་གདབ། སྲ་བས་སྐར་མ་༡༠ནས་༡༥བར་སྡིག་པའམ་ཐེངས་༥ནས་༧བར་བསྲོ།

【ཕན་ཡོན】གླ་མཚན་འགག་པའམ་གླ་མཚན་འགག་པས་རྒྱུ་ཞབས་སུན་པ། ཁམས་དཀར་དམར་འཛག་པ། བུ་སྣོད་ལུག་པ། ཀླིག་རླུགས། མཁལ་རྐེད་ན་བ་བཅས་ལ་ཕན།

༢༦. ཧ་ཟུར་གོང་།

【གསང་དམིགས】ཟུར་ཉལ། མདུན་གྱི་ཧ་ཟུར་གོང་དུ་ཚོན་༠.༥གཞལ་བའི་ས་སྟེ་ལྟེ་འོག་ཚོན་༣བཅད་པ་དང་མཉམ།

【གདབ་ཐབས】ཚོན་༡ནས་༡.༥མདུང་ཚུགས་སུ་གདབ། སྲ་བས་སྐར་མ་༡༠ནས་༡༥བར་སྡིག་པའམ་ཐེངས་༥ནས་༧བར་

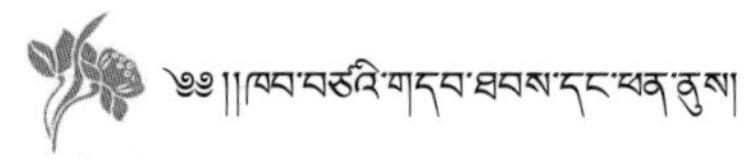

བསྒྲོ།

【ཕན་ཡོན】ཁམས་དཀར་དམར་འཛག་པ། བུ་སྣོད་ལུག་པ། རྒྱུ་རླུགས། རྒྱུ་ཞབས་ན་བ། ཟླ་མཚན་འགག་པ། དྲི་མ་འགག་པ། མཁལ་རྐེད་ན་བ་བཅས་ལ་ཕན།

༢༨. ཧ་བྲུར་མདུན།

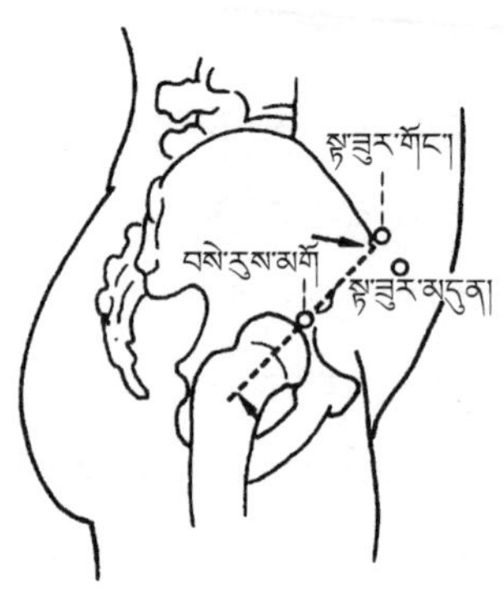

【གསང་དམིགས】བྲུར་ཞལ། ཧ་བྲུར་གོང་ནས་མདུན་གཤམ་དུ་ཚོན་༠.༥གཞལ་བའི་སར་གདབ།

【གདབ་ཐབས】ཚོན་༠.༥ནས་༡.༥མདུང་ཚུགས་སུ་གདབ། ཐྲ་བས་སྐར་མ་༡༠ནས་༣༠བར་ ཐྲིག་ པའམ་ ཐེངས་༥ནས་༡༠བར་བསྒྲོ།

【ཕན་ཡོན】ཁམས་དཀར་དམར་འཛག་པ། བུ་སྣོད་ལུག་པ། རྒྱུ་རླུགས། རྒྱུ་ཞབས་ན་བ། ཟླ་མཚན་འགག་པ། མཚན་པ་འཁྲུམ་ཞིང་ན་བ། སྐྱ་རབ། མཁལ་རྐེད་ན་བ་བཅས་ལ་ཕན།

༢༩. སེ་རུས་མགོ

【གསང་དམིགས】བྲུར་ཞལ། དཔྱི་མིག་ཏུ་འབྲེལ་བའི་སེར་བ་རུས་ཀྱི་མགོར་གདབ།

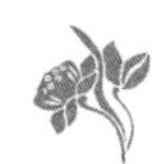

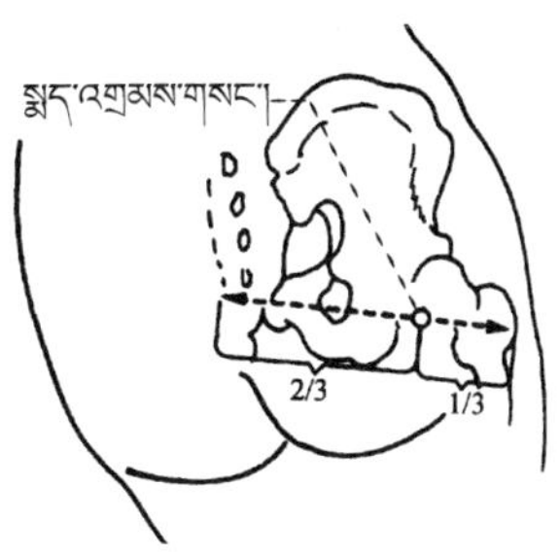

【གདབ་ཐབས】ཚོན་༡ནས་༡.༥མདུང་ཚུགས་སུ་གདབ། སྤྲ་བས་སྐར་མ་༡༠ནས་༢༠བར་སྡིག་པའམ་ཐེངས་༥ནས་༡༠བར་བསྒྲོ།

【ཕན་ཡོན】རྐྱ་རྐྱུགས། རྐང་པར་ཤེད་མེད་པ་བཅས་ལ་ཕན།

༣༠. སྨད་འགྲམས་གསང་།

【གསང་དམིགས】བྲུར་ཉལ། གཞུག་ཆུང་རྩེ་ནས་གཡས་གཡོན་དུ་མཁྲིད་གང་གཞལ་བའི་སར་གདབ།

【གདབ་ཐབས】ཚོན་༢ནས་༣མདུང་ཚུགས་སུ་གདབ། སྤྲ་བས་སྐར་མ་༡༠ནས་༢༠བར་སྡིག་པའམ་ཐེངས་༥ནས་༡༠བར་བསྒྲོ།

【ཕན་ཡོན】མཁལ་རྐེད་ན་བ། རྐང་པར་ཤེད་མེད་པ། གཞོགས་ཕྱེད་ཉམས་པ། འབྲུམ་པ། སྐྱ་རབ། གཞང་འབྲུམ། བུས་མོ་དང་ལོང་ཚིགས་སྐྲངས་པ། ཟླ་འབབ་མས་བཅས་ལ་ཕན།

༣༡. བརླའི་ཕྱི་བྲུར་གསང་།

【གསང་དམིགས】བྲུར་ཉལ། ལག་པ་དྲང་མོར་འཕྱང་ན་གུང་མཛུབ་རྩེ་སླེབས་པའི་ས་དེར་གདབ།

【གདབ་ཐབས】ཚོན་༡ནས་༢མདུང་ཚུགས་སུ་གདབ། སྤྲ་

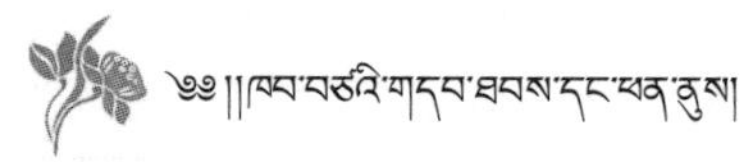

བས་སྐར་མ་༡༠ནས་༡༥བར་སྡིག་པའམ་ཐེངས་༥ནས་༧བར་བསྲོ།

【ཕན་ཡོན】རྐང་པར་ཤེད་མེད་པ། གཉོགས་ཕྱེད་ཉམས་པ། སྦྲིད་པ། ཕུས་མོ་དང་ལོང་ཚིགས་སྐྲངས་པ། ལུས་ལ་ཟ་འཕྲུག་སྐྱེ་བ། ཟླ་འབྱམས་བཅས་ལ་ཕན།

༣༢. ཕྱི་ཟུར་འོག

【གསང་དམིགས】ཟུར་ཉལ། ཕུས་ཚིགས་ཕྱི་ཟུར་དཀྱིལ་ནས་གྱེན་ཚོན་༥གཞལ་བའི་བརླའི་ཕྱི་ཟུར་གྱི་དཀྱིལ་དུ་གདབ།

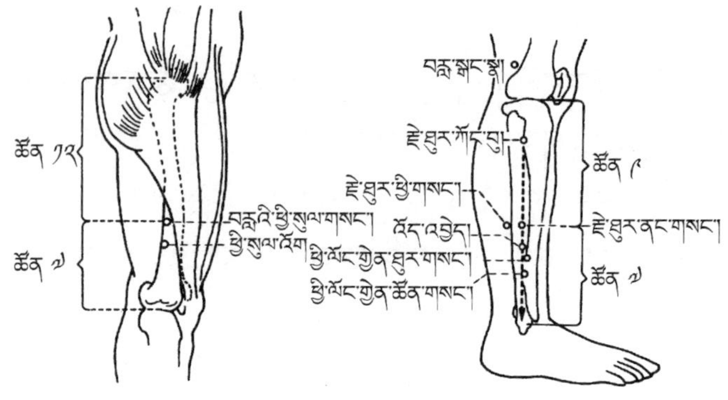

【གདབ་ཐབས】ཚོན་༡ནས་༢མདུང་ཚུགས་སུ་གདབ། སྲ་བས་སྐར་མ་༡༠ནས་༡༥བར་སྡིག་པའམ་ཐེངས་༥ནས་༧བར་བསྲོ།

【ཕན་ཡོན】གཉོགས་ཕྱེད་ཉམས་པ། རྐང་པར་ཤེད་མེད་པ་བཅས་ལ་ཕན།

༣༣. བརླ་རྐང་མགོ

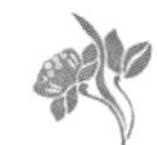

【གསང་དམིགས】བྲུར་ཉལ། རྗེ་ཐུར་གོང་བུ་ནས་གྱེན་ཚོན་༣་གཞལ་བའི་བརྒྱ་རྐང་མར་སྟེ་ཚིགས་མགོའི་ཕྱི་བྲུར་སྟེང་གོང་དུ་གདབ།

【གདབ་ཐབས】ཚོན་༡ནས་༡.༥མདུང་ཚུགས་སུ་གདབ། གཞུང་འགར་གནས་འདིར་གདབ་མི་རུང་བར་བཞེད་ཀྱང་ནད་ཐོག་ཏུ་གནས་འདིར་གདབ་ན་ཕུས་ཚིགས་ན་བར་ཕན་ཞིང་སྦྲ་མེ་གདབ་ན་དེ་བས་ཀྱང་ཕན།

【ཕན་ཡོན】ཕུས་མོ་སྐྲངས་ཤིང་ན་བ། སྐྱིད་ཁུང་རྒྱུས་པ་འཆུས་པ། རྐང་པའི་རྗེ་ངར་སྦྲིད་ཅིང་ན་བ་བཅས་ལ་ཕན།

༣༤. རྗེ་ཐུར་གོང་བུ།

【གསང་དམིགས】བྲུར་ཉལ། རྗེ་ཐུར་མགོའི་མདུན་གཤམ་དུ་གོང་བུ་ཡོད་པར་གདབ།

【གདབ་ཐབས】ཚོན་༡ནས་༡.༥མདུང་ཚུགས་སུ་གདབ། སྦྲ་བས་སྐར་མ་༡༠ནས་༡༥བར་སྲེག་པའམ་ཐེངས་༥ནས་༧བར་བསྲོ།

【ཕན་ཡོན】རྐེད་ལོག་ན་བ། ཁ་ཁ་བ། སྐྱུག་པ། མཁྲིས་པ་ཙ་རྒྱུག། གཞོགས་ཕྱེད་ཉམས་པ། རྐང་པར་ཤེད་མེད་པ། སྦྲིད་པ། ཕུས་མོ་སྐྲངས་ཤིང་ན་བ། བྱིས་པར་དངངས་སྐྲག་བྱུང་བ། བརྗེད་བྱེད་ནད་བཅས་ལ་ཕན།

༣༥. རྗེ་ཐུར་ཕྱི་གསང་།

【གསང་དམིགས】ཟུར་ཞལ་དང་ཡང་ན་དྲང་མོར་བསྡད་པ། ཕྱི་ལོང་རུས་འབུར་ནས་གྱེན་ཚོན་༧གཞལ་བའི་རྗེ་ཐུར་ཕྱི་ཟུར་དུ་གདབ།

【གདབ་ཐབས】ཚོན་༡ནས་༡.༥མདུང་ཚུགས་སུ་གདབ། སྦྲ་བས་སྐར་མ་༡༠ནས་༡༥བར་སྡིག་པའམ་ཐེངས་༥ནས་༧བར་བསྒྲོ།

༣༤. རྗེ་ཐུར་བར་གསང་།

【གསང་དམིགས】ཟུར་ཞལ་དང་ཡང་ན་དྲང་མོར་བསྡད་པ། ཕྱི་ལོང་རུས་འབུར་ནས་གྱེན་ཚོན་༧གཞལ་བའི་རྗེ་ཐུར་མདུན་ཟུར་ཏེ་རྗེ་ཐུར་ཕྱི་ཟུར་ནས་མདུན་དུ་ཚོན་༡གཞལ་བའི་སར་གདབ།

【གདབ་ཐབས】ཚོན་༡ནས་༡.༥མདུང་ཚུགས་སུ་གདབ། སྦྲ་བས་སྐར་མ་༡༠ནས་༡༥བར་སྡིག་པའམ་ཐེངས་༥ནས་༧བར་བསྒྲོ།

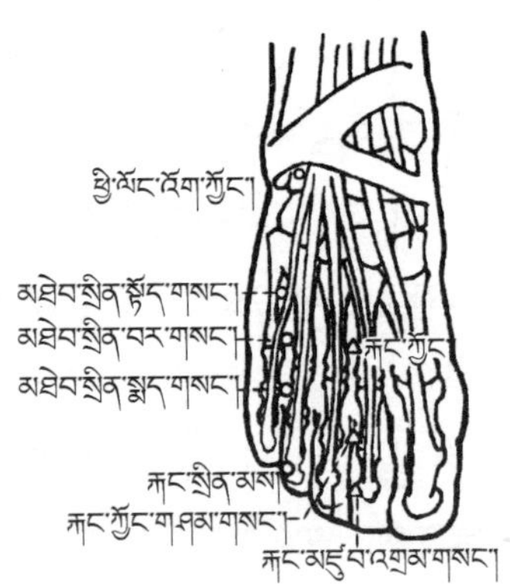

【ཕན་ཡོན】མཇིང་པ་རེངས་ཤིང་གཟེར་བ། རྫིབ་ལོག་ན་བ། རྐང་པར་ཤེད་མེད་པ། བརྗེད་བྱེད་ནད་བཅས་ལ་ཕན།

༣༧. འོད་འབྱེད།

【གསང་དམིགས】བྱུར་ཉལ་དང་ཡང་ན་དྲང་མོར་བསྡད་པ། ཕྱི་ཡོང་རུས་འབུར་ནས་ཕྱིན་ཚོན་༥གཞལ་བའི་རྗེ་ཐུར་མདུན་བྱུར་དུ་གདབ།

【གདབ་ཐབས】ཚོན་༡ནས་༡. ༥མདུང་ཚུགས་སུ་གདབ། སྦྲ་བས་སྐར་མ་༥ནས་༡༠བར་སྡིག་པའམ་ཐེངས་༣ནས་༥བར་བསྲོ།

【ཕན་ཡོན】མིག་ན་ཞིང་རབ་རིབ་བྱེད་པ། སྒྱིད་ཡོང་། ནུ་ཚབས། ཕུས་མོ་ན་བ། རྐང་པར་ཤེད་མེད་པ། གདོང་སྐྲངས་པ་བཅས་ལ་ཕན།

༣༨. ཕྱི་ཡོང་ཕྱིན་ཐུར་གསང་།

【གསང་དམིགས】བྱུར་ཉལ་དང་ཡང་ན་དྲང་མོར་བསྡད་པ། ཕྱི་ཡོང་རུས་འབུར་ནས་ཕྱིན་ཚོན་༤གཞལ་བའི་རྗེ་ཐུར་མདུན་བྱུར་དུ་གདབ།

【གདབ་ཐབས】ཚོན་༡ནས་༡. ༥མདུང་ཚུགས་སུ་གདབ། སྦྲ་བས་སྐར་མ་༥ནས་༡༠བར་སྡིག་པའམ་ཐེངས་༣ནས་༥བར་བསྲོ།

【ཕན་ཡོན】མགོ་ཕྱེད་ན་བ། མིག་གི་ཕྱི་བྱུར་ན་བ། གྲེ་བ་ན་བ། སྒྲོག་རུས་ན་བ། མཚན་འོག་སྐྲངས་པ། མཁལ་རྐེད་གཟེར་བ། རྩིབ་ལོག་ན་བ། རྐང་པའི་ཕྱི་ན་བ། གཞོགས་ཕྱེད་ཉམས་པ། ཚད་འཁྲུ་བཅས་ལ་ཕན།

༣༩. ཕྱི་ཡོང་ཕྱིན་གསང་།

【གསང་མིག】བྱུར་ཉལ་དང་ཡང་ན་དྲང་མོར་བསྡད་པ།

ཕྱི་ལོང་རུས་འབུར་ནས་གྱེན་ཚོན་༣གཞལ་བའི་རྗེ་ཐུར་ཕྱི་ཟུར་དུ་གདབ།

【གདབ་ཐབས】ཚོན་༡ནས་༡.༥མདུང་ཚུགས་སུ་གདབ། སྲ་བས་སྐར་མ་༥ནས་༡༥བར་སྲེག་པའམ་ཐེངས་༣ནས་༧བར་བསྲོ།

【ཕན་ཡོན】གཞོགས་ཕྱེད་ཉམས་པ། མཛིང་པ་རེངས་པ། བྲང་ཁོག་སྟོད་སྨད་སྦྲོས་པ། རྩིབ་ལོག་གཟེར་བ། མཆན་འོག་སྐྲངས་པ། པུས་མོ་དང་སྐྱེད་པ་གཟེར་བ་བཅས་ལ་ཕན།

༩༠. ཕྱི་ལོང་འོག་ཀྱང་།

【གསང་དམིགས】དྲང་མོར་བསྡད་ནས་རྐང་པ་བསྐྱེང་། ཕྱི་ལོང་རུས་འབུར་མདུན་གཤམ་དུ་གོང་བུ་ཡོད་པར་གདབ།

【གདབ་ཐབས】ཚོན་༠.༥ནས་༠.༨མདུང་ཚུགས་སུ་གདབ། སྲ་བས་སྐར་མ་༥ནས་༡༠བར་སྲེག་པའམ་ཐེངས་༡ནས་༣བར་བསྲོ།

【ཕན་ཡོན】མཛིང་པ་རེངས་པ། མཆན་འོག་སྐྲངས་པ། སྟོད་གང་ཞིང་ན་བ། རྩིབ་མ་གཟེར་བ། རྐང་པར་ཤེད་མེད་པ། ཕྱི་ལོང་སྐྲངས་ཤིང་ན་བ། ཕྱི་རྟིང་ན་བ། རྟིང་པའི་རྒྱུས་པ་འཁྱུས་པ། ཚད་འབྲུ། རྒྱུ་ཏྲུགས། མིག་དམར་ཞིང་སྐྲངས་ལ་ན་བ། གཟའ་ཐོག་རྫེས་གཞོགས་ཕྱེད་ཉམས་པ་བཅས་ལ་ཕན།

༩༡. མཐེབ་སྲིན་སྟོད།

【གསང་དམིགས】དྲང་མོར་བསྡད་ནས་རྐང་པ་བསྐྱེང་།

རྐང་པའི་མཐེབ་ཆུང་དང་སྲིན་འཛུབ་གཉིས་ཀྱི་འབྲེལ་མཚམས་ནས་ཀྱེན་ཚོན་༧.༥གཞལ་བའི་རྐང་མཐིལ་རུས་པ་ལྟེ་བ་དང་བཞི་པའི་སྟོད་བར་དུ་གདབ།

【གདབ་ཐབས】ཚོན་༠.༣ནས་༠.༥མདུང་ཚུགས་སུ་གདབ། སྦྲ་བས་སྐར་མ་༥སྐྱིག་པའམ་ཐེངས་༣བསྐོ།

【ཕན་ཡོན】མགོ་ན་བ། མིག་གི་ཕྱི་ཟུར་དམར་སྐྲངས་ཆགས་ནས་ན་བ། མིག་བར་རིབ་བྱེད་པ། ཉུ་ཚབས། རྩིབ་ལོག་ན་བ། ཚད་འགྲུ། གཞོགས་ཕྱེད་ཉམས་པ། སྐྲིད་ཅིང་མི་བཟོད་པ། རྐང་པ་སྐྲངས་པ། ཟླ་མཚན་མི་སྙོམས་པ་བཅས་ལ་ཕན།

༤༢. མཐེབ་སྲིན་བར།

【གསང་དམིགས】དྲང་མོར་བསྟད་ནས་རྐང་པ་བསྲིང་། རྐང་པའི་མཐེབ་ཆུང་དང་སྲིན་མཐེབ་གཉིས་ཀྱི་བར་ནས་ཀྱེན་ཀྱི་རྐང་མཐིལ་རུས་པ་ལྟེ་བ་དང་བཞི་པའི་དབུས་གསེང་དུ་གདབ།

【གདབ་ཐབས】ཚོན་༠.༣ནས་༠.༥མདུང་ཚུགས་སུ་གདབ། སྦྲ་བས་སྐར་མ་༣ནས་༥སྐྱིག་པའམ་ཐེངས་༡ནས་༣བར་བསྐོ།

【ཕན་ཡོན】མགོ་ན་བ། མིག་དམར་སྐྲངས་ཆགས་ནས་ན་བ། རྣ་བ་འུར་བ། འོན་པ། ནང་དོན་སྙོད་ལ་མཆོན་འགྲམས་བྱུང་རྐྱེན་ཁྲག་ལུ་བ །ཉུ་ཚབས། མཚན་འོག་སྐྲངས་པ། རྐེད་པ་ན་བ། རྐང་པ་སྐྲངས་ཤིང་ན་བ་བཅས་ལ་ཕན།

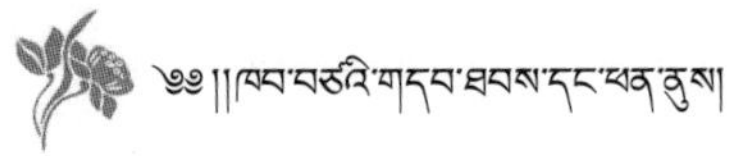

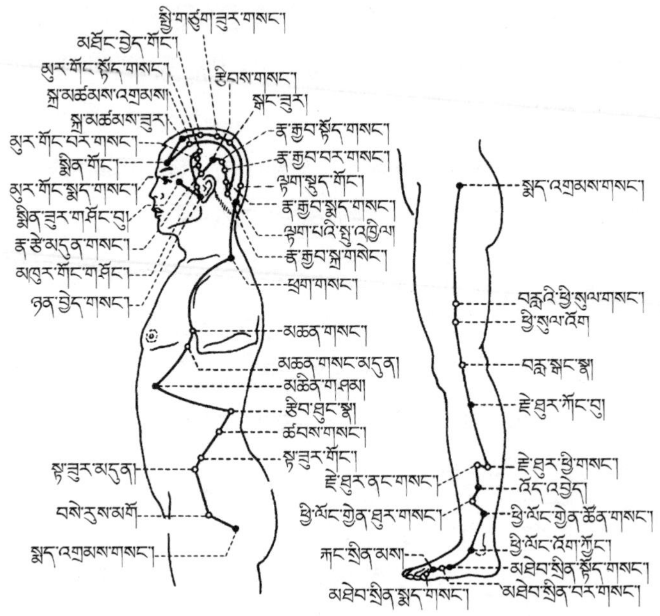

ཁང་པའི་བར་གདགས་མཁྲིས་པའི་རྒྱུ་ལམ་གྱི་གསང་དམིགས།

༤༣. མཐེབ་སྲིན་སྨད།

【གསང་དམིགས】 དྲང་སོར་བསྟད་ནས་ཁང་པ་བསྲིང་། ཁང་པའི་མཐེབ་ཆུང་དང་སྲིན་མཐེབ་གཉིས་པའི་བར་གྱི་རི་མོའི་སྟེང་གདབ།

【གདབ་ཐབས】 ཚོན་༠.༣ནས་༠.༥མདུང་ཚུགས་སུ་གདབ། སྲ་བས་སྐར་མ་༥ནས་༡༠སྲིག་པའམ་ཐེངས་༣བསྲོ།

【ཕན་ཡོན】 མགོ་ན་བ། མིག་གི་ཕྱི་ཟླུར་དམར་སྐྲངས་

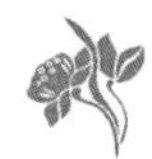

ཆགས་ནས་ན་བ། མིག་བར་རིབ་བྱེད་པ། རྣ་བ་འུར་བ། འོན་པ། འགྲམ་པ་སྐྲངས་ཤིང་ན་བ། རྟེབ་ལོག་ན་བ། ཉུ་ཚབས། ཕྲུས་མོ་ན་བ། རྐང་པ་སྐྲངས་ཤིང་ན་བ། རྐང་མཐེབ་སྦྲིད་ཅིང་རེངས་བ་དང་ན་བ་བཅས་ལ་ཕན།

༤༩. རྐང་སྤྲིན་མས།

【གསང་དམིགས】དྲང་མོར་བསྡད་ནས་རྐང་པ་བསྒྲིང་། རྐང་པའི་སྤྲིན་མཐེབ་སེན་རྩའི་མས་ཟུར་དུ་ཚོན་༠.༡གཞལ་བའི་སར་གདབ།

【གདབ་ཐབས】ཚོན་༠.༣ནས་༠.༥མདུང་ཚུགས་སུ་གདབ། སྲེབས་སྐར་མ་༥ནས་༡༠སྡེག་པའམ་ཐེངས་༣བསྒྲོ།

【ཕན་ཡོན】མགོ་ཕྱེད་ན་བ། མིག་དམར་སྐྲངས་ཆགས་ནས་ན་བ། མིག་རབ་རིབ་བྱེད་པ། རྣ་བ་འུར་བ། འོན་པ། གྲེ་བ་ན་བ། ལྕེ་རེངས་པ། སེམས་མི་སྐྱིད་པ། རྟེབ་ལོག་ན་བ། སྦྲིག་པ། རྐང་མཐེབ་སྐྲངས་ཤིང་ན་བ། གཉིད་ཡེར་བ། རྨི་ལམ་མང་བ། ཚ་བའི་ནད། ཟླ་མཚན་མི་སྙོམས་པ་བཅས་ལ་ཕན།

བཅུ་གཉིས། རྐང་པའི་གཏིང་སྲིབས་མཆིན་པའི་རྒྱ་ལམ།

༡. རྐང་མཐེབ་མས།

【གསང་དམིགས】རྐང་མཐེབ་ཕྱི་ཟུར་གྱི་སེན་མོའི་རྩ་བ

ནས་གམ་དུ་ཚོན་༠.༥གཞལ་བའི་གནས་སུ་གདབ།

【གདབ་ཐབས】ཚོན་༠.༡ནས་༠.༢ཤ་ཁར་གཙགས་དགོས། ཡང་ན་གཙགས་ནས་ཁྲག་འདོན་དགོས། སྲ་བས་སྐར་མ་༥ནས་༡༠བར་སྡིག་པའམ་ཐེངས་༣ནས་༥བར་བསྒྲོ།

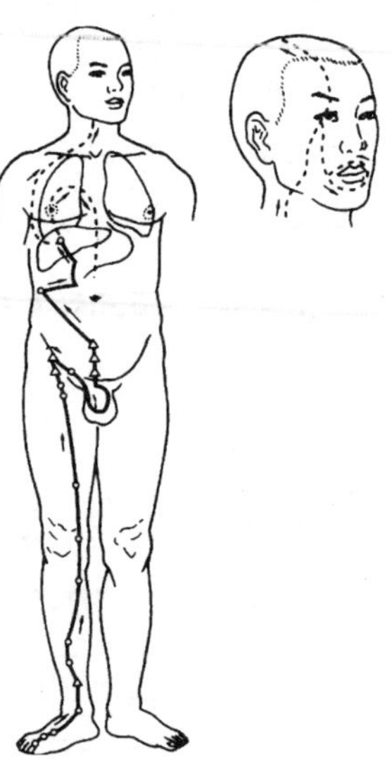
ལག་པའི་གཏིང་གདགས་ཡོང་གའི་རྒྱུ་ལམ།

【ཕན་ཡོན】བརྒྱལ་འཐོག། ཧླིག་ཧླུགས། མཚན་མ་འཁྲུམ་པའམ་སྐྲངས་ཤིང་ན་བ། རྒྱུ་ཞབས་ན་བ། གཉིད་དུས་གཅིན་ཁ་སྐྱི་བ། ས་བོན་ཧླུགས་པ། གཅིན་པར་ཁྲག་འདྲེས་པ། ཟླ་མཚན་མི་སྙོམས་པའམ་འབྲུམས་པ། བུ་སྣོད་ལུག་པ། སྨྱོ་བྱེད་དང་བརྗེད་བྱེད་བཅས་ལ་ཕན།

༢.མཐེབ་མཛུབ་སྨད་གསང་།

【གསང་དམིགས】རྐང་བོལ་དུ་ཡོད་དེ། རྐང་པའི་མཐེབ་ཆེན་དང་མཛུབ་མོ་བར་གྱི་གཉེར་ཚུང་གི་སྣེ་རུ་གདབ།

【གདབ་ཐབས】ཚོན་༠.༥ནས་༠.༨ཤ་ཁར་གསེག

གདབ། སྒྲ་བས་སྐར་མ་༥ནས་༡༠བར་སྡིག་པའམ་ཐེངས་༣ནས་༥བར་བསྒྲོ།

【ཕན་ཡོན】གཟའ་གྲིབ་དང་། མགོ་ཡུ་འཁོར་ཞིང་ན་བ། ཆ་བ་འུར་བ། མིག་དམར་ལ་སྐྲངས་ཤིང་ན་བ། མིག་མི་གསལ་བ། ཁ་སློ་བ། གྲེ་བ་ན་བ། སྟོད་དུ་གང་སྐྲམ་བྱེད་པ། སྒྲིག་པ་འབྱུང་བ། གློ་ལུ། གཉིད་ཡེར་བ། ཁ་མིག་ཡོ་བ། བརྗེད་བྱེད། ལྷ་མཚན་མི་སྨོམས་པའམ་འབྱམས་པ། ལྷ་མཚན་ལྷན་དུས་ན་བའམ་འཁྲིངས་པ། ལྷ་མཚན་དཀར་པོ་འབྱམས་པ། མཚན་བར་ན་བ། ལྷིག་ལྷུགས། ས་བོན་ལྷུགས་པ། མལ་གཅིན། གཅིན་ཁ་སྲུབ། དྲི་མ་འགག་པ། ཕུས་མོ་སྐྲངས་པ། རྐང་པའི་ནང་ལོག་ན་བ་བཅས་ལ་ཕན།

༣. མཐེབ་མཛུབ་སྟོད་གསང་།

【གསང་དམིགས】རྐང་བོལ་དུ་ཡོད་དེ། རྐང་མཐིལ་ཏུས་པ་དང་པོ་དང་གཉིས་པའི་འབྲེལ་མཚམས་མདུན་གྱི་གོང་ཐུར་གདབ།

【གདབ་ཐབས】ཚོན་༠. ༥ནས་༠. ༨མདུང་ཚུགས་སུ་གདབ། སྒྲ་བས་སྐར་མ་༥ནས་༡༠བར་སྡིག་པའམ་ཐེངས་༣ནས་༥བར་བསྒྲོ།

【ཕན་ཡོན】གཟའ་གྲིབ་དང་། བརྒྱལ་འདོག། མགོ་ཡུ་འཁོར་ཞིང་ན་བ། ཆ་བ་འུར་བ། མིག་དམར་ལ་སྐྲངས་ཤིང་ན་བ། ཁ་སློ་བ། གྲེ་བ་ན་བ། སྟོད་དུ་གང་སྐྲམ་བྱེད་པ། སྒྲིག་པ་འབྱུང་བ།

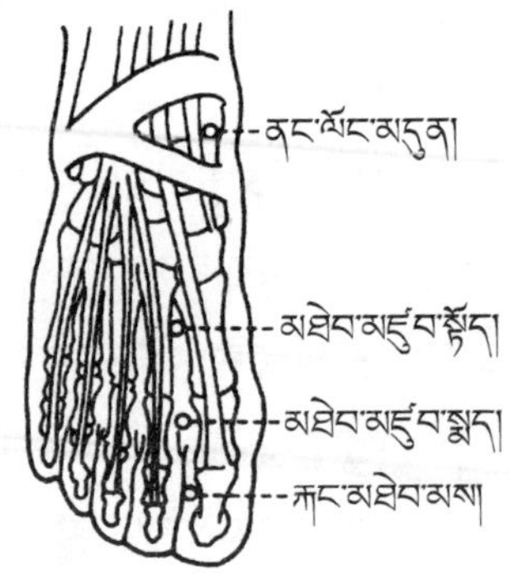

ཀྲོད་པ་སྐྲོས་པ། ཟླ་མཚན་མི་སྙོམས་པའམ་འགྲམས་པ། ཟླ་མཚན་ལྷན་དུས་ན་བ་དང་འཁྱིངས་པ། ཟླ་མཚན་དཀར་པོ་འབྲམས་པ། མཁྲིས་པ་རྩ་རྒྱུག། རྩིབ་ལོག་ན་བ། སྐྲིག་སྐྱུག་བྱེད་པ། མལ་གཅིན། ཕུས་མོའི་ནང་ལོགས་ན་བ། རྐང་པ་བཤལ་བ། རྐང་སོར་སྐྲངས་ཤིང་ན་བ། བྲིས་པར་དངངས་སྐྲག་བྱུང་བ། སྨྱོ་བྱེད་དང་བརྗེད་བྱེད་བཅས་ལ་ཕན།

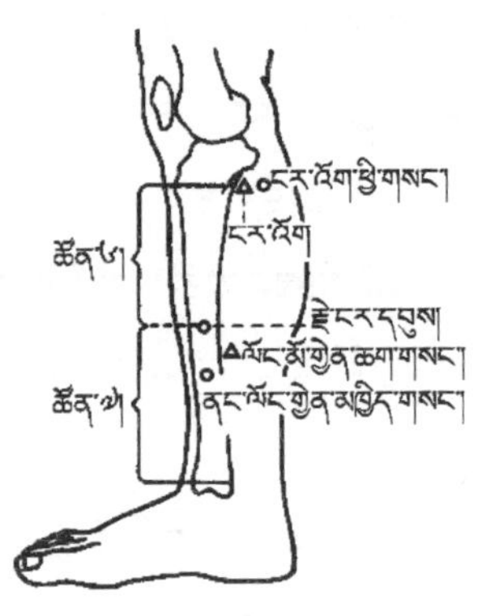

༤. ནང་ལོང་མདུད།

【གསང་དམིགས】ནང་ལོང་གི་མདུན་དུ་ཚོན་༡བཅལ་བའི་རྗེ་ངར་རུས་པའི་མདུན་ཤའི་ཚ་རྒྱུས་ནང་ངོས་ཀྱི་གོང་བུར་གདབ།

【གདབ་ཐབས】ཚོན་༠.༥ནས་༠.༨མདུང་ཚུགས་སུ་གདབ་དགོས། སྲ་བས་སྐར་མ་༥ནས་༡༠བར་སྡིག་པའམ་ཐེངས་༣བསྒྲེ།

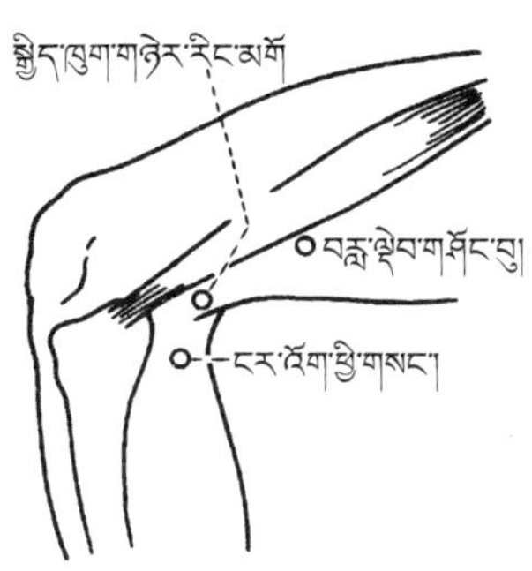

【ཕན་ཡོན】ཐིག་ཐུགས་དང་ས་བོན་ཐུགས་པ། མཚན་མ་གཡའ་བ། མལ་གཅིན། གཅིན་ཁ་སྲ་བ། མཁྲིས་པ་རྩར་རྒྱུག ནང་ལོང་སྐྲངས་ཟིང་ན་བ་བཅས་ལ་ཕན།

༥. ནང་ལོང་གྱེན་མཁྱིད་གསང་།

【གསང་དམིགས】ནང་ལོང་རྩེ་མོ་ནས་གྱེན་དུ་ཚོན་༥བཅལ་བའི་རྗེ་ངར་ནང་ངོས་ཀྱི་དབུས་སུ་གདབ་དགོས།

【གདབ་ཐབས】ཚོན་༠.༥ནས་༠.༨འཕྲེད་གདབ། སྲ་བས་སྐར་མ་༥ནས་༧༠བར་སྡིག་པའམ་ཐེངས་༣ནས་༥བར་བསྒྲོ།

【ཕན་ཡོན】ཟླ་མཚན་མི་སྙོམས་པའམ་འགྲམས་པ། ཟླ་མཚན་དཀར་པོ་འགྲམས་པ། མོ་མཚན་ན་བ། མཁལ་རྐེད་དང་རྒྱུ་ཞབས་ན་བ། གཅིན་ཁ་སྲ་བ། ཐིག་ཐུགས། མལ་གཅིན། འབྲས་བུ་སྐྲངས་ཟིང་ན་བ་སོགས་ལ་ཕན།

༦. རྗེ་ངར་དབུས།

【གསང་དམིགས】ནང་ལོང་རྩེ་མོ་ནས་གྱེན་དུ་ཚོན་༧བཅལ་བའི་རྗེ་ངར་ནང་ངོས་ཀྱི་དབུས་སུ་གདབ་དགོས།

【གདབ་ཐབས】ཚོན་༠.༥ནས་༠.༨འཕྲེད་གདབ། སྲ་

བས་སྐར་མ་༥ནས་༡༠བར་སྡིག་པའམ་ཐེངས་༣ནས་༥བར་བསྒྲོ།

【ཕན་ཡོན】ཟླ་མཚན་མི་སྙོམས་པའམ་འཁྲམས་པ། ཟླ་མཚན་དཀར་པོ་འཁྲམས་པ། བུ་སྣོད་ལུག་པ། མཚན་མ་གཡའ་བ། གཅིན་ཁ་སྲ་བ། ཧྲིག་ཧྲུགས། རྒྱུ་ཞབས་ན་བ། བཙས་རྗེས་མངལ་ཁྲག་མི་ཆོད་པ། དྲག་ཏུ་འཁྲུ་བ། རྐང་པའི་རྗེ་ངར་སྐྲངས་ཤིང་ན་བ་སོགས་ལ་ཕན།

༧. ངར་འོག་ཕྱི་གསང་།

【གསང་དམིགས】རྗེ་ངར་གྱི་ནང་ངོས་ནུས་འབུར་གོང་མའི་རྒྱབ་གཉམ་དུ་མཆིས་ཏེ། ངར་འོག་གསང་གི་རྒྱབ་ཏུ་ཚོན་༡གཞལ་བའི་གནས་སུ་གདབ།

【གདབ་ཐབས】ཚོན་༡ནས་༡.༥མདུང་ཚུགས་སུ་གདབ། སྤྲ་བས་སྐར་མ་༥ནས་༡༠བར་སྡིག་པའམ་ཐེངས་༣ནས་༥བར་བསྒྲོ།

【ཕན་ཡོན】པུས་མོ་དང་ལྷ་ང་སྐྲངས་ཤིང་ན་བ། རྐང་པ་སྐམ་ཞིང་ན་བ། རྐང་པ་བརྐྱང་བསྐུམ་མི་ཐུབ་པ། གྲི་བ་སྐྲངས་ཤིང་ན་བ་བཅས་ལ་ཕན།

༨. སྦྲིད་ཁུག་གཉེར་རིང་མགོ།

【གསང་དམིགས】པུས་མོ་སྐུམ་སྟེ། པུས་ནང་གི་གཉེར་རིང་གི་སྟེང་ཕྱོགས་ཀྱི་ཆུ་རྒྱུས་ཀྱིས་གྲུབ་པའི་གོང་བུར་གདབ།

【གདབ་ཐབས】ཚོན་༡ནས་༡.༥མདུང་ཚུགས་སུ་གདབ། སྤྲ་བས་སྐར་མ་༥ནས་༡༠བར་སྡིག་པའམ་ཐེངས་༣ནས་༥བར་བསྒྲོ།

【ཕན་ཡོན】ཟླ་མཚན་མི་སྙོམས་པ། ཟླ་མཚན་འབབ་དུས་ན་བ། ཟླ་མཚན་དཀར་པོ་འབྱམས་པ། བུ་སྣོད་ལུག་པ། མཚན་མ་གཡའ་བ། བཙས་རྗེས་གསུམ་པ་ན་བ། ས་བོན་རླུགས་པ་དང་། དབང་པོ་མི་ལྡང་བ། རླིག་རླུགས། མིག་རབ་རིབ་བྱེད་པ། སྨྱོ་ནད། ཕུས་མོ་དང་ལྷ་ང་ན་བ། རྐང་པ་སྐམ་ཞིང་ན་བ་བཅས་ལ་ཕན།

༩. བརླ་ལྡེབ་གཞོང་བུ།

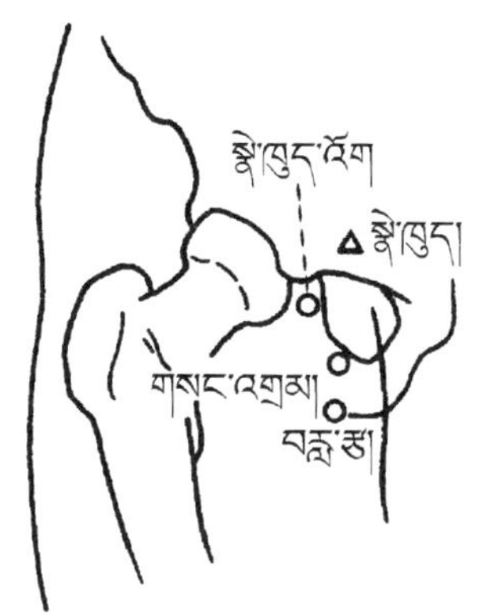

【གསང་དམིགས】རྗེ་ངར་གྱི་ནང་ངོས་རུས་འབུར་གོང་མ་ནས་གྱེན་དུ་ཚོན་༤བཅལ་བའི་བརླ་ཤ་རིང་བའི་ཕྱི་མཐའ་རུ་གདབ་དགོས།

【གདབ་ཐབས】ཚོན་༠.༤ནས་༡.༥མདུང་ཚུགས་སུ་གདབ། སྲ་བས་སྐར་མ་༥ནས་༡༥བར་སྡིག་པའམ་ཐེངས་༣ནས་༧བར་བསྒྲོ།

【ཕན་ཡོན】ཟླ་མཚན་མི་སྙོམས་པ། གཅིན་ཁ་སྲུབ། མལ་གཅིན། དབང་པོ་མི་ལྡང་བ། མཁལ་རྐེད་དང་རྒྱུ་ཞབས་ན་བ་བཅས་ལ་ཕན།

༡༠. བརླ་རྩ།

【གསང་དམིགས】སྣེ་ཁུད་གསང་ནས་ཐུར་དུ་ཚོན་༣གཞལ་

བའི་བརྐྱ་རྐང་གི་རྩ་བ། མདོ་རུས་མདུད་འབུར་གྱི་གཤམ་དུ་གདབ།

【གདབ་ཐབས】ཚོན་༠.༤ནས་༡.༥མདུང་ཚུགས་སུ་གདབ། སྲྫབས་སྐར་མ་༥ནས་༡༠བར་སྡིག་པའམ་ཐེངས་༣ནས་༥བར་བསྐྱོ།

【ཕན་ཡོན】རྐྱུ་ཞབས་ན་བ། གཅིན་པ་གཏོང་མི་ཐུབ་པ། བུ་སྣོད་ལུག་པ། འབྲས་བུ་སྐྲངས་ཤིང་ན་བ། མལ་གཅིན། འདོམས་གཡའ། རླིག་འབྲས་སྐྲངས་པ། ཡན་ལག་འཁྱུམ་པ་བཅས་ལ་ཕན།

༡༡. གསང་འགྲམ།

【གསང་དམིགས】སྟེ་ཁུད་གསང་ནས་ཐུར་དུ་ཚོན་༢གཞལ་བའི་བརྐྱ་རྐང་གི་རྩ་བ། མདོ་རུས་མདུད་འབུར་གྱི་གཤམ་དུ་གདབ།

【གདབ་ཐབས】ཚོན་༠.༤ནས་༡.༥མདུང་ཚུགས་སུ་གདབ། སྲྫབས་སྐར་མ་༥ནས་༡༠བར་སྡིག་པའམ་ཐེངས་༣ནས་༥བར་བསྐྱོ།

【ཕན་ཡོན】རླྀ་མཚན་མི་སྨྱོམས་པ། རླྀ་མཚན་དཀར་པོ་འབྱམས་པ། འདོམས་གཡའ། མངལ་མི་ཆགས་པ། སྟེ་ཁུད་ན་བ། རྐང་པ་རེངས་པ། རྐྱུ་ཞབས་ན་བ་བཅས་ལ་ཕན།

༡༢. སྟེ་ཁུད་འོག།

【གསང་དམིགས】མདོ་རུས་འབྲེལ་མཚམས་ཀྱི་འོག་མཐའི་དཀྱིལ་ཚད་ནས་གཡས་གཡོན་དུ་ཚོན་༢.༥གཞལ་བའི་གནས་སུ་གདབ།

【གདབ་ཐབས】ཚོན་༠.༥ནས་༡མདུང་ཚུགས་སུ་གདབ། སྲྫབས་སྐར་མ་༥ནས་༡༠བར་སྡིག་པའམ་ཐེངས་༣ནས་༥བར་བསྐྱོ།

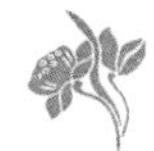

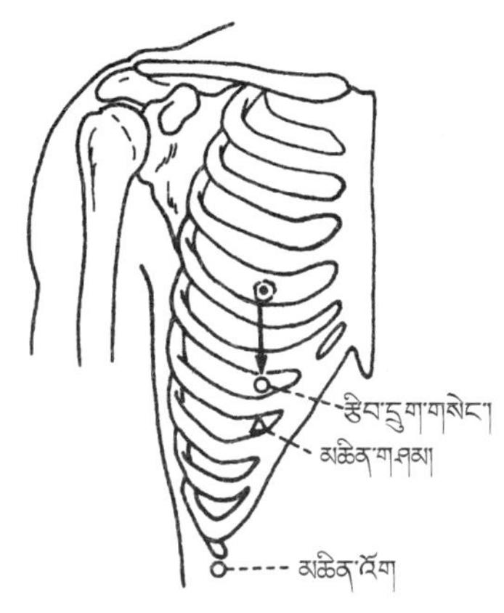

【ཕན་ཡོན】རྒྱུ་ཞབས་ན་བ། གློག་ཐྲུགས། མོ་མཚན་ན་བ། བུ་སྣོད་ལུག་པ། སྔེ་ཁྱུད་ན་བ་བཅས་ལ་ཕན།

༡༣. མཆིན་འོག།

【གསང་དམིགས】རྩིབ་བར་བཅུ་གཅིག་པའི་རྩེ་མོའི་གཞམ་གནས་སུ་གདབ།

【གདབ་ཐབས】ཚོན་༡ནས་༡.༥མདུང་ཚུགས་སུ་གདབ་དགོས། སྲྲ་བས་སྐར་མ་༥ནས་༡༠བར་སྡེག་པའམ་ཐེངས་༢ནས་༥བར་བསྲོ།

【ཕན་ཡོན】རྒྱུ་ཞབས་ན་བ། གྲོད་པ་སྦོས་ཤིང་ན་བ། རྒྱུ་འཁྲོག། འབྲུ་བ། སྐྱུག་པ། བྲང་དང་རྩིབ་མ་ན་བ། མཁྲིས་པ་ཙར་རྒྱུག། མཁལ་རྐེད་ན་ཞིང་དགྱེ་དགུར་མི་ཐུབ་པ། གློག་ཐྲུགས། བུ་སྣོད་ལུག་པ་བཅས་ལ་ཕན།

༡༤. རྩིབ་དྲུག་གསེང་།

【གསང་དམིགས】ནུ་རྩེ་ནས་ཐུར་དུ་དྲང་ཚུགས་སུ་བཅལ་བའི་རྩིབ་བར་དྲུག་པ་སྟེ། མདུན་གྱི་གཞུང་ཐིག་ནས་འགྲམ་དུ་ཚོན་༤གཞལ་བའི་གནས་སུ་གདབ།

【གདབ་ཐབས】ཚོན་༠.༥ནས་༠.༨གསེག་གདབ་བམ་

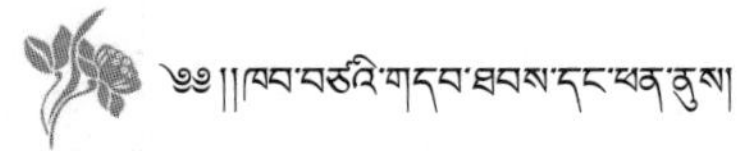

འཕྲེད་གདབ། ཐྲུ་བས་སྐར་མ་༥ནས་༡༠བར་སྡིག་པའམ་ཐེངས་༣ནས་༥བར་བསྐྱོ།

【ཕན་ཡོན】སྟོད་དུ་གང་སྐམ་བྱེད་པ། ཕོ་བ་སྦྲོས་ཞིང་ན་བ། ཆུ་སྐྱུར་སྐྱུག་པ། སྐྱིགས་པ་འབྱིན་པ། འབྲུ་སྐྱུག་བྱེད་པ། ཚད་འབྲུ། ཁ་ཟས་མི་ལེན་པ། མལ་གཅིན། གཅིན་ཁ་སྲ་བ། སྟོད་དུ་ཚ་བ་རྒྱས་པ། སློ་ལྕུ། ནུ་ཚབས་བཅས་ལ་ཕན།

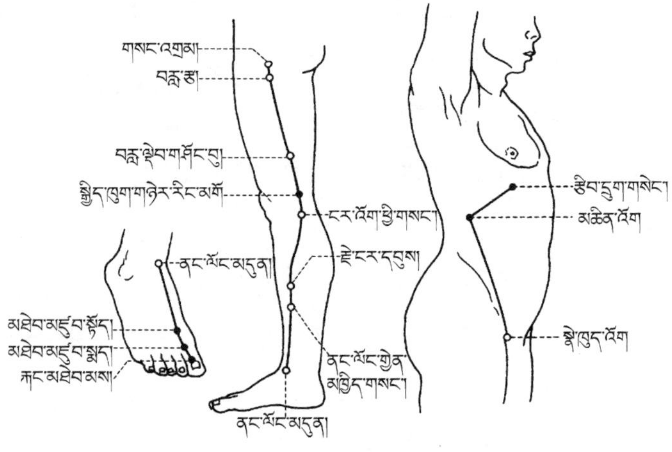

ལག་པའི་གཏིང་གདགས་ལོང་གའི་རྒྱུ་ལམ།

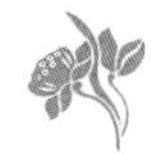

ལེའུ་གསུམ་པ། མདུན་རྒྱབ་རྒྱུ་ལམ་གཉིས་ཀྱི་སྟེང་གི་གསང་དམིགས།

དང་པོ། རྒྱབ་དཀྱིལ་རྒྱུ་ལམ།

༡. གཞུག་ཆུང་རྩེ།

【གསང་དམིགས】ཕུས་མོ་སར་བཙུག་པའམ་ཙོག་ཕུར་བསྡད་དེ། གཞུང་ཆུང་རྩེ་དང་གཞང་ཁ་སྦྲེལ་ཐིག་གི་དཀྱིལ་ཚད་དུ་གདབ་དགོས།

【གདབ་ཐབས】ཚོན་༠.༢ནས་༡གསེག་གདབ་བམ་འཕྲེད་གདབ། སྦྲ་བས་སྐར་མ་༥ནས་༡༠བར་སྲེག་པའམ་ཐེངས་༥ནས་༡༠བར་བསྒྲོ།

【ཕན་ཡོན】སྟོ་བ་འཁྲུ་བ་དང་། ཚད་འཁྲུ། ཁྲག་བཤལ་བ། དྲི་མ་འགགས་པ། གཞང་འབྲུམ། གཞང་ལུག་པ། སྨྱོ་བྱེད་དང་བརྗེད་བྱེད། འདོམས་གཡའ། མཁལ་རྐེད་དང་ཤ་གདོང་གི་ན་ཟུག་སོགས་ལ་ཕན།

༢. གཞང་གསང་།

【གསང་དམིགས】ཤ་གདོང་ཁུང་བུའི་གས་མཚམས་སུ་གདབ་དགོས།

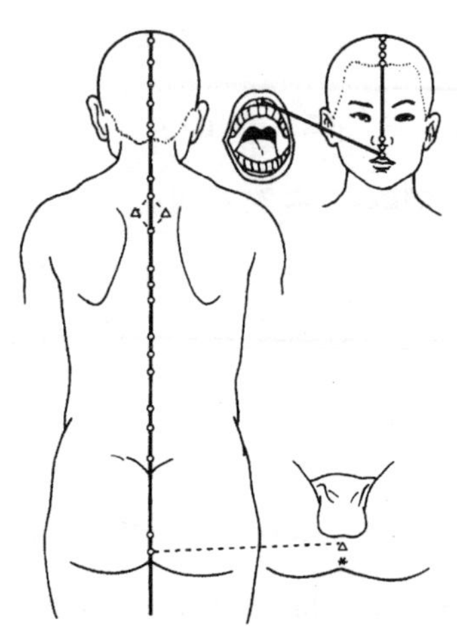

རྒྱབ་དཀྱིལ་རྒྱུ་ལམ།

【 གདབ་ ཐབས 】 ཚོན་ ༠.༥ ནས་ ༡གསེག་ གདབ་ བམ་ འཕྲེད་ གདབ། སྲོ་ བས་ སྐར་ མ་ ༥ནས་ ༡༠བར་ སྡིག་ པའམ་ ཐེངས་ ༣ནས་༧བར་བསྒྲོ།

【 ཕན་ ཡོན 】 སྨྱོ་ བ་ འབྲུ་ བ་ དང་། ཚད་ འབྲུ། ཁྲག་ བཤལ་ བ། དྲི་ མ་ འགགས་པ། གཞང་འབྲུམ། གཞང་ལུག་པ། ཟླ་མཚན་མི་སྙོམས་པ་ དང་ འགྱིངས་ པ། མཁལ་ རྐེད་ འཁོར་ ཞིང་ གཟེར་ བ། མལ་གཅིན། རྐང་པ་བཤལ་ཞིང་ན་བ། བརྗེད་བྱེད། རྐང་པ་སྦྲིད་ཅིང་སྐམ་པ་སོགས་ལ་ཕན།

༣. ཡོང་གའི་གསང་།

【 གསང་ དམིགས 】 རྒྱབ་ ཀྱི་ གཞུང་ ཐིག་ སྟེང་ དུ་ ཡོད་ དེ། རྐེད་ཚིགས་བཞི་པའི་ཟེ་རུས་འོག་གི་ཀོང་བུར་གདབ་དགོས།

【 གདབ་ཐབས 】 ཚོན་ ༠. ༥ནས་ ༡སྐྱེན་ དུ་ གསེག་ གདབ་ བམ་འཕྲེད་ གདབ། སྲོ་བས་སྐར་ མ་༥ནས་ ༡༥བར་ སྡིག་ པའམ་ ཐེངས་༣ནས་༧བར་བསྒྲོ།

 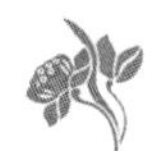

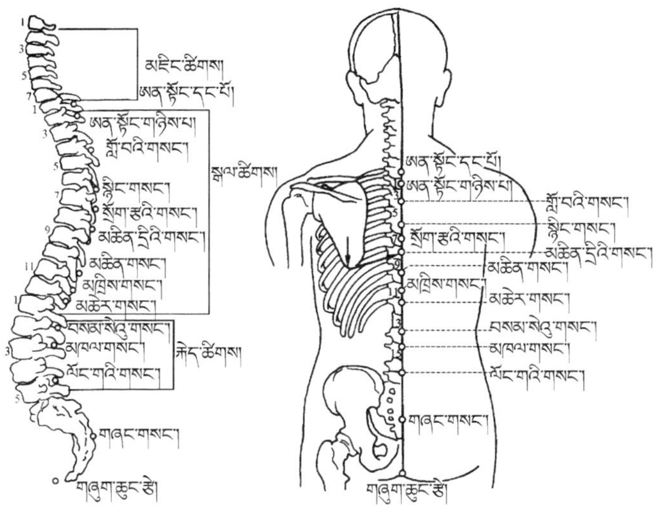

རྒྱབ་དཀྱིལ་རྒྱུ་ལམ་གྱི་གསང་དམིགས།

【ཕན་ཡོན】མཁལ་རྐེད་དང་ཞ་གདོང་གི་གནས་གཟེར་བ། རྐང་པ་བཤལ་ཞིང་ན་བ། ཟླ་མཚན་མི་སྙོམས་པ། ཟླ་མཚན་དཀར་པོ་འབྱམས་པ། ས་བོན་ཟླུགས་པ། དབང་པོ་མི་ལྡང་བ། གཞང་འབྲུམ། རྐང་པ་སྦྲིད་ཅིང་སྐམ་པ་སོགས་ལ་ཕན།

༩. མཁལ་གསང་།

【གསང་དམིགས】རྒྱབ་ཀྱི་གཞུང་ཐིག་སྟེང་དུ་ཡོད་དེ། རྐེད་ཚིགས་གཉིས་པའི་ཟེ་རྡུས་འོག་གི་ཁོང་བུར་གདབ་དགོས།

【གདབ་ཐབས】ཚོན་༠. ༥ནས་༡བྱིན་དུ་གསེག་གདབ་

བམ་འཕྲེད་གདབ། སྨྲ་བས་སྐར་མ་༥ནས་༡༥བར་སྙིག་པའམ་ཐེངས་༣ནས་༧བར་བསྒྲོ།

【ཕན་ཡོན】མཁལ་རྐེད་ན་བ། རྐང་པ་བཤལ་ཞིང་ན་བ། ཟླ་མཚན་མི་སྙོམས་པ། ཟླ་མཚན་དཀར་པོ་འབྱམས་པ། ཟླ་མཚན་ལྷན་དུས་ན་བ། ཟླ་མཚན་འགྲིངས་པ། མངལ་མི་ཆགས་པ། ས་བོན་ལྷུགས་པ། དབང་པོ་མི་ལྡང་བ། ས་བོན་མི་རུང་བ། གཅིན་པ་བཏང་ཡང་མ་གཙིས་སེམས་པ་སོགས་སྐྱེས་པའི་མཁལ་དྲོད་ཉམས་པའི་ནད་དང་། རྒྱུ་ཞབས་གྲང་བ། ལྟོ་བ་འཁྲུ་བ། མཁལ་རྐེད་རེངས་པ། པུས་མོ་གྲང་མོར་ཆགས་ཤིང་ཤུགས་མེད་པ། རྐང་པ་སྦྲིད་པ་བཅས་ཀྱི་ནད་ལ་ཕན།

༥. བསམ་སེའུ་གསང་།

【གསང་དམིགས】རྒྱབ་ཀྱི་གཞུང་ཐིག་སྟེང་དུ་ཡོད་དེ། རྐེད་ཚིགས་དང་པོའི་ཟེ་རུས་འོག་གི་གོང་བུར་གདབ་དགོས།

【གདབ་ཐབས】ཚོན་༠.༥ནས་༡གྱེན་དུ་གསེག་གདབ། སྨྲ་བས་སྐར་མ་༥ནས་༡༥བར་སྙིག་པའམ་ཐེངས་༣ནས་༧བར་བསྒྲོ།

【ཕན་ཡོན】མཁལ་རྐེད་ན་བ། ལྟོ་བ་སྦྲོས་ཤིང་ན་བ། ཙམ་པ་འཁྲུ་བ། ཚད་འཁྲུ། གཞང་ལུག་པ། མཁལ་རྐེད་རེངས་པ་བཅས་ལ་ཕན།

༦. མཆེར་གསང་།

【གསང་དམིགས】རྒྱབ་ཀྱི་གཞུང་ཐིག་སྟེང་དུ་ཡོད་དེ།

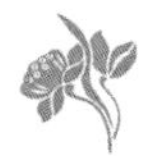

སྐལ་ཚིགས་བཅུ་གཅིག་པའི་ཟེ་རུས་འོག་གི་ཀོང་བུར་གདབ་དགོས།

【གདབ་ཐབས】ཚོན་༠.༥ནས་༡གྱེན་དུ་གསེག་གདབ། སྤྲ་བས་སྐར་མ་༥ནས་༡༥བར་སྡེག་པའམ་ཐེངས་༥ནས་༡༠བར་བསྲོ།

【ཕན་ཡོན】བརྒྱལ་འདོག་དང་། མཁྲིས་པ་རྩ་རྒྱུག སྟོ་བ་བཤལ་བ། ཚད་འཁྲུ། གཞང་འབྲུམ། གཞང་ལུག་པ། ཁྲག་བཤལ་བ། མཁལ་རྐེད་འཁོར་ཞིང་ན་བ། ཁྱིས་པའི་བྲུངས་ཟད་བཅས་ལ་ཕན།

༧.མཁྲིས་གསང་།

【གསང་དམིགས】རྒྱབ་ཀྱི་གཞུང་ཐིག་སྟེང་དུ་ཡོད་དེ། སྐལ་ཚིགས་བཅུ་པའི་ཟེ་རུས་འོག་གི་ཀོང་བུར་གདབ་དགོས།

【གདབ་ཐབས】ཚོན་༠.༥ནས་༡གྱེན་དུ་གསེག་གདབ། སྤྲ་བས་སྐར་མ་༥ནས་༡༥བར་སྡེག་པའམ་ཐེངས་༣ནས་༧བར་བསྲོ།

【ཕན་ཡོན】མཁྲིས་པ་རྩ་རྒྱུག སྐྱུག་པ། ཕོ་བ་ན་ཞིང་སྦྲོས་པ། ཡི་ག་མེད་པ། མཁལ་རྐེད་དང་རོ་སྟོད་ན་བ་བཅས་ལ་ཕན།

༨.མཆིན་གསང་།

【གསང་དམིགས】རྒྱབ་ཀྱི་གཞུང་ཐིག་སྟེང་དུ་ཡོད་དེ། སྐལ་ཚིགས་དགུ་པའི་ཟེ་རུས་འོག་གི་ཀོང་བུར་གདབ་དགོས།

【གདབ་ཐབས】ཚོན་༠.༥ནས་༡གྱེན་དུ་གསེག་གདབ།

སྒྲ་བས་སྐར་མ་༥ནས་༡༥བར་སྡིག་པའམ་ཐེངས་༣ནས་༧བར་བསྲོ།

【ཕན་ཡོན】བརྒྱལ་འཐོག་དང་། འཁྲུམ་འདར། སྐལ་བ་རེངས་པ། ཡན་ལག་བཞི་པོ་བསྐུམ་མི་ཐུབ་པ། ཆུ་རྒྱུས་འཁྲུམ་པ། ཚ་བ་ནད་པ། མཁྲིས་པ་རྩ་རྒྱུག སྙིང་མི་བདེ་བ་བཅས་ལ་ཕན།

༩. མཆིན་དྲིའི་གསང་།

【གསང་དམིགས】རྒྱབ་ཀྱི་གཞུང་ཐིག་སྟེང་དུ་ཡོད་དེ། སྐལ་ཚིགས་བདུན་པའི་ཟླ་རུས་འོག་གི་གོང་བུར་གདབ་དགོས།

【གདབ་ཐབས】ཚོན་༠.༥ནས་༡གྱེན་དུ་གསེག་གདབ། སྒྲ་བས་སྐར་མ་༥ནས་༡༠བར་སྡིག་པའམ་ཐེངས་༣ནས་༥བར་བསྲོ།

【ཕན་ཡོན】མཁྲིས་པ་རྩ་རྒྱུག སྟོད་དུ་གང་སྐམ་བྱེད་པ། གསུས་པ་ན་བ། ལུས་ལ་ཚ་རྒྱས་པ། གློ་ལུ། དབུགས་ཧལ། མཁལ་རྐེད་དང་རོ་སྟོད་ན་ཞིང་རེངས་པ་བཅས་ལ་ཕན།

༡༠. སྲོག་རྩའི་གསང་།

【གསང་དམིགས】རྒྱབ་ཀྱི་གཞུང་ཐིག་སྟེང་དུ་ཡོད་དེ། སྐལ་ཚིགས་དྲུག་པའི་ཟླ་རུས་འོག་གི་གོང་བུར་གདབ་དགོས།

【གདབ་ཐབས】ཚོན་༠.༥ནས་༡གྱེན་དུ་གསེག་གདབ། སྒྲ་བས་སྐར་མ་༥ནས་༡༠བར་སྡིག་པའམ་ཐེངས་༣ནས་༥བར་བསྲོ།

【ཕན་ཡོན】གློ་ལུ་དང་དབུགས་ཧལ། རྒྱབ་མདུན་ན་བ། མཛིང་པ་རེངས་པ། ལུས་ལ་ཚ་རྒྱས་པ། རྨ་ངན་བཅས་ལ་ཕན།

༡༡. སྙིང་གསང་།

【 གསང་ དམིགས 】 རྒྱབ་ ཀྱི་ གཞུང་ ཐིག་ སྟེང་ དུ་ ཡོད་ དེ། སྒལ་ཚིགས་ལྔ་པའི་ཟེ་རུས་འོག་གི་ཀོང་བུར་གདབ་དགོས།

【 གདབ་ ཐབས 】 ཚོན་ ༠. ༥ནས་ ༡གྱེན་ དུ་ གསེག་ གདབ། སྦྲ་བས་སྐར་མ་༥ནས་༡༥བར་སྡིག་པའམ་ཐེངས་༣ནས་༧བར་བསྒྲོ།

【 ཕན་ ཡོན 】 སྙིང་ ན་ ཞིང་ མི་ བདེ་ བ། སྙིང་ གཡུགས་ པ། གཉིད་ཡེར་བ། བརྗེད་ངས་ཆེ་བ། གྲིབ་སྐྱོན་གྱིས་ངག་ལྐུགས་པ། ཁྲིས་པར་དངངས་སྐྲག་བྱུང་བ། སྨྱོ་ལྫུ། དབུགས་ཧལ། ལུས་ལ་ཚ་རྒྱས་ཞིང་མགོ་ན་བ། མཁལ་རྐེད་འཁོར་ཞིང་ན་བ། རོ་སྟོད་ན་བ་སོགས་ལ་ཕན།

༡༢. སྨྱོ་བའི་གསང་།

【 གསང་ དམིགས 】 རྒྱབ་ ཀྱི་ གཞུང་ ཐིག་ སྟེང་ དུ་ ཡོད་ དེ། སྒལ་ཚིགས་གསུམ་པའི་ཟེ་རུས་འོག་གི་ཀོང་བུར་གདབ་དགོས།

【 གདབ་ ཐབས 】 ཚོན་ ༠. ༥ནས་ ༡གྱེན་ དུ་ གསེག་ གདབ། སྦྲ་བས་སྐར་མ་༥ནས་༡༠བར་སྡིག་པའམ་ཐེངས་༣ནས་༥བར་བསྒྲོ།

【 ཕན་ ཡོན 】 ལུས་ ལ་ ཚ་ རྒྱས་ པ། མགོ་ ན་ བ། སྨྱོ་ ལྫུ། དབུགས་ཧལ་བ། སྨྱོ་བྱེད་དང་བརྗེད་བྱེད། མཁལ་རྐེད་འཁོར་ཞིང་ ན་བ། ལུས་རྒྱབ་ཏུ་རྨ་ངན་བྱུང་བ་སོགས་ལ་ཕན།

༡༣. ཨན་སྟོང་གཉིས་པ།

【 གསང་ དམིགས 】 རྒྱབ་ ཀྱི་ གཞུང་ ཐིག་ སྟེང་ དུ་ ཡོད་ དེ། སྒལ་ཚིགས་དང་པོའི་ཟེ་རུས་འོག་གི་ཀོང་བུར་གདབ་དགོས།

【གདབ་ཐབས】ཚོན་༠. ༥ནས་༡གྱེན་དུ་གསེག་གདབ། སྲ་བས་སྐར་མ་༥ནས་༡༥བར་སྡིག་པའམ་ཐེངས་༣ནས་༧བར་བསྒྲོ།

【ཕན་ཡོན】རྒྱུས་ཚད། ཚད་འཁྲུ། ཕྲུམ་སེར་ཁྲེར་ཞིང་ཚ་རྒྱུག་པ། གློ་ལུ། དབུགས་ཧལ། སྨྱོ་འབོག། སྒལ་བ་རེངས་པ་སོགས་ལ་ཕན།

༡༤. ཨན་སྟོང་དང་པོ།

【གསང་དམིགས】རྒྱབ་ཀྱི་གཞུང་ཐིག་སྟེང་དུ་ཡོད་དེ། སྒོ་ཚིགས་བདུན་པའི་ཟླ་རུས་འོག་གི་གོང་བུར་གདབ་དགོས།

【གདབ་ཐབས】ཚོན་༠. ༥ནས་༡གྱེན་དུ་གསེག་གདབ། སྲ་བས་སྐར་མ་༥ནས་༡༥བར་སྡིག་པའམ་ཐེངས་༣ནས་༧བར་བསྒྲོ།

【ཕན་ཡོན】རྒྱུས་ཚད། ཚད་འཁྲུ། སྐྱུག་པ། ཕྲུམ་སེར་ཁྲེར་ཞིང་ཚ་རྒྱུག་པ། གློ་ལུ། དབུགས་ཧལ། སྨྱོ་འབོག། ཁྲིས་པར་དངངས་སྐྲག་ཐུང་བ། མཛིང་པ་རེངས་པ། སྒལ་བ་ན་བ། རླུང་འབྲུམ། རྨ་ངན་སོགས་ལ་ཕན།

༡༥. སྐྱུགས་འབྱེད།

【གསང་དམིགས】རྒྱབ་ཀྱི་གཞུང་ཐིག་སྟེང་དུ་ཡོད་དེ། སྒོ་ཚིགས་དང་པོའི་གཤམ། ལྟག་པའི་སྐྲ་མཚམས་ནས་གྱེན་དུ་ཚོན་༠. ༥བཅལ་བའི་གནས་སུ་གདབ།

【གདབ་ཐབས】ཚོན་༠. ༥ནས་༡མ་མགལ་ཕྱོགས་སུ་དལ་གྱིས་གདུང་ཚུགས་སུ་གདབ། སྟེང་ཕྱོགས་སུ་གདབ་ན་རྒྱུངས་པར་

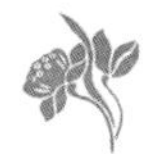

གནོད་པས་གཟབ། སྲྲ་མེ་སྤྱང་།

【ཕན་ཡོན】སྙོ་བུར་དུ་སྐད་འགགས་པ། ལྕེ་ནུས་ཉམས་ནས་སྨྲ་མི་ཐུབ་པ། སྨྱོ་བྱེད་དང་བརྗེད་བྱེད། མྱ་ངན། མགོ་ཐོ་ན་བ། མགོ་ཐོ་ལྕི་བ། ལྕེ་རེངས་པ། མཇིང་པ་རེངས་ཤིང་ན་བ་བཅས་ལ་ཕན།

༡༤. ལྷག་ཀོང་།

【གསང་དམིགས】དྲང་སོར་བསྟད་དེ་མགོ་ཅུང་ཟད་མདུན་དུ་གུག་པའི་རྒྱབ་ཀྱི་གཞུང་ཐིག་སྟེང་དུ་ཡོད་དེ། ལྷག་པའི་སྐྲ་མཚམས་ནས་གྱེན་དུ་ཚོན་༡བཅལ་བའི་སར་གདབ།

【གདབ་ཐབས】ཚོན་༠. ༥ནས་༡མ་མགལ་ཕྱོགས་སུ་དལ་གྱིས་གདུང་ཚུགས་སུ་གདབ། སྟེང་ཕྱོགས་སུ་གདབ་ན་རྒྱུངས་པར་གནོད་པས་གཟབ། སྲྲ་མེ་སྤྱང་།

【ཕན་ཡོན】གཟའ་གྲིབ། སྨྱོ་འབོག། མྱ་ངན། མགོ་ယུ་འཁོར་ཞིང་ན་བ། མཇིང་པ་རེངས་པ། གྲེ་བ་སྐྲངས་ཤིང་ན་བ། སྐད་གདངས་ཉམས་པ། མིག་ན་བ། སྣ་ཁྲག་ཤོར་བ། གཉོགས་བྱེད་སྐམ་པ། གྲེ་བ་སྐྲངས་ཤིང་ན་བ་བཅས་ལ་ཕན།

༡༧. ལྷག་སྟུད་གཤོང་།

【གསང་དམིགས】ལྷག་ཀོང་གསང་ནས་གྱེན་དུ་ཚོན་༡. ༥གཞལ་བའི་ལྷག་སྟུད་ཤ་འཛོན་གྱི་གོང་མཐའི་ཀོང་བུར་གདབ།

【གདབ་ཐབས】ཚོན་༠. ༥ནས་༠. ༨གཞབ་གདབ། སྲྲ་

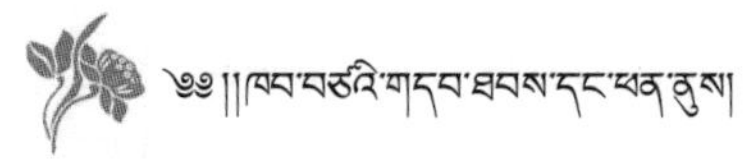

བས་སྐར་མ་༥ནས་༡༠བར་སྡིག།

【ཕན་ཡོན】མགོ་ཡུ་འཁོར་ཞིང་ན་བ། ལྟག་སྒོ་ན་བ། མིག་མི་གསལ་བ། མིག་སེར་བ། མཛིང་པ་རེངས་པ། སྐད་གདངས་ཉམས་པ། སྨྱོ་བྱེད་དང་བརྗེད་བྱེད་བཅས་ལ་ཕན།

༡༨. ལྟག་གསང་།

【གསང་དམིགས】ལྟག་སྐུད་གཞོང་ནས་གྱེན་དུ་ཚོན་༡. ༥ གཞལ་བའི་ལྟག་གོང་གསང་དང་སྤྱི་གཙུག་སྤྲེལ་ཐིག་གི་དཀྱིལ་ཚད་དུ་གདབ་དགོས།

【གདབ་ཐབས】ཚོན་༠. ༥ནས་༠. ༨གཞིབ་གདབ། སྲོ་བས་སྐར་མ་༥ནས་༡༠བར་སྡིག་པའམ་ཐེངས་༣ནས་༧བར་བསྲོ།

【ཕན་ཡོན】མགོ་ན་བ། མིག་མི་གསལ་བ། མཛིང་པ་རེངས་པ། སྙིང་མི་བདེ་བ། ཁ་ཡོ་བ། གཉིད་ཡེར་བ། སྐད་གདངས་ཉམས་པ། སྨྱོ་བྱེད་དང་བརྗེད་བྱེད་བཅས་ལ་ཕན།

༡༩. སྤྱི་གཙུག་རྒྱབ་གསང་།

【གསང་དམིགས】ལྟག་གསང་ནས་གྱེན་དུ་༡. ༥གཞལ་བའམ་སྤྱི་གཙུག་ནས་ཐུར་དུ་༡. ༥བཅལ་བའི་གནས་སུ་གདབ།

【གདབ་ཐབས】ཚོན་༠. ༥ནས་༠. ༨གཞིབ་གདབ། སྲོ་བས་སྐར་མ་༥ནས་༡༠བར་སྡིག་པའམ་ཐེངས་༣ནས་༧བར་བསྲོ།

【ཕན་ཡོན】མགོ་ཡུ་འཁོར་ཞིང་ན་བ། མིག་རབ་རིབ་བྱེད་པ། མཛིང་པ་རེངས་པ། སྙིང་མི་བདེ་བ། ཁ་ཡོ་བ། གཉིད་ཡེར་

 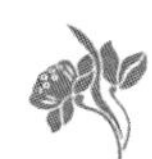

པ། སྨྱོ་བྱེད་དང་བརྗེད་བྱེད་བཅས་ལ་ཕན།

༢༠. སྤྱི་གཙུག

【གསང་དམིགས】ལྟག་པའི་སྐྲ་མཚམས་ནས་གྱེན་ཚོན་༧གཞལ་བའི་གནས་ཡིན་ཏེ། གཞུང་ཐིག་དང་རྣ་རྩེ་གཉིས་ཀྱི་སྦྲེལ་ཐིག་ཕན་ཚུན་བསྣོལ་བའི་གནས་སུ་གདབ་དགོས།

【གདབ་ཐབས】ཚོན་༠.༥ནས་༠.༨གཞབ་གདབ། སྤྲ་བས་སྐར་མ་༡༠ནས་༡༥བར་སྡིག་པའམ་ཐེངས་༥ནས་༡༠བར་བསྲོ།

【ཕན་ཡོན】གཟའ་གྲིབ། སྨྲ་མི་ཤེས་པ། མིག་རབ་རིབ་བྱེད་པ། གཉིད་ཡེར་བ། བརྗེད་ངས་ཆེ་བ། སྨྱོ་བྱེད་དང་བརྗེད་བྱེད། སྙུ་ངན། གཟའ་ཕོག་རྗེས་སྨྲ་བརྗོད་མི་ཐུབ་པ། སེམས་འཚུབ་པ། རྣ་བ་ཝུར་བའམ་འོན་པ། སྣ་འཚང་བ། ཁ་དམ་པ། མགོ་ཡུ་འཁོར་ཞིང་ན་བ། གཞང་ལུག་པ། བུ་སྣོད་ལུག་པ། འབྲུ་བ་བཅས་ལ་ཕན།

༢༡. སྤྱི་གཙུག་མདུན་གསང་།

【གསང་དམིགས】སྤྱི་གཙུག་ནས་མདུན་དུ་ཚོན་༡.༥གཞལ་བ། ཡང་ན་དཔྲལ་བའི་སྐྲ་མཚམས་ནས་གྱེན་དུ་ཚོན་༣.༥བཅལ་བའི་གནས་སུ་གདབ།

【གདབ་ཐབས】ཚོན་༠.༥ནས་༠.༨འཕྲེད་གདབ། སྤྲ་བས་སྐར་མ་༥ནས་༡༠བར་སྡིག་པའམ་ཐེངས་༥ནས་༡༠བར་བསྲོ།

【ཕན་ཡོན】མགོ་ཡུ་འཁོར་ཞིང་ན་བ། མིག་རབ་རིབ་བྱེད

པ། མིག་དམར་ཞིང་སྐྲངས་ལ་ན་བ། སྣ་འཚང་བ། སྣ་ཆུ་མང་དུ་འཛག་པ། སྨྱོ་འབོག་བཅས་ལ་ཕན།

༢༢. མཚོགས་གསང་།

【གསང་དམིགས】སྤྱི་གཙུག་མདུན་གསང་ནས་མདུན་དུ་ཚོན་༡.༥གཞལ་བ། ཡང་ན་དཔྲལ་བའི་སྨྲ་མཚམས་ནས་གྱེན་དུ་ཚོན་༢བཅལ་བའི་གནས་སུ་གདབ།

【གདབ་ཐབས】ཚོན་༠.༥ནས་༠.༨འཕྲེད་གདབ། སྦྲ་བས་སྐར་མ་༥ནས་༡༠བར་སྡིག་པའམ་ཐེངས་༥ནས་༡༠བར་བསྲོ།

【ཕན་ཡོན】མགོ་ཡུ་འཁོར་ཞིང་ན་བ། མིག་རབ་རིབ་བྱེད་པ། མིག་དམར་ཞིང་སྐྲངས་ལ་ན་བ། སྣ་འཚང་བ། སྣ་ཆུ་མང་དུ་འཛག་པ། སྣ་ཁྲག་ཤོར་བ། སྣ་ནང་དུ་ཤ་ལུ་སྐྱེས་པ། སྨྱོ་འབོག། བྱིས་པར་དངངས་སྐྲག་བྱུང་བ་བཅས་ལ་ཕན།

༢༣. སྨྲ་མཚམས་གྱེན་སོར་གསང་།

【གསང་དམིགས】མཚོགས་གསང་ནས་མདུན་དུ་ཚོན་༡གཞལ་བ། ཡང་ན་དཔྲལ་བའི་སྨྲ་མཚམས་ནས་གྱེན་དུ་ཚོན་༡བཅལ་བའི་གནས་སུ་གདབ།

【གདབ་ཐབས】ཚོན་༠.༥ནས་༠.༨འཕྲེད་གདབ། སྦྲ་བས་སྐར་མ་༥ནས་༡༠བར་སྡིག་པའམ་ཐེངས་༣ནས་༥བར་བསྲོ།

【ཕན་ཡོན】དཔྲལ་བ་ན་བ། མིག་རབ་རིབ་བྱེད་པ། མིག་དམར་ཞིང་སྐྲངས་ལ་ན་བ། སྣ་འཚང་བ། སྣ་ཆུ་མང་དུ་འཛག་པ།

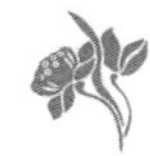

སྣ་ཁྲག་ཤོར་བ། སྣ་ནང་དུ་ཤ་ལུ་སྐྱེས་པ། སྨྱོ་བྱེད་དང་བརྗེད་བྱེད། ཕྱིས་པར་དངངས་སྐྲག་བྱུང་བ། ཚད་འཁྲུ། ཚ་བའི་ནད་བཅས་ལ་ཕན།

༢༤. སྐྲ་མཚམས་གསེང་།

【གསང་དམིགས】དཔྲལ་བའི་སྐྲ་མཚམས་ནས་གྱེན་ཚོན་༡བཅལ་བའི་གནས་སུ་གདབ།

【གདབ་ཐབས】ཚོན་༠.༥ནས་༠.༨འཕྲེད་གདབ། ཡང་ན་གདབ་རྗེས་ཁྲག་བཏོན། སྲ་བས་སྐར་མ་༥ནས་༡༠བར་སྲེག་པའམ་ཐེངས་༥ནས་༡༠བར་བསྐྱོ།

【ཕན་ཡོན】དཔྲལ་བ་ན་བ། མིག་རབ་རིབ་བྱེད་པ། མིག་དམར་ཞིང་སྐྲངས་ལ་ན་བ། མིག་ནད་གཤེར་ཆག། སྣ་འཚང་བ། སྣ་ཆུ་མང་དུ་འཛག་པ། སྣ་ཁྲག་ཤོར་བ། སྣ་ནང་དུ་ཤ་ལུ་སྐྱེས་པ། སྨྱོ་བྱེད་དང་བརྗེད་བྱེད་བཅས་ལ་ཕན།

༢༥. སྣ་རྩེ་གསང་།

【གསང་དམིགས】སྣ་རྩེའི་དཀྱིལ་ཚད་ཏག་ཏག་ཏུ་གདབ།

【གདབ་ཐབས】གྱེན་དུ་ཚོན་༠.༣ནས་༠.༥གྱེན་དུ་གསེག་གདབ། ཡང་ན་གདབ་རྗེས་ཁྲག་བཏོན། སྲ་མེ་སྤང་།

【ཕན་ཡོན】བརྒྱལ་འབོག་དང་། དོན་མེད་དངངས་སྐྲག་སྐྱེ་བ། བཙས་མ་ཐག་པའི་བྱིས་པར་དབུགས་ཀྱི་རྒྱུ་བ་ཞན་པ། སྣ་འཚང་བ། སྣ་ཆུ་མང་དུ་འཛག་པ། སྣ་ཁྲག་ཤོར་བ། སྣ་ནང་དུ་ཤ

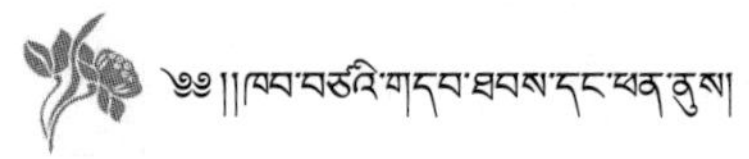

ལུ་སྐྱེས་པ་བཅས་ལ་ཕན།

༢༤. ཡ་མཆུའི་གཞོང་།

【གསང་དམིགས】ཡ་མཆུའི་གཞོང་བུའི་སྟོད་ནས་མར་སུམ་ཆའི་གཅིག་གམ་སྨད་ནས་ཡར་སུམ་ཆའི་གཉིས་ཀྱི་སར་གདབ་དགོས།

【གདབ་ཐབས】ཁྱིན་ཏུ་ཚོན་༠. ༣ནས་༠. ༥ཁྱིན་ཏུ་གསེག་གདབ་བམ་སེན་མོས་གནོན་དགོས།

【ཕན་ཡོན】མྱུར་སྐྱོབ་ཀྱི་གསང་མིག་གཙོ་བོ་ཞིག་སྟེ། སྨྱོ་བྱེད་དང་བརྗེད་བྱེད། གཟའ་གྲིབ། ཚ་འཁྲུལ། ཡི་མུག བྱིས་པར་དངངས་སྐྲག་བྱུང་བ། སྣ་འཚང་བ། སྣ་ཁྲག་འཐོར་བ། གདོང་སྐྲངས་པ། ཁ་མིག་ཡོ་བ། སོ་ན་བ། ཁ་དམ་པ། མཁྲིས་པ་རྩ་རྒྱུག གཟའ་གྲིབ་ཐོག་རྗེས་སྨྲ་བརྗོད་མི་ཐུབ་པ། མཁལ་རྩ་འཆུས་ཤིང་གཟེར་བ་བཅས་ལ་ཕན།

༢༥. མཆུ་རྩེ།

【གསང་དམིགས】ཡ་མཆུའི་གཞོང་བུའི་སྟོད་ཀྱི་སུམ་ཆའི་རུ་གཅིག་དང་སྨད་ཀྱི་སུམ་ཆའི་རུ་གཉིས་ཐུག་སར་གདབ།

【གདབ་ཐབས】ཁྱིན་ཏུ་ཚོན་༠. ༢ནས་༠. ༣ཁྱིན་ཏུ་གསེག་གདབ།

【ཕན་ཡོན】སྨྱོ་བྱེད་དང་བརྗེད་བྱེད། ཡི་མུག ཁ་སླེ་བ། ཁ་གང་དུ་དྲི་ངན་བྲོ་བ། ཁ་ནང་རྨ་བྱུང་བ། རྙིལ་སྐྲངས་པ། སོ་ན་

པ། སྣ་འཚང་བ། སྣ་ཁྲག་ཤོར་བ་བཅས་ལ་ཕན།

༢༨. རྙིལ་གསང་།

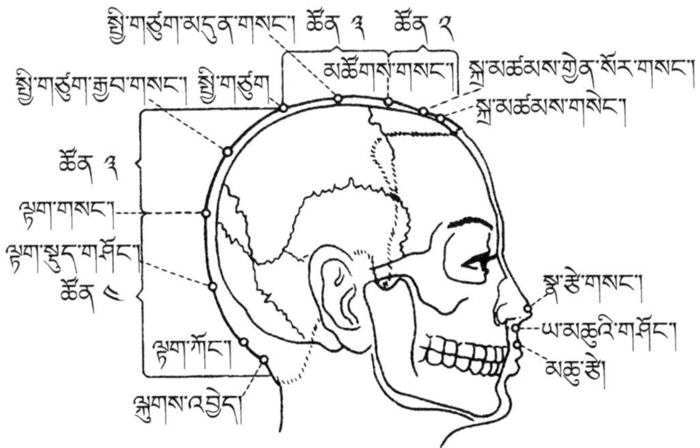

【གསང་དམིགས】ཡ་མཆུའི་འཛིན་ཐག་དང་རྙིལ་བར་གྱི་འབྲེལ་མཚམས་སུ་གདབ།

【གདབ་ཐབས】ཚོན་ ༠. ༢ ནས་ ༠. ༣ གྱེན་ དུ་ གསེག་གདབ། ཡང་ན་གདབ་རྗེས་ཁྲག་བཏོན།

【ཕན་ཡོན】མིག་དམར་ཞིང་སྐྲངས་ལ་ན་བ། ཁ་སློ་བ། ཁ་དམ་པ། ཁ་དྲི་ངུགས་པ། སོ་ཁྲག་བཞུར་བ། སྣ་ཁྲག་ཤོར་བ། སྣ་འཚང་བ། གདོང་དམར་ཞིང་སྐྲངས་པ། གདོང་ལ་རྒྱ་འབྲུམ་ཐོན་པ། སྨྱོ་འབོག། མཇིང་པ་རེངས་པ་བཅས་ལ་ཕན།

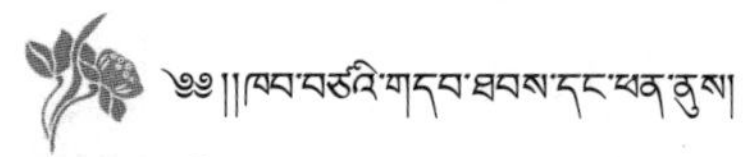

གཉིས་པ། མདུན་དཀྱིལ་རྒྱུ་ལམ།

༡. མཚན་བར་གསང་།

【གསང་དམིགས】ཕོའི་གསང་སྐྲའི་རྩ་ནས་གཞང་ཁ་བར་གྱི་སྒྲིལ་ཐིག་གི་དཀྱིལ་ཚད་དང་། མོའི་བྲ་རིག་མཆུའི་འདུས་མདོ་ནས་གཞང་ཁ་བར་གྱི་སྒྲིལ་ཐིག་གི་དཀྱིལ་ཚད་དུ་གདབ་དགོས།

【གདབ་ཐབས】

ཚོན་༠.༥ནས་༡མདུང་ཚུགས་སུ་གདབ། སྨུམ་མར་གཟབ་དགོས། སྨྲ་བས་སྐར་མ་༥ནས་༡༠བར་སྡིག་པའམ་ཐེངས་༣བསྲོ།

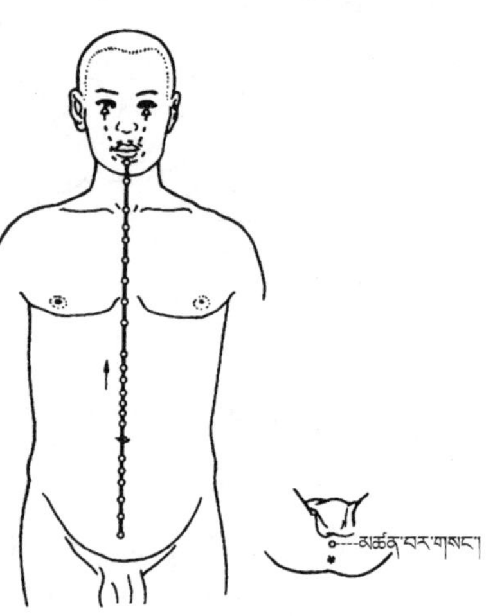

མདུན་དཀྱིལ་རྒྱུ་ལམ།

【ཕན་ཡོན】

ཆུར་ལྷུང་རྗེས་དབུགས་ཀྱི་རྒྱུ་བ་ཆད་པ། བརྒྱལ་འཐོག། སྨྱོ་བྱེད་དང་བརྗེད་བྱེད། གཅིན་ཁ་སྲ་བ། མལ་གཅིན། ས་བོན་ལུག་པ། དབང་པོ་མི་ལྡང་བ། ཐིག་ཐུགས། མཚན་མ་ན་བ། གཞང་ལུག་པ། བུ་སྣོད་ལུག་པ། གཞང་འབྲུམ། གསང་སྒྲོ་སྐྲངས་པ།

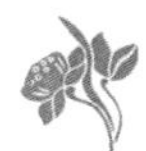

འདོམས་གཡའ་བ། ཟླ་མཚན་མི་སྙོམས་པ་བཅས་ལ་ཕན།

༢. མདོ་དུས་གསང་།

【གསང་དམིགས】མདུན་གྱི་གཞུང་ཐིག་སྟེང་དུ་ཡོད་དེ། ལྟེ་བ་ནས་ཐུར་དུ་ཚོན་༥གཞལ་བའི་ས། མདོ་དུས་འབྲེལ་མཚམས་ཀོང་མཐའི་དཀྱིལ་ཚད་དུ་གདབ།

【གདབ་ཐབས】ཚོན་༡ནས་༡.༥མདུང་ཚུགས་སུ་གདབ། སྨྱུམ་མར་གཟབ་དགོས། སྤྲ་བས་སྐར་མ་༥ནས་༡༠བར་སྡིག་པའམ་ཐེངས་༣ནས་༥བར་བསྒྲོ།

【ཕན་ཡོན】གཅིན་ཁ་སྲ་བ། མལ་གཅིན། ས་བོན་ལུག་པ། དབང་པོ་མི་ལྡང་བ། གསང་སྒྲོ་རྣོན་པར་ཆགས་ཤིང་སྟེང་དུ་འབྲུམ་པ་འབྱུང་བ། གསང་སྒྲོ་འཁྲུམ་པ། རླིག་རླུགས། ཟླ་མཚན་མི་སྙོམས་པ། ཟླ་མཚན་འབབ་དུས་ན་བ། ཁམས་དཀར་དམར་འབྱམས་པ། གསུས་པ་སྦོས་པ་བཅས་ལ་ཕན།

༣. རྒྱུ་ཞབས་གསང་།

【གསང་དམིགས】མདུན་གྱི་གཞུང་ཐིག་སྟེང་དུ་ཡོད་དེ། ལྟེ་བ་ནས་ཐུར་དུ་ཚོན་༤གཞལ་བའི་གནས་སུ་གདབ།

【གདབ་ཐབས】ཚོན་༡ནས་༡.༥མདུང་ཚུགས་སུ་གདབ། སྨྱུམ་མར་གཟབ་དགོས། སྤྲ་བས་སྐར་མ་༥ནས་༡༠བར་སྡིག་པའམ་ཐེངས་༣ནས་༥བར་བསྒྲོ།

【ཕན་ཡོན】གཅིན་ཁ་སྲ་བ། གཉིད་དུས་གཅིན་ཁ་སླི་བ།

གཅིན་འགགས་པ། ས་བོན་རླུགས་པ། དབང་པོ་མི་ལྡང་བ། ཐིག་རླུགས། མཚན་མ་གཡའ་ཞིང་ཟ་འཕྲུག་ལངས་པ། རླ་མཚན་མི་སྐྱེམས་པའམ་འབྱམས་པ། བུ་སྣོད་ལུག་པ། བཙས་རྗེས་མངལ་ཁྲག་མི་ཆད་པ། བུ་རིག་མ་ཐོན་པ། རླ་མཚན་དཀར་པོ་འབྱམས་པ། སྐྱ་རབ། གསུམ་པ་སྦྱོས་པ་བཅས་ལ་ཕན།

༩. རྒྱུ་སྨད་འོག།

【གསང་དམིགས】མདུན་གྱི་གཞུང་ཐིག་སྟེང་དུ་ཡོད་དེ། ལྟེ་བ་ནས་ཐུར་དུ་ཚོན་༤གཞལ་བའི་གནས་སུ་གདབ།

【གདབ་ཐབས】ཚོན་༡ནས་༡.༥མདུང་ཚུགས་སུ་གདབ། སྨྱུམ་མར་གཟབ་དགོས། སྤྲ་བས་སྐར་མ་༡༥ནས་༣༠བར་སྡིག་པའམ་ཐེངས་༧ནས་༡༠བར་བསྲོ།

【ཕན་ཡོན】གྲིབ་སྐྱོན་ཚབས་ཆེན་དང་། ཐང་ཆད་པ། ལུས་གྲང་ལ་རིད་པ། ཤེད་མེད་ཅིང་མདངས་ཟད་པ། རྒྱུ་ཞབས་ན་བ། ཐིག་རླུགས། སྐྱ་འབྲུ། གཞང་ལུག་པ། ཚད་འབྲུ། བཤང་བར་ཁྲག་འདྲེས་པ། གཅིན་པར་ཁྲག་འདྲེས་པ། གཅིན་འགགས་པ། གཅིན་པ་བཏང་ཡང་མ་གཅིས་སེམས་པ། ས་བོན་རླུགས་པ། དབང་པོ་མི་ལྡང་བ། རླ་མཚན་མི་སྐྱེམས་པའམ་འབྱམས་པ། རླ་མཚན་འབབ་དུས་ན་བ། རླ་མཚན་དཀར་པོ་འབྱམས་པ། མངལ་མི་ཆགས་པ། བུ་སྣོད་ལུག་པ། བཙས་རྗེས་མངལ་ཁྲག་མི་ཆད་པ། བུ་རིག་མ་ཐོན་པ། རྒྱུ་ཞབས་གྲང་ཞིང་ན་བ་བཅས་ལ་ཕན།

༥. རྒྱུ་སྨད།

【གསང་དམིགས】མདུན་གྱི་གཞུང་ཐིག་སྟེང་དུ་ཡོད་དེ། ལྟེ་བ་ནས་ཐུར་དུ་ཚོན་༢གཞལ་བའི་གནས་སུ་གདབ།

【གདབ་ཐབས】ཚོན་༡ནས་༡.༥མདུང་ཚུགས་སུ་གདབ། སྨྱུམ་མར་གཟབ་དགོས། སྲོ་བས་སྐར་མ་༡༠ནས་༢༠བར་སྲེག་པའམ་ཐེངས་༥ནས་༧བར་བསྲོ།

【ཕན་ཡོན】ཕོ་བ་ན་ཞིང་འབྲུ་བ། ཕོ་བ་སྦྲོས་པ། ཚད་འབྲུ། ལྟེ་བའི་མཐའ་སྐོར་ན་ཟུག་ན་བ། རླིག་རླུགས། སྐྱུ་ཐབ། གཅིན་ཁ་སྲ་བ། ས་བོན་རླུགས་པ། དབང་པོ་མི་ལྡང་བ། གསང་སྒྲོ་འཁྲུམ་པ། ཟླ་མཚན་འཁྱིངས་པ། ཟླ་མཚན་དཀར་པོ་འབྱམས་པ། བཙས་རྗེས་མངལ་ཁྲག་མི་ཆད་པ་སོགས་ལ་ཕན།

༦. རྒྱུ་སྟོད་འོག།

【གསང་དམིགས】མདུན་གྱི་གཞུང་ཐིག་སྟེང་དུ་ཡོད་དེ། ལྟེ་བ་ནས་ཐུར་དུ་ཚོན་༡.༥གཞལ་བའི་གནས་སུ་གདབ།

【གདབ་ཐབས】ཚོན་༡ནས་༡.༥མདུང་ཚུགས་སུ་གདབ། སྨྱུམ་མར་གཟབ་དགོས། སྲོ་བས་སྐར་མ་༡༠ནས་༢༠བར་སྲེག་པའམ་ཐེངས་༥ནས་༧བར་བསྲོ།

【ཕན་ཡོན】ལུས་ཤ་རིད་ཅིང་ཐང་ཆད་པ། སྟོབས་ཉམས་པ་སོགས་རླུང་ཉམས་པའི་ནད་དང་། མ་ཞུ་བ། ལྟེ་འཁོར་ན་བ། ཕོ་བ་འབྲུ་བ། ཚད་འབྲུ། དྲི་མ་འགགས་པ། གཅིན་ཁ་སྲ་བ།

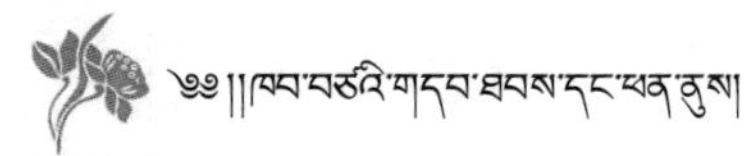

མལ་གཅིན། ས་བོན་ལུག་པ། དབང་པོ་མི་ལྡང་བ། ཐིག་རླུགས། ཟླ་མཚན་མི་སྙོམས་པ། ཟླ་མཚན་འབབ་དུས་ན་བ། ཟླ་མཚན་འགྲིངས་པ། ཟླ་མཚན་དཀར་པོ་འབྲུམས་པ། བུ་སྣོད་ལུག་པ། བཙས་རྗེས་མངལ་ཁྲག་མི་ཆད་པ། བུ་རོག་མ་ཐོན་པ་སོགས་ལ་ཕན།

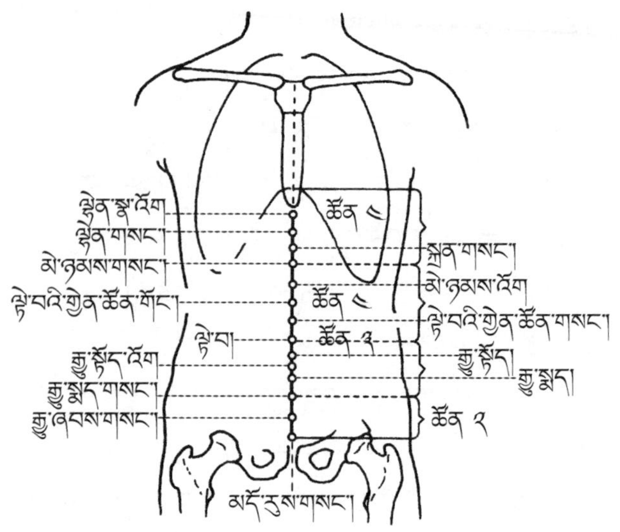

༧. རྒྱུ་སྟོད།

【གསང་དམིགས】མདུན་གྱི་གཞུང་ཐིག་སྟེང་དུ་ཡོད་དེ། ལྟེ་བ་ནས་ཐུར་དུ་ཚོན་༡གཞལ་བའི་གནས་སུ་གདབ།

【གདབ་ཐབས】ཚོན་༡ནས་༡. ༥མདུང་ཚུགས་སུ་གདབ།

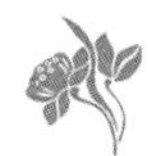

སྨྱུམ་མར་གཟབ་དགོས། སྡུ་བས་སྐར་མ་༡༠ནས་༢༠བར་སྡེག་པའམ་ཐེངས་༥ནས་༧བར་བསྲོ།

【ཕན་ཡོན】ལྟོ་བ་ན་བ། ལྟོ་བ་སྐྲན་པ། འཁྲུ་བ། ལྟེ་བའི་མཐའ་འཁོར་ན་བ། ཆེག་ཆུགས། སྐྱ་རབ། གཅིན་ཁ་སྲ་བ། ཟླ་མཚན་མི་སྙོམས་པའམ་འབྱམས་པ། ཟླ་མཚན་འཁྲིམས་པ། ཟླ་མཚན་དཀར་པོ་འབྱམས་པ། འདོམས་གཡའ་བ་བཅས་ལ་ཕན།

༨. ལྟེ་བ།

【གསང་དམིགས】ལྟེ་བའི་དཀྱིལ་དུ་གདབ། སྡུ་བས་སྐར་མ་༢༠ནས་༣༠བར་སྡེག་པའམ་ཐེངས་༧ནས་༡༥བར་བསྲོ།

【གདབ་ཐབས】སྤྱིར་བཏང་ཁབ་མི་གདབ་པར་མེ་བཙའ་བོ་ན་སྤྱོད།

【ཕན་ཡོན】ལུས་སྟོབས་ཉམས་པ། གྲིབ་སྐྱོན་ཚབས་ཆེན་སོགས་གནོད་མའི་གདགས་རྡོད་ཉམས་པ། ལྟོ་བ་ན་ཞིང་སྐྲན་པ། འཁྲུ་བ། ཚད་འཁྲུ། དྲི་མ་འགགས་པ། གཞང་ལུག་པ། ལྟེ་བའི་མཐའ་འཁོར་ན་བ། སྐྱ་རབ་ནད་ཀྱིས་གསུས་པ་ཟ་ལྟར་ཆགས་པ། གཅིན་ཁ་སྲ་བ། དྲི་ཆུ་འགག་པ། དྲི་མ་འགག་པ། མངལ་མི་ཆགས་པ་བཅས་ལ་ཕན།

༩. ལྟེ་བའི་གྲེན་ཚོན་གསང་།

【གསང་དམིགས】མདུན་གྱི་གཞུང་ཐིག་སྟེང་དུ་ཡོད་དེ། ལྟེ་བ་ནས་གྱེན་དུ་ཚོན་༡གཞལ་བའི་གནས་སུ་གདབ།

【གདབ་ཐབས】ཚོན་༡ནས་༡. ༥མདུང་ཚུགས་སུ་གདབ། ཆུ་ནད་ལ་མེ་བཙའ་སྤྱོད་དགོས། སྒྲ་བས་སྐར་མ་༡༠ནས་༡༥བར་སྲེག་པའམ་ཐེངས་༥ནས་༧བར་བསྲོ།

【ཕན་ཡོན】ཕོ་བ་ན་ཞིང་སྒྲོ་བ་དང་འབྲུ་བ། རྒྱུ་འཁྲིག། སྐྱུག་པ། ཟམ་པ་འཁྲུ་བ། དྲི་ཆུ་འགག་པ། སྐྱ་རབ། མཁལ་རྐེད་རེངས་པ་བཅས་ལ་ཕན།

༡༠. ལྟེ་བའི་གྱེན་ཚོན་གོང་།

【གསང་དམིགས】མདུན་གྱི་གཞུང་ཐིག་སྟེང་དུ་ཡོད་དེ། ལྟེ་བ་ནས་གྱེན་དུ་ཚོན་༢གཞལ་བའི་གནས་སུ་གདབ།

【གདབ་ཐབས】ཚོན་༡ནས་༡. ༥མདུང་ཚུགས་སུ་གདབ།

【ཕན་ཡོན】ཕོ་བ་ན་ཞིང་སྒྲོ་བ་དང་འབྲུ་བ། རྒྱུ་འཁྲིག། སྐྱུག་པ། སྐྲེག་པ། ཟམ་པ་འཁྲུ་བ། བྱིས་པའི་མ་ཞུ་བ། སྐྱ་རབ་བཅས་ལ་ཕན།

༡༡. མེ་ཉམས་འོག།

【གསང་དམིགས】མདུན་གྱི་གཞུང་ཐིག་སྟེང་དུ་ཡོད་དེ། ལྟེ་བ་ནས་གྱེན་དུ་ཚོན་༣གཞལ་བའི་གནས་སུ་གདབ།

【གདབ་ཐབས】ཚོན་༡ནས་༡. ༥མདུང་ཚུགས་སུ་གདབ། སྒྲ་བས་སྐར་མ་༡༠ནས་༡༥བར་སྲེག་པའམ་ཐེངས་༥ནས་༧བར་བསྲོ།

【ཕན་ཡོན】ཕོ་བ་ན་བ་དང་། འབྲུ་བ། རྒྱུ་འཁྲིག། སྐྱུག་

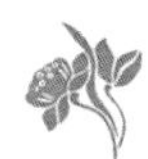

པ། ཡི་ག་འཆུས་པ། སྟོད་དུ་གང་སྐམ་བྱེད་པ། སྙིང་མི་བདེ་བ། སྐྲ་ཟབ་ཀྱི་ནད་བཅས་ལ་ཕན།

༡༢. མེ་ཉམས་གསང་།

【གསང་དམིགས】མདུན་གྱི་གཞུང་ཐིག་སྟེང་དུ་ཡོད་དེ། ལྟེ་བ་ནས་གྱེན་དུ་ཚོན་༤གཞལ་བའམ། ལྟེ་བ་དང་བྲང་ལྷེན་འབྲེལ་མཚམས་སྒྲིལ་ཐིག་གི་དཀྱིལ་ཚད་དུ་གདབ།

【གདབ་ཐབས】ཚོན་༡ནས་༡.༥མདུང་ཚུགས་སུ་གདབ། སྲ་བས་སྐར་མ་༡༠ནས་༡༥བར་སྡིག་པའམ་ཐེངས་༥ནས་༧བར་བསྲོ།

【ཕན་ཡོན】ཕོ་བ་ན་བ་དང་། སྐྱུག་པ། འཁྱིངས་པ། ཆུ་སྐྱུར་སྐྱུག་པ། སྐྲིག་པ་འཁྱིན་པ། ཁ་ཟས་མི་འཇུ་བ། བྱིས་པའི་མ་ཞུ་བ། རྒྱུ་འཁྲོག། ཚད་འབྲུ། འབྲུ་བ། གྲོད་པ་སྦོས་པ། བཤང་བ་སྐམ་ཞིང་ཁྲག་འདྲེས་པ། མཁྲིས་པ་རྩ་རྒྱུག། གློ་སྒྲིན་ནམ་གློ་གཙོང་། སྨྱོ་ནད། ཤེས་པ་འཚོ་བ་བཅས་ལ་ཕན།

༡༣. སྐྲན་གསང་།

【གསང་དམིགས】མདུན་གྱི་གཞུང་ཐིག་སྟེང་དུ་ཡོད་དེ། ལྟེ་བ་ནས་གྱེན་དུ་ཚོན་༥གཞལ་བའི་གནས་སུ་གདབ།

【གདབ་ཐབས】ཚོན་༡ནས་༡.༥མདུང་ཚུགས་སུ་གདབ། སྲ་བས་སྐར་མ་༡༠ནས་༡༥བར་སྡིག་པའམ་ཐེངས་༥ནས་༧བར་བསྲོ།

【ཕན་ཡོན】ཕོ་བ་ན་བ་དང་། སྐྱུག་པ། སྐྲིག་པ་འཁྲིན་པ། ཚད་འགྲོ། འབྲུ་བ། གྲོད་པ་སྦོས་པ། ཁ་ཟས་མི་འཇུ་བ། མཁྲིས་པ་རྩ་རྒྱུག། དངངས་སྐྲག་བྱུང་བ། བརྗེད་བྱེད་བཅས་ལ་ཕན།

༡༤. ལྷེན་གསང་།

【གསང་དམིགས】མདུན་གྱི་གཞུང་ཐིག་སྟེང་དུ་ཡོད་དེ། ལྟེ་བ་ནས་གྱེན་དུ་ཚོན་༦དང་ཡང་ན་བྲང་ལྷེན་འབྲེལ་མཚམས་ནས་ཐུར་དུ་ཚོན་༢གཞལ་བའི་གནས་སུ་གདབ།

【གདབ་ཐབས】ཚོན་༡ནས་༡. ༥མདུང་ཚུགས་སུ་གདབ། གཏིང་དུ་གདབ་ན་མཆིན་པར་ཕོག་པས་གཟབ། སྨྲ་བས་སྐར་མ་༡༠ནས་༡༥བར་སྲེག་པའམ་ཐེངས་༥ནས་༧བར་བསྲོ།

【ཕན་ཡོན】སྨྱོ་བྱེད་དང་བརྗེད་བྱེད། བྲང་གཟེར་བ། སེམས་འཚབ་པ། སྙིང་མི་བདེ་བ། སྟོད་དུ་གང་སླམ་བྱེད་པ། སྟོ་བསྦོས་པ། སྐྲིག་པ། འབྲུ་བ། རྒྱུ་འཁྲིག། མཁྲིས་པ་རྩ་རྒྱུག། སྐྱུག་པའམ་ཆུ་སྐྱུར་སྐྱུག་པ་བཅས་ལ་ཕན།

༡༥. ལྷེན་སྐྱ་འོག།

【གསང་དམིགས】མདུན་གྱི་གཞུང་ཐིག་སྟེང་དུ་ཡོད་དེ། ལྟེ་བ་ནས་གྱེན་དུ་ཚོན་༧ནམ། ལྷེན་སྐྱའི་འོག། ་གི་བྲང་ལྷེན་འབྲེལ་མཚམས་ནས་ཐུར་དུ་ཚོན་༡གཞལ་བའི་གནས་སུ་གདབ།

【གདབ་ཐབས】ཚོན་༡ནས་༡. ༥ཐུར་དུ་གསེག་གདབ། སྨྲ་བས་སྐར་མ་༥ནས་༡༠བར་སྲེག་པའམ་ཐེངས་༣ནས་༥བར་བསྲོ།

【ཕན་ཡོན】སྨྱོ་བྱེད་དང་བརྗེད་བྱེད། བྲང་གཟེར་བ། སེམས་འཚབ་པ། སྙིང་མི་བདེ་བ། སྟོད་དུ་གང་སྐམ་བྱེད་པ། གློ་ལོ། སྦྲིག་པ། སྐྱུག་པའམ་ཆུ་སྐྱུར་སྐྱུག་པ། འབྲུ་བ། མཁྲིས་པ་རྩ་རྒྱུག་བཅས་ལ་ཕན།

༡༦. དཀར་ནག་མཚམས་འོག་གསང་།

【གསང་དམིགས】མདུན་གྱི་གཞུང་ཐིག་སྟེང་དུ་ཡོད་དེ། རྩིབ་བར་ལྔ་བ་དང་མཉམ། བྲང་ལྟེན་འབྲེལ་མཚམས་ཀྱི་དཀྱིལ་ཚད་དུ་གདབ།

【གདབ་ཐབས】ཚོན་༠.༣ནས་༠.༥གསེག་གདབ། སྲོ་བས་སྐར་མ་༥ནས་༡༠བར་སྡིག་པའམ་ཐེངས་༣ནས་༥བར་བསྒྲོ།

【ཕན་ཡོན】བྱང་ཁོག་སྟོད་སྨད་གང་སྐམ་བྱེད་པ། སྦྲིག་པ། སྐྱུག་པ། ཆུ་སྐྱུར་སྐྱུག་པ། སྙིང་གཟེར། ལྟོ་བ་སྦོས་པ། བྱིས་པས་ནུ་ཞོ་སྐྱུག་པ། གྲེ་ཐོག་བཅས་ལ་ཕན།

༡༧. དཀར་ནག་མཚམས།

【གསང་དམིགས】མདུན་གྱི་གཞུང་ཐིག་སྟེང་དུ་ཡོད་དེ། རྩིབ་བར་བཞི་པ་དང་མཉམ་པའི་གནས་སུ་གདབ།

【གདབ་ཐབས】ཚོན་༠.༣ནས་༠.༥གསེག་གདབ། སྲོ་བས་སྐར་མ་༡༠ནས་༡༥བར་སྡིག་པའམ་ཐེངས་༥ནས་༧བར་བསྒྲོ།

【ཕན་ཡོན】གློ་ལོ། དབུགས་ཧལ། བྲང་ན་བ། ལུད་པར་རྣག་ཁྲག་འདྲེས་པ། སྙིང་གཟེར་བ། སྦྲིག་པ། བཙས་རྗེས་ནུ་ཞོ་

ཞུང་བ། ནུ་མར་རྣག་ཁྱུག་བཅས་ལ་ཕན།

༡༨. དཀར་ནག་མཚམས་གོང་གསང་།

【གསང་དམིགས】མདུན་གྱི་གཞུང་ཐིག་སྟེང་དུ་ཡོད་དེ། རྩིབ་བར་གསུམ་པ་དང་མཉམ་པའི་གནས་སུ་གདབ།

【གདབ་ཐབས】ཚོན་༠. ༣ནས་༠. ༥གསེག་གདབ། སྲ་བས་སྐར་མ་༥ནས་༡༠བར་སྡིག་པའམ་ཐེངས་༣ནས་༥བར་བསྲོ།

【ཕན་ཡོན】གློ་ལུ། དབུགས་ཧལ། བྲང་ན་བ། སྙིང་གཟེར་བ། ལྷུ་གསོབ་སྐྱུག་པ། ནུ་མ་སྐྲངས་ཤིང་ན་བ། གྲི་བ་སྐྲངས་ཤིང་ན་བ་བཅས་ལ་ཕན།

༡༩. བྲང་གཞུང་གསང་།

【གསང་དམིགས】མདུན་གྱི་གཞུང་ཐིག་སྟེང་དུ་ཡོད་དེ། རྩིབ་བར་གཉིས་པ་དང་མཉམ་པའི་གནས་སུ་གདབ།

【གདབ་ཐབས】ཚོན་༠. ༣ནས་༠. ༥གསེག་གདབ། སྲ་བས་སྐར་མ་༥ནས་༡༠བར་སྡིག་པའམ་ཐེངས་༣ནས་༥བར་བསྲོ།

【ཕན་ཡོན】གློ་ལུ། དབུགས་ཧལ། སྟོད་དུ་གང་སྐམ་བྱེད་པ། བྲང་གཟེར་བ། གྲི་བ་སྐྲངས་ཤིང་ན་བ་བཅས་ལ་ཕན།

༢༠. བྲང་གཞུང་གོང་གསང་།

【གསང་དམིགས】མདུན་གྱི་གཞུང་ཐིག་སྟེང་དུ་ཡོད་དེ། བྲང་རུས་ཟུར་གྱི་དཀྱིལ་ཚད། རྩིབ་བར་དང་པོ་དང་མཉམ་པའི་གནས་སུ་གདབ།

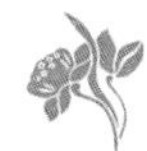

【གདབ་ཐབས】ཚོན་༠. ༣ནས་༠. ༥གསེག་གདབ། སྲ་བས་སྐར་མ་༥ནས་༡༠བར་སྡིག་པའམ་ཐེངས་༣ནས་༥བར་བསྐྱོ།

【ཕན་ཡོན】གློ་ལུ། དབུགས་ཧལ། བྲང་གཟེར་བ། གྲེ་བ་སྐྲངས་ཤིང་ན་བཅས་ལ་ཕན།

༢༧. བྲང་མགོ་གསང་།

【གསང་དམིགས】མདུན་ཀྱི་གཞུང་ཐིག་སྟེང་དུ་ཡོད་དེ། བྲང་རུས་མགོའི་དཀྱིལ་ཚད་དུ་གདབ་དགོས།

【གདབ་ཐབས】ཚོན་༠. ༣ནས་༠. ༥གསེག་གདབ། སྲ་བས་སྐར་མ་༥ནས་༡༠བར་སྡིག་པའམ་ཐེངས་༣ནས་༥བར་བསྐྱོ།

【ཕན་ཡོན】གློ་ལུ། དབུགས་ཧལ། བྲང་གཟེར་བ། གྲེ་བ་སྐྲངས་ཤིང་ན་བ། ཟས་མ་ཞུ་བ་བཅས་ལ་ཕན།

༢༨. ཅ་ར་ཁུང་།

【གསང་དམིགས】མདུན་ཀྱི་གཞུང་ཐིག་སྟེང་དུ་ཡོད་དེ། སྐེ་སྟོང་དུ་གདབ་དགོས།

【གདབ་ཐབས】ཐོག་མར་ཚོན་༠. ༢ནས་༠. ༣མདུང་ཚུགས་སུ་གདབ། དེ་ནས་ཁབ་རྩེ་མར་སྐོར་ཏེ་བྲང་རུས་མགོའི་རྒྱབ་ཕྱོགས་ལ་སྤྱར་ནས་ཚོན་༡ནས་༡. ༥གདབ་དགོས། སྲ་བས་སྐར་མ་༥ནས་༡༠བར་སྡིག་པའམ་ཐེངས་༣ནས་༥བར་བསྐྱོ།

【ཕན་ཡོན】གློ་ལུ། དབུགས་ཧལ། བྲང་གཟེར་བ། གྲེ་བ་སྐྲངས་ཤིང་ན་བ། གློ་བུར་སྐད་འགག་པ། གྲེ་བའི་ནང་དུ་ཟ་འཕྲུག་

ཡངས་པ། ལྷབ་དང་གྲི་ཐོག་སོགས་ཀྱི་ནད་ལ་ཕན།

༢༣. ཨོལ་གོང་གསང་།

【གསང་དམིགས】མགོ་ཅུང་ཟད་ཕྱིར་དགྱེ་སྟེ། ཨོལ་མདུད་ཀྱི་གོང་གི་ལྐེ་རུས་ཀྱི་གོང་མཐའི་དཀྱིལ་ཚད་དུ་གདབ་དགོས།

【གདབ་ཐབས】ཚོན་༠. ༥ནས་༠. ༨ལྐེ་རྩའི་ཕྱོགས་སུ་གསེག་གདབ། སྤྲ་བས་སྐར་མ་༥ནས་༡༠བར་སྡིག་པའམ་ཐེངས་༣ནས་༥བར་བསྒྲེ།

【ཕན་ཡོན】གྲིབ་སྐྱོན་གྱིས་སྨྲ་མི་ཤེས་པ། སློ་བུར་སྐད་འགག་པ། ཟས་སློམ་མེད་དཀའ་བ། ལྐེ་རེངས་པ། ཁ་ཆུ་འཛག་པ། ལྐེ་འོག་སྐྲངས་ཤིང་ན་བ། ཁ་ནང་དུ་རྨ་བྱུང་བ་བཅས་ལ་ཕན།

༢༤. ཀོས་ཀོ་གསང་།

【གསང་དམིགས】མ་མཆུ་ཀོས་ཀོའི་དབུས་སུ་གདབ་དགོས།

【གདབ་ཐབས】ཚོན་༠. ༣ནས་༠. ༥གསེག་གདབ། སྤྲ་བས་སྐར་མ་༥ནས་༡༠བར་སྡིག་པའམ་ཐེངས་༥ནས་༡༠བར་བསྒྲེ།

【ཕན་ཡོན】ཁ་མིག་ཡོ་བ་དང་། རྐིལ་སྐྲངས་ཤིང་ན་བ། ཁ་ཆུ་འཛག་པ། སོ་ན་བ། སློ་བུར་སྐད་འགག་པ། བྱད་བཞིན་སྐྲངས་པ། སྨྱོ་བྲེད་བཅས་ལ་ཕན།

ལེའུ་བཞི་པ། རྒྱུ་ལམ་བཅུ་བཞིའི་སྟེང་མ་འདུས་པའི་གསང་དམིགས།

དང་པོ། མགོ་སྐླེའི་སྟེང་གི་གསང་དམིགས།

༡. སྤྱི་གཙུག་ཁ་བཞི།

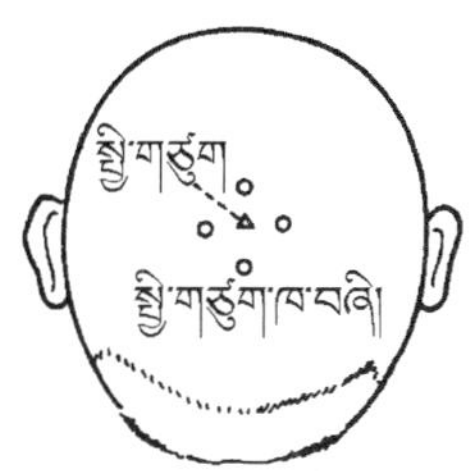

【གསང་དམིགས】དྲང་མོར་བསྡད། སྤྱི་གཙུག་གསང་ནས་ཕྱོགས་བཞིར་ཚོན་༡གཞལ་བའི་སར་གདབ།

【གདབ་ཐབས】ཚོན་༠.༥ནས་༠.༨གསེག་གདབ། སྨྲ་བས་སྐར་མ་༥ནས་༡༠སྡིག་པའམ་ཐེངས་༡ནས་༣བར་བསྒྲོ།

【ཕན་ཡོན】མགོ་ཕྱེད་ན་བ། མིག་རབ་རིབ་བྱེད་པ། གཉིད་ཡེར། བརྗེད་ངས་ཆེ་བ། སྨྱོ་ནད། བརྗེད་བྱེད་བཅས་ལ་ཕན།

༢. དཔྲལ་དཀྱིལ།

【གསང་དམིགས】དྲང་མོར་བསྡད་པའམ་གན་རྐྱལ་དུ་ཉལ། སྨིན་མ་གཉིས་ཀྱི་དཀྱིལ་དུ་གདབ།

【གདབ་ཐབས】ཚོན་༠.༣ནས་༠.༥མར་ཕྱོགས་སུ་འཕྲེད་

གདབ། སྲ་བས་སྐར་མ་༥ནས་༡༥སྡིག་པའམ་ཐེངས་༣ནས་༧བར་བསྐྱོ།

【ཕན་ཡོན】མགོ་ན་བ། མིག་རབ་རིབ་བྱེད་པ། མིག་རྟུས་ན་བ། མིག་དམར་ཞིང་སྐྲངས་ལ་ན་བ། སྣ་ཁྲག་ཤོར་བ། སྣ་སྒྲིན། གཉིད་ཡེར། བྱིས་པར་དངངས་སྐྲག་བྱུང་བ། བཙས་རྗེས་ཁྲག་མང་ཤོར་བ་བཅས་ལ་ཕན།

༣. སྨིན་དཀྱིལ།

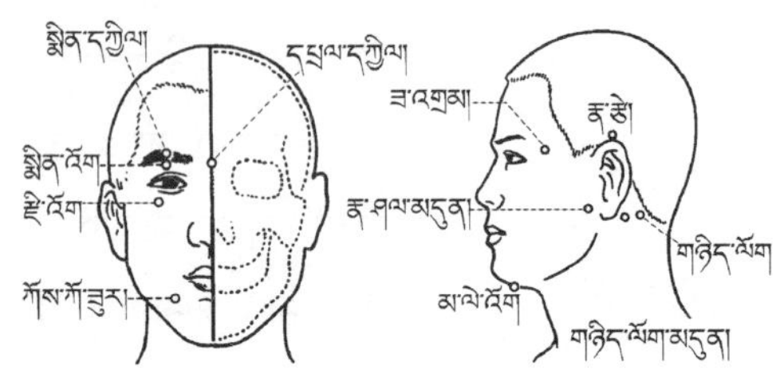

【གསང་དམིགས】དྲང་སོར་བསྡད་ཅིང་མིག་གཉིས་མ་ཡོ་བར་མདུན་དུ་བལྟ། རྒྱལ་མོའི་ཐད་ཀྱི་སྨིན་མའི་དཀྱིལ་དུ་གདབ།

【གདབ་ཐབས】ཚོན་༠. ༣ནས་༠. ༥འཕྲེད་གདབ།

【ཕན་ཡོན】མགོ་ཕྱེད་ན་བ། མིག་རྟུས་ན་བ། མིག་དམར་ཞིང་སྐྲངས་ལ་ན་བ། མིག་ལྤིབས་འགྱུལ་བ། ཁ་མིག་ཡོ་བ་བཅས་ལ་ཕན།

༤. སྨིན་འོག

【གསང་དམིགས】དྲང་སོར་བསྡད་པའམ་གན་རྐྱལ་དུ་ཉལ།

མིག་བཙུམ། སྨིན་མ་དང་དང་རྗེ་མ་གཉིས་ཀྱི་དཀྱིལ་དུ་གདབ།

【གདབ་ཐབས】མིག་འབྲས་མར་མནན་ནས་དལ་མོར་མིག་སྒམ་ཕྱོགས་སུ་ཚོན་༠. ༣ནས་༠. ༥འཕྲེད་གདབ་བྱེད། གདབ་རྗེས་སྐོར་མི་རུང་།

【ཕན་ཡོན】མིག་ནད། མིག་ལྤྱིབས་དམར་པོར་ཆགས་པ། ཉེ་མཐོང་རིང་མི་མཐོང་། རིང་མཐོང་ཉེ་མི་མཐོང་། མིག་རྩ་འཁྱུམ་པ་བཅས་ལ་ཕན།

༥. རྗེ་འོག།

【གསང་དམིགས】དྲང་མོར་བསྡད་པའམ་གན་རྐྱལ་དུ་ཉལ། མིག་བཙུམ། མིག་གི་ཕྱི་ཟུར་ནས་ནང་ཟུར་དུ་བཞི་ཆ་གཅིག་ཟིན་པའི་མས་ལྤྱིབས་སུ་གདབ།

【གདབ་ཐབས】མིག་གིས་ཡར་བལྟ་ཞིང་མིག་འབྲས་ཡར་དེད། ཚོན་༠. ༥ནས་༡. ༥མདུང་ཚུགས་སུ་གདབ། གདབ་རྗེས་སྐོར་མི་རུང་། སྲབ་མི་རུང་།

【ཕན་ཡོན】མིག་ནད། ཉེ་མཐོང་རིང་མི་མཐོང་། རིང་མཐོང་ཉེ་མི་མཐོང་། མིག་རྩ་འཁྱུམ་པ་བཅས་ལ་ཕན།

༦. སྣ་འགྲམ།

【གསང་དམིགས】དྲང་མོར་བསྡད་པའམ་གན་རྐྱལ་དུ་ཉལ། མིག་གི་ནང་ཟུར་མས་གཞམ་སྣ་འགྲམ་གྱི་གཞོང་བུར་གདབ།

【གདབ་ཐབས】ཚོན་༠. ༣ནས་༠. ༥ཀྱེན་དུ་གསེག་

གདབ། སྦྲ་བས་སྐར་མ་༥ནས་༡༠སྡིག།

【ཕན་ཡོན】མགོ་ན་བ། དུས་རྒྱུན་སྣ་ཆུ་འཛག་པ། སྣ་སྒྲིན། སྣ་ནང་དུ་འབྲུམ་ཐོར་འབྱུང་བ་བཅས་ལ་ཕན།

༧. ཟ་འགྲམ།

【གསང་དམིགས】དྲང་སོར་བརྡར་པའམ་ཀན་རྐྱལ་དུ་ཉལ། མིག་དང་སྨིན་མ་གཉིས་ཀྱི་ཕྱི་ཟུར་དབུས་ནས་རྒྱབ་ཏུ་ཚོན་གང་གཞལ་བའི་སར་གདབ།

【གདབ་ཐབས】ཚོན་༠.༣ནས་༠.༥མདུང་ཚུགས་སམ་གསེག་གདབ། ཡང་ན་གདབ་རྗེས་ཁྲག་བཏོན། སྦྲ་བས་སྐར་མ་༥ནས་༡༠སྡིག།

【ཕན་ཡོན】མགོ་ཕྱེད་ན་བ། མིག་དམར་སྐྲངས་ཆགས་ནས་ན་བ། མིག་རབ་རིབ་བྱེད་པ། ཁ་མིག་ཡོ་བ། སོ་ན་བ་བཅས་ལ་ཕན།

༨. རྣ་ཞལ་མདུན།

【གསང་དམིགས】དྲང་སོར་བརྡར་པའམ་ཀན་རྐྱལ་དུ་ཉལ། རྣ་ཞལ་མདུན་དུ་ཚོན་༠.༥ནས་༡གཞལ་བའི་སར་གདབ།

【གདབ་ཐབས】ཚོན་༠.༥ནས་༡མདུང་ཚུགས་སམ་གསེག་གདབ། སྦྲ་བས་སྐར་མ་༥ནས་༡༠སྡིག།

【ཕན་ཡོན】ཁ་མིག་ཡོ་བ། ཁ་ནང་དུ་རྨ་བྱུང་བ་བཅས་ལ་ཕན།

༩. གཉིད་ལོག་མདུན།

【གསང་དམིགས】དྲང་མོར་བསྡད་པའམ་གན་རྐྱལ་དུ་ཉལ། རྣ་ཤལ་འོག་གྱེང་ནས་རྒྱབ་དུ་ཚོན་༡གཞལ་བའི་སར་གདབ།

【གདབ་ཐབས】ཚོན་༠. ༥ནས་༡མདུང་ཚུགས་སུ་གདབ། སྲོ་བས་སྐར་མ་༥ནས་༡༠སྡོག།

【ཕན་ཡོན】མིག་མི་གསལ་བ། མགོ་ན་བ། མགོ་ཡུ་འཁོར་བ། རྣ་བ་ཅུར་བ། གཉིད་ཡེར་བ་བཅས་ལ་ཕན།

༡༠. གཉིད་ལོག།

【གསང་ དམིགས】 བྱུར་ འདུག་ གམ་ གན་ རྐྱལ་ དུ་ ཉལ། ལྟག་པའི་སྤུ་འཁྲིལ་དང་རྣ་ཤལ་འོག་གྱེང་གཉིས་ཀྱི་སྦྲེལ་ཐིག་དཀྱིལ་དུ་གདབ།

【གདབ་ཐབས】ཚོན་༠. ༥ནས་༡མདུང་ཚུགས་སུ་གདབ། སྲོ་བས་སྐར་མ་༥ནས་༡༠སྡོག།

【ཕན་ཡོན】གཉིད་ཡེར་བ། མགོ་ན་བ། མགོ་ཡུ་འཁོར་བ། སྙིང་མི་བདེ་བ། སྨྱོ་ནད། སེམས་མི་སྐྱིད་པ་བཅས་ལ་ཕན།

༡༡. ལྕེ་གཞུང་།

【གསང་དམིགས】དྲང་མོར་བསྡད། ཁ་གདངས་ནས་ལྕེ་བསྐྱར་བ། ལྕེ་གཞུང་དུ་རི་མོ་ཡོད་པའི་དཀྱིལ་དུ་གདབ།

【གདབ་ ཐབས】ཚོན་༠. ༡ནས་༠. ༢མདུང་ཚུགས་སུ་གདབ། ཡང་ན་གདབ་རྗེས་ཁྲག་ཅུང་བཏོན།

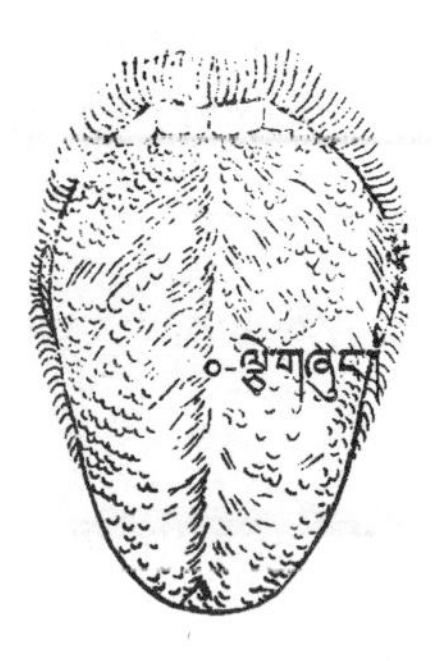

【ཕན་ཡོན】ལྕེ་རེངས་པ། ལྕེ་སྒྲིད་པ། དབུགས་རྒོད་པ། སྐྲན་མང་བཏུང་དགོས་པ། ལུ་བ་བཅས་ལ་ཕན།

༧༢. ར་ལུག་གསང་།

【གསང་དམིགས】ཁྲང་མོར་བསྡད། ཁ་གདངས་ནས་ལྕེ་རྩེ་སྐྲམ་པའི་བར་བཙུར་ཏེ་ཡར་སློག། ལྕེ་འོག་ཏུ་ཡོད་པའི་ཕན་ཚུན་གྱི་རྩ་གཉིས་ཀྱི་སྟེང་གདབ།

【གདབ་ཐབས】གདབ་ནས་ཁྲག་བཏོན།

【ཕན་ཡོན】

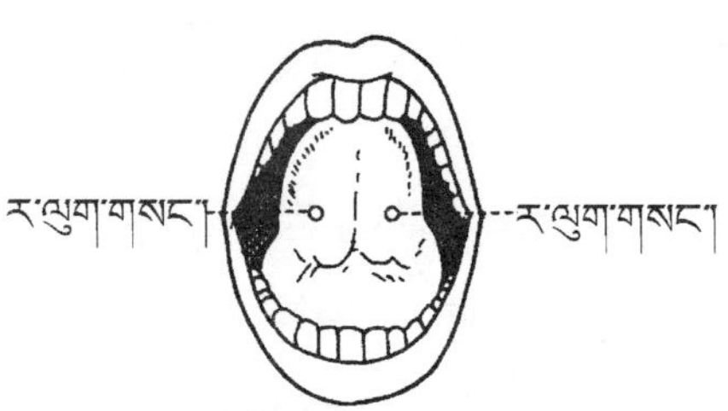

ལྕེ་སྐྲངས་པ། ལྕེ་རེངས་པ། ཁ་ནང་ཏུ་རྨ་བྱུང་བ། སྐྲན་མང་བཏུང་དགོས་པ། སྐད་འགག་པ། ངག་མི་ཐོན་པ། སྐྱུག་པ། འབྲུ་བ། མཁྲིས་པ་རྩ་རྒྱུག་བཅས་ལ་ཕན།

༧༣. ན་རྩེ།

【གསང་དམིགས】ཁྲང་མོར་བསྡད་པའམ་ཟུར་ཉལ། ན་རྩེར་གདབ།

【གདབ་ཐབས】ཚོན་༠. ༡ནས་༠. ༢མདུང་ཚུགས་སུ

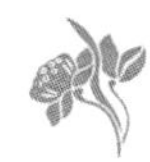

གདབ། ཡང་ན་གདབ་རྗེས་ཁྲག་ཅུང་བཏོན། སྦྲ་བས་ཐེངས་༣ནས་༥བར་བསྲོ།

【ཕན་ཡོན】མིག་རབ་རིབ་བྱེད་པ། མིག་མི་གསལ་བ། མགོ་ཕྱེད་ན་བ། གྲི་བ་ན་བ་བཅས་ལ་ཕན།

༡༤. མ་ལེ་འོག།

【གསང་དམིགས】དྲང་སོར་བསྡད་ནས་མགོ་བོ་ཡར་བཏེགས། མ་ལེའི་དཀྱིལ་འོག་གི་གོང་གོང་དུ་གདབ།

【གདབ་ཐབས】ཚོན་༠.༥ནས་༠.༨ལྟེ་རྩའི་ཕྱོགས་སུ་འཕྲེད་གདབ། སྦྲ་བས་སྐར་མ་༥ནས་༡༠སྲིག།

【ཕན་ཡོན】ལྟེ་རེངས་པ། སྐད་འགག་པ། ཧབ་སྦྲིད་བྱེད་པ། གྲི་ཡོལ་ན་བ། གྲིབ་སྐྲིན་གྱིས་ངག་སྐྱུགས་པ་བཅས་ལ་ཕན།

༡༥. སྦྲུ་འཁྱིལ་འོག།

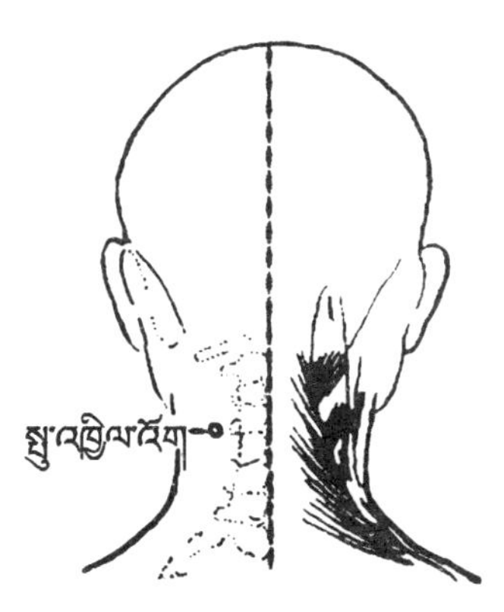

【གསང་དམིགས】དྲང་སོར་བསྡད་པའམ་བུབ་ཉལ། ལྟག་པའི་སྦྲུ་འཁྱིལ་དྲང་ཐད་ཀྱི་སྐྲ་མཚམས་ནས་མར་ཚོན་༡.༥བཞལ་བའི་སར་གདབ།

【གདབ་ཐབས】

ཚོན་༠. ༥ནས་༠. ༨མདུང་ཚུགས་སུ་གདབ། སྲ་བས་སྐར་མ་༥ནས་༡༥སྐྱིག་པའམ་ཐེངས་༣ནས་༧བར་བསྐྱོ།

【ཕན་ཡོན】མགོ་ལྷག་ན་བ། མཇིང་པ་རེངས་པ། གཉའ་ལྷག་ན་བ། ལུ་བ། དབུགས་རྒོད། གྲེ་བ་ན་བ་བཅས་ལ་ཕན།

གཉིས་པ། བྱང་ཕོག་སྟེང་གི་གསང་དམིགས།

༡. སྒྲོག་རུས་གྱེན་གསང་།

【གསང་དམིགས】ཀན་རྒྱལ་དུ་ཉལ་ནས་མགོ་བོ་འགྲམ་དུ་ཡོ། སྒྲོག་རུས་ཕྱི་སྣེ་ནས་ནང་སྣེའི་བར་གྱི་གསུམ་ཆ་གཉིས་ཟིན་པའི་ས་ནས་གྱེན་ཚོན་༡གཞལ་བའི་སར་གདབ།

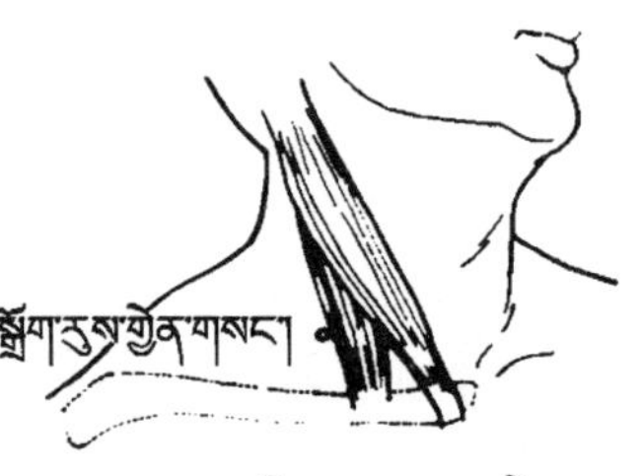

【གདབ་ཐབས】ཚོན་༠.༥ ནས་ ༠.༨ མདུང་ཚུགས་ སུ་ གདབ། གཏིང་ཟབ་ སར་ གདབ་ པའམ་ མར་ ཕྱོགས་ སུ་ གདབ་ ན་ སློ་ རྩེར་ ཐོག་པས་གཟབ། སྲ་བས་སྐར་མ་༥ནས་༡༠སྐྱིག་པའམ་ཐེངས་༣ནས་༥བར་བསྐྱོ།

【ཕན་ཡོན】ལག་པ་སྦྲིད་པ། ཕྲག་རྒྱབ་ན་བ་བཅས་ལ་ཕན།

༢. ལྷག་གཉའ།

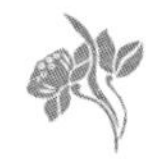

【གསང་དམིགས】དྲང་མོར་བསྡད། ཨན་སྟོང་དང་པོའི་གསང་ནས་གྱེན་ཚོན་༢དང་དེ་ནས་གཡས་གཡོན་དུ་ཚོན་༡གཞལ་བའི་སར་གདབ།

【གདབ་ཐབས】ཚོན་༠.༥ནས་༠.༨མདུང་ཚུགས་སུ་གདབ།

【ཕན་ཡོན】མཚན་མོར་རྔུལ་མང་བ། གློ་ལུ། དབུགས་གྲོད། གཉའ་བ་འཁྱུར་བ་བཅས་ལ་ཕན།

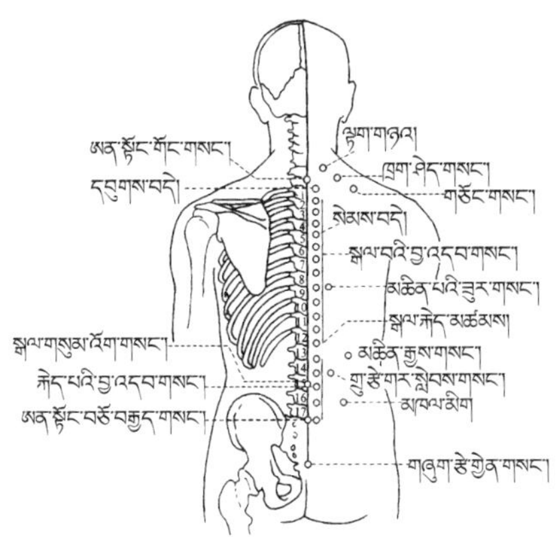

༣. ཨན་སྟོང་གོང་གསང་།

【གསང་དམིགས】ཁ་བུབ་ཏུ་ཉལ། ཨན་སྟོང་ཚིགས་པ་དང་པོའི་གོང་གི་གཤོང་བུར་གདབ།

【གདབ་ཐབས】ཚོན་༠.༥ནས་༡གྱེན་དུ་གསེག་གདབ། སྲ་བས་སྐར་མ་༡༠ནས་༡༥སྲིག་པའམ་ཐེངས་༥ནས་༧བར་བསྲོ།

【ཕན་ཡོན】ཚམ་པ། གློ་ལུ། དབུགས་གྲོད། བརྗེད་བྱེད། ཚད་འབྲུ། གློ་གཅོང་། སྙིང་མཐིང་གཟེར་བ་བཅས་ལ་ཕན།

༤. དབུགས་བདེ།

【གསང་དམིགས】ཁ་བུབ་ཏུ་ཉལ། ཨན་སྤྲོང་ཚིགས་པ་དང་པོའི་ཕན་ཚུན་དུ་ཚོན་༠. ༥གཞལ་བའི་སར་གདབ།

【གདབ་ཐབས】ཚོན་༠. ༥ནས་༡མདུང་ཚུགས་སུ་གདབ།

【ཕན་ཡོན】གློ་ལུ། དབུགས་རྔོད། གཉའ་བ་འཁྱུར་བ་བཅས་ལ་ཕན།

༥. ཁྲག་ཤེད་གསང་།

【གསང་དམིགས】ཁ་བུབ་ཏུ་ཉལ། སྙི་ཚིགས་དྲུག་པ་དང་ཨན་སྤྲོང་ཚིགས་པ་དང་པོ་གཉིས་ཀྱི་བར་ནས་ཕན་ཚུན་ཚོན་༢གཞལ་བའི་སར་གདབ།

【གདབ་ཐབས】ཚོན་༠. ༥ནས་༡. མདུང་ཚུགས་སུ་གདབ།

【ཕན་ཡོན】ཁྲག་ཤེད་མཐོ་བ་དང་དམའ་བའི་ནད་ལ་ཕན།

༦. གཅོང་གསང་།

【གསང་དམིགས】ཁ་བུབ་ཏུ་ཉལ། ཨན་སྤྲོང་ཚིགས་པ་དང་པོའི་གསང་ནས་ཕན་ཚུན་དུ་ཚོན་༣. ༥གཞལ་བའི་སར་གདབ།

【གདབ་ཐབས】ཚོན་༠. ༥ནས་༠. ༨མདུང་ཚུགས་སུ་གདབ།

【ཕན་ཡོན】གློ་གཅོང་སོགས་གཅོང་ནད་རིགས་ལ་ཕན།

༧. སེམས་བདེ།

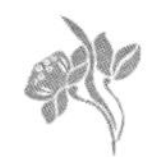

【གསང་དམིགས】ཁ་བུབ་ཏུ་ཉལ། སྒལ་ཚིགས་བཞི་པ་དང་ལྔ་པའི་བར་དུ་གདབ།

【གདབ་ཐབས】ཚོན་༠. ༥ནས་༠. ༨གྱེན་དུ་གསེག་གདབ། སྦྲ་བས་སྐར་མ་༥ནས་༡༥ཕྲིག་པའམ་ཐེངས་༣ནས་༧བར་བསྒྲོ།

【ཕན་ཡོན】སྙིང་ན་བ། གཉིད་ཡེར་བ། ཕྲག་རྒྱབ་ན་བ། སྒྲོ་ལུ། དབུགས་རྒོད། རྩིབ་ལོགས་ན་བ་བཅས་ལ་ཕན།

༨. མཆིན་པའི་ཟུར་ཆེན།

【གསང་དམིགས】ཁ་བུབ་ཏུ་ཉལ། སྒལ་ཚིགས་བརྒྱད་པ་དང་དགུ་པའི་བར་ནས་ཕན་ཚུན་ཚོན་༡. ༥གཞལ་བའི་སར་གདབ།

【གདབ་ཐབས】ཚོན་༠. ༣ནས་༠. ༥གསེག་གདབ། སྦྲ་བས་སྐར་མ་༡༠ནས་༢༠ཕྲིག་པའམ་ཐེངས་༣ནས་༧བར་བསྒྲོ།

【ཕན་ཡོན】ཁ་སྐོམ་པ། གྲེ་ཤོལ་ན་བ། ལྟོ་བ་ན་ཞིང་སྐྱིག་སྐྱུག་བྱེད་པ། རྩིབ་ལོགས་གཟེར་བ། སྒྲོ་ལུ་བཅས་ལ་ཕན།

༩. བྱ་འདབས་གསང་།

【གསང་དམིགས】ཁ་བུབ་ཏུ་ཉལ། སྒལ་ཚིགས་གཉིས་པ་ནས་རྐེད་ཚིགས་ལྔ་པའི་བར་གྱི་སྒལ་ཚིགས་སོ་སོའི་འགྲམ་ནས་ཕན་ཚུན་དུ་ཚོན་༠. ༥རེ་གཞལ་བའི་སར་གདབ།

【གདབ་ཐབས】ཚོན་༠. ༥ནས་༠. ༨གསེག་གདབ།

【ཕན་ཡོན】སྒལ་འདབས་ཀྱི་ཤ་གནད་ན་བ་དང་ལག་པ་ན་

པ། སྟོད་ཀྱི་ནད་བཅས་ལ་ཕན།

༡༠. སྒལ་རྐེད་མཚམས།

【གསང་དམིགས】ཁ་བུབ་ཏུ་ཉལ། སྒལ་ཚིགས་བཅུ་གཉིས་པ་དང་རྐེད་ཚིགས་དང་པོ་གཉིས་ཀྱི་བར་དུ་གདབ།

【གདབ་ཐབས】ཚོན་༠.༥ནས་༡གསེག་གདབ། ཐྲ་བས་སྐར་མ་༥ནས་༡༠སྲིག་པའམ་ཐེངས་༣ནས་༥བར་བསྲོ།

【ཕན་ཡོན】བྱིས་པའི་ཚད་འབྲུ། གཞང་ལུག་པ། སྐྱ་བ་ན་བ། མཁལ་རྐེད་ན་བ། འབྲུ་བམ་ཞུ་བ། བཙེད་བྱེད། རྒྱུ་ཧྲུགས་བཅས་ལ་ཕན།

༡༡. མཆིན་རྒྱུས་གསང་།

【གསང་དམིགས】ཁ་བུབ་ཏུ་ཉལ། རྐེད་ཚིགས་དང་པོའི་འོག་གཞོང་ནས་གཡས་གཡོན་དུ་ཚོན་༣.༥གཞལ་བའི་སར་གདབ།

【གདབ་ཐབས】ཚོན་༠.༥ནས་༡གསེག་གདབ། ཐྲ་བས་སྐར་མ་༡༠ནས་༡༥སྲིག་པའམ་ཐེངས་༥ནས་༧བར་བསྲོ།

【ཕན་ཡོན】གསུས་པར་འདྲིལ་སྐྲན་ཡོད་པ། མཆིན་མཆེར་རྒྱས་པ། མཁལ་རྐེད་ན་བ། ཕོ་བ་ན་བ། རྒྱུ་ཧྲུགས་བཅས་ལ་ཕན།

༡༢. གྲུ་རྩེ་སྐྱིབས་དབུས་གསང་།

【གསང་དམིགས】ཁ་བུབ་ཏུ་ཉལ། གྲུ་མོ་བསྐུམ་ནས་ལག་པ་མར་དཔྱངས་པའི་གྲུ་རྩེ་གཉིས་སྐྱིབས་ས་ནས་འཕྲེད་དུ་ཐིག་གཅིག་གདབ་པ་དེ་དང་རྒྱབ་ཀྱི་གཞུང་ཐིག་གཉིས་བསྡོལ་ས་ནས་

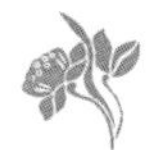

གཡས་གཡོན་དུ་ཚོན་༡གཞལ་བའི་སར་གདབ།

【གདབ་ཐབས】ཚོན་༠.༥ནས་༠.༨གསེག་གདབ། སྤྲ་བས་སྐར་མ་༥ནས་༡༥སྡིག་པའམ་ཐེངས་༣ནས་༧བར་བསྒྲུ།

【ཕན་ཡོན】སྙི་བ་སྦྲོས་ཤིང་ན་བ། རིམས་ནད་བྱུང་རྗེས་ཀྱི་འབྲུ་སྐྱུག། བཤང་བར་ཁྲག་འདྲེས་པ། བྱིན་ཉ་ལོག་པ་བཅས་ལ་ཕན།

༡༣. སྒལ་གསུམ་འོག་གཞོང་།

【གསང་དམིགས】ཁ་བུབ་ཏུ་ཉལ། སྒལ་ཚིགས་གསུམ་པའི་འོག་གི་གཞོང་བུར་གདབ།

【གདབ་ཐབས】ཚོན་༠.༥ནས་༠.༨གསེག་གདབ། སྤྲ་བས་སྐར་མ་༥ནས་༡༠སྡིག་པའམ་ཐེངས་༣ནས་༥བར་བསྒྲུ།

【ཕན་ཡོན】རྐེད་པ་ན་བ། སྙི་བ་ན་བ། འབྲུ་བ། གཅིན་ཁ་སྲ་བ། མལ་གཅིན། རྐང་པ་ན་བ་བཅས་ལ་ཕན།

༡༤. ཨན་སྟོང་བཅོ་བརྒྱད་གསང་།

【གསང་དམིགས】ཁ་བུབ་ཏུ་ཉལ། སྒལ་ཚིགས་གསུམ་པའི་འོག་གི་གཞོང་བུར་གདབ།

【གདབ་ཐབས】ཚོན་༠.༥ནས་༡ཕྱིན་དུ་གསེག་གདབ། སྤྲ་བས་སྐར་མ་༡༠ནས་༡༥སྡིག་པའམ་ཐེངས་༥ནས་༧བར་བསྒྲུ།

【ཕན་ཡོན】རྐེད་པ་དང་རྐང་པ་ན་བ། རྐང་པ་ཞ་བ། ཟླ་མཚན་འཕབ་སྐབས་ན་བ། ཟླ་མཚན་འགྲམས་པ། ཟླ་མཚན་

འགག་པ། མལ་གཅིན། གཞང་གི་ནད་བཅས་ལ་ཕན།

༡༥. གཞུག་རྩེ་གྱེན་གསང་།

【གསང་དམིགས】ཁ་སྦུབ་ཏུ་ཉལ། གཞུག་རུང་རྩེ་ནས་གྱེན་དུ་ཚོན་༢གཞལ་བའི་སར་གདབ།

【གདབ་ཐབས】ཚོན་༡ནས་༢གྱེན་དུ་འཕྲེད་གདབ།

【ཕན་ཡོན】སྐྱི་ནད། མགོ་ན་བ། གཉིད་ཡེར་བ། དྲི་མ་འགག་པ་བཅས་ལ་ཕན།

༡༦. མཁལ་མིག

【གསང་དམིགས】ཁ་སྦུབ་ཏུ་ཉལ། སྒལ་ཚིགས་བཞི་པའི་འོག་ནས་གཡས་གཡོན་དུ་ཚོན་༣ནས་༥གཞལ་བའི་གཞོང་བུ་ཡོད་སར་གདབ།

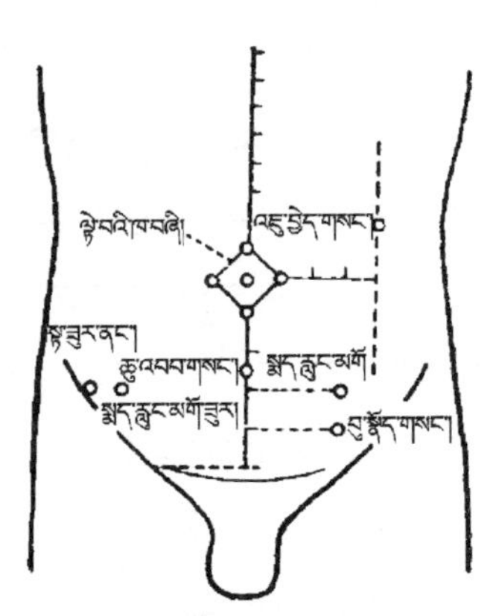

【གདབ་ཐབས】ཚོན་༡ནས་༡.༥མདུང་ཚུགས་སུ་གདབ། སྨྲ་བས་སྐར་མ་༡༠ནས་༡༥སྡིག་པའམ་ཐེངས་༥ནས་༧བར་བསྲོ།

【ཕན་ཡོན】རྐེད་པ་ན་བ། གཅིན་ཁ་སྐྱི་བ། ཁ་སྐོམ་པ། གཅོང་ནད། ཟླ་མཚན་མི་སྙོམས་པ། ཟླ་མཚན་འཁྲུམས་པ་བཅས་ལ་ཕན།

༡༧. འཛུ་བྱེད་གསང་།

【གསང་དམིགས】ཀན་རྒྱལ་དུ་ཉལ། ལྟེ་བ་ནས་གྱེན་ཚོན་༢དང་དེ་ནས་གཡས་གཡོན་དུ་ཚོན་༠.༥གཞལ་བའི་སར་གདབ།

【གདབ་ཐབས】ཚོན་༢ནས་༣གསེག་གདབ། ཐྲུ་བས་སྐར་མ་༡༠ནས་༡༥སྐྱིག་པའམ་ཐེངས་༥ནས་༧བར་བསྒྲོ།

【ཕན་ཡོན】ཕོ་བ་མར་བབས་པ། ཕོ་བ་ན་བ། ལྟོ་བ་སྦོས་པ་བཅས་ལ་ཕན།

༡༨. ལྟེ་བའི་ཁ་བཞི།

【གསང་དམིགས】ཀན་རྒྱལ་དུ་ཉལ། ལྟེ་བའི་གོང་འོག་དང་གཡས་གཡོན་བཅས་སུ་ཚོན་༡རེ་གཞལ་བའི་སར་གདབ།

【གདབ་ཐབས】ཚོན་༠.༥ནས་༡མདུང་ཚུགས་སུ་གདབ། ཐྲུ་བས་སྐར་མ་༡༠ནས་༢༠སྐྱིག་པའམ་ཐེངས་༥ནས་༧བར་བསྒྲོ།

【ཕན་ཡོན】ལྟོ་བ་གཟེར་བ། ཟས་མི་འཛུ་བ། འཁྲུ་བ། རྒྱུ་འཁྲིག། བྱིས་པར་དངངས་སྐྲག་བྱུང་བ། རྒྱུ་རླུགས། སྐྱུ་ཐབ་བཅས་ལ་ཕན།

༡༩. ཆུ་འབབ་གསང་།

【གསང་དམིགས】ཀན་རྒྱལ་དུ་ཉལ། ལྟེ་བ་ནས་མར་དྲང་ཐད་དུ་ཚོན་༢.༥གཞལ་བའི་ས་སྟེ། ལྟེ་བ་དང་མདོ་རུས་གསང་གཉིས་ཀྱི་སྦྲེལ་ཐིག་གི་དཀྱིལ་དུ་གདབ།

【གདབ་ཐབས】ཚོན་༡ནས་༡.༥མདུང་ཚུགས་སུ་གདབ།

【ཕན་ཡོན】གཅིན་ཁ་སྲ་བ། གཅིན་པར་ཁྲག་འདྲེས་པ། མལ་གཅིན། འཁྲུ་བ། ཚད་འཁྲུ་བཅས་ལ་ཕན།

༢༠. སྨད་རླུང་སྒོ།

【གསང་དམིགས】ཀན་རྒྱལ་དུ་ཉལ། ལྟེ་བ་ནས་མར་དྲང་ཐད་དུ་ཚོན་༣གཞལ་ཞིང་དེ་ནས་གཡས་གཡོན་དུ་ཚོན་༢རེ་གཞལ་བའི་སར་གདབ།

【གདབ་ཐབས】ཚོན་༡ནས་༡.༥མདུང་ཚུགས་སུ་གདབ། སྲ་བས་སྐར་མ་༡༠ནས་༢༠སྲིག་པའམ་ཐེངས་༥ནས་༧བར་བསྒྲོ།

【ཕན་ཡོན】མངལ་མི་ཆགས་པ། ཟླ་མཚན་འབྱམས་པ། བུ་སྣོད་ལྷུག་པ། གཅིན་ཁ་སྲ་བ། མངལ་ཤོར་རྗེས་མངལ་ཁྲག་འབྱམས་པ། རྐྱ་ཞབས་སྐྱུན་པ་བཅས་ལ་ཕན།

༢༡. བུ་སྣོད་གསང་།

【གསང་དམིགས】ཀན་རྒྱལ་དུ་ཉལ། ལྟེ་བ་ནས་མར་དྲང་ཐད་དུ་ཚོན་༤གཞལ་ཞིང་དེ་ནས་གཡས་གཡོན་དུ་ཚོན་༣རེ་གཞལ་བའི་སར་གདབ།

【གདབ་ཐབས】ཚོན་༠.༨ནས་༡.༢མདུང་ཚུགས་སུ་གདབ། སྲ་བས་སྐར་མ་༥ནས་༡༥སྲིག་པའམ་ཐེངས་༣ནས་༥བར་བསྒྲོ། སྦྲུམ་མར་གདབ་མི་རུང་།

【ཕན་ཡོན】མངལ་ཁ་འཆུས་པ། ཟླ་མཚན་འགག་པ། ཟླ་མཚན་འབབ་སྐབས་ན་བ། ཟླ་མཚན་འབྱམས་པ། མངལ་མི་

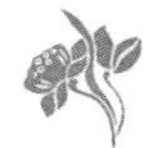

ཆགས་པ། རྒྱུ་རླུགས། རྐེད་པ་ན་བ་བཅས་ལ་ཕན།

༢༢. སྨད་རླུང་སྒོ་ཟུར།

【གསང་དམིགས】ཀན་རྐྱལ་དུ་ཉལ། ལྟེ་བ་ནས་མར་དྲང་ཐད་དུ་ཚོན་༣གཞལ་ཞིང་དེ་ནས་གཡས་གཡོན་དུ་ཚོན་༤རེ་གཞལ་བའི་སར་གདབ།

【གདབ་ཐབས】ཚོན་༠. ༥ནས་༡. ༢མདུང་ཚུགས་སུ་གདབ། སྨྱུམ་མར་གདབ་མི་རུང་། སྤྲ་བས་སྐར་མ་༥ནས་༡༥སྐྱིག་པའམ་ཐེངས་༣ནས་༥བར་བསྒྲོ།

【ཕན་ཡོན】ཟླ་མཚན་འཁྲུམས་པ། བུ་སྣོད་ལུག་པ། གཅིན་ཁ་སྲ་བ། རྒྱུ་རླུགས། རྒྱུ་ཞབས་སུ་སྦྲོས་པ།

༢༣. སྟ་ཟུར་ནང་།

【གསང་དམིགས】ཀན་རྐྱལ་དུ་ཉལ། ལྟེ་བ་ནས་མར་དྲང་ཐད་དུ་ཚོན་༣གཞལ་ཞིང་དེ་ནས་གཡས་གཡོན་དུ་ཚོན་༦རེ་གཞལ་བའི་སར་གདབ།

【གདབ་ཐབས】ཚོན་༠. ༥ནས་༡གསེག་གདབ། སྤྲ་བས་སྐར་མ་༥ནས་༡༠སྐྱིག་པའམ་ཐེངས་༣ནས་༥བར་བསྒྲོ།

【ཕན་ཡོན】ཟླ་མཚན་འཁྲུམས་པ། བུ་སྣོད་ལུག་པ། ཟླ་མཚན་མི་སྙོམས་པ། རྒྱུ་རླུགས་བཅས་ལ་ཕན།

༢༤. ཟུར་གསུམ་གསང་།

【གསང་དམིགས】ཀན་རྐྱལ་དུ་ཉལ། ལྟེ་བ་ནས་མར་

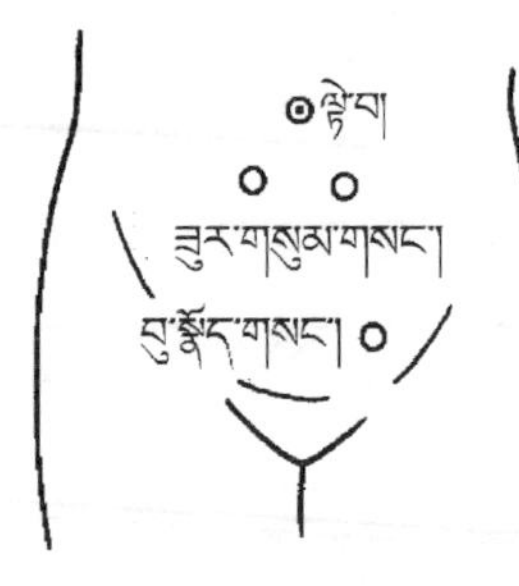

སྦྱུགས་གཡས་གཡོན་དང་དེ་གཉིས་ཀྱི་རྩེ་བཅས་ཀྱི་སྦྲེལ་བའི་གྲུ་གསུམ་མ་དེའི་མཐའ་སོ་སོའི་རིང་ཚད་གསོ་བྱ་རང་གི་ཁའི་རིང་ཚད་བྱས་ཤིང་། གཤམ་གྱི་ཟུར་གཉིས་སུ་གདབ།

【གདབ་ཐབས】སྤྲ་བས་སྐར་མ་༥ནས་༡༠སྲིག་པའམ་ཐེངས་༥ནས་༧བར་བསྒྲོ།

【ཕན་ཡོན】ཆུ་ལྡིག་ལྡུགས། སྦོ་བ་ན་བ། ལྡིག་འཐྲས་ན་བ། གྲང་བའི་ནད་བཅས་ལ་ཕན།

གསུམ་པ། ཡན་ལག་སྟེང་གི་གསང་དམིགས།

༡. སོར་བཅུ།

【གསང་དམིགས】

ལག་པའི་སོར་མོ་བཅུའི་རྩེ་ཡི་སེན་མོ་ནས་མདུན་དུ་ཚོན་༠. ༡རེ་གཞལ་བའི་སར་གདབ།

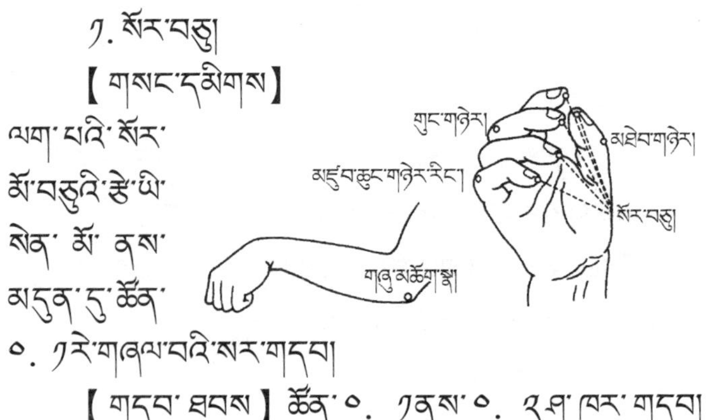

【གདབ་ཐབས】ཚོན་༠. ༡ནས་༠. ༢ཤ་ཁར་གདབ།

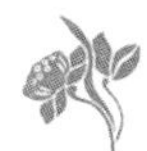

ཡང་ན་གདབ་རྗེས་ཁྲག་བཏོན།

【ཕན་ཡོན】བརྒྱལ་འཐོག། མགོ་ཡུ་འཁོར་བ། ཚ་འབྲུལ། རྒྱུས་ཚད། བྱིས་པར་དངངས་སྐྲག་བྱུང་བ། བརྗེད་བྱེད། གྲེ་ཨོལ་སྐྲངས་ཤིང་ན་བ། ལག་པའི་མཛུབ་རྩེ་སྦྲིད་པ་བཅས་ལ་ཕན།

༢. མཐེབ་གཉེར།

【གསང་དམིགས】ལག་པའི་མཐེབ་མཛུབ་ཚིགས་པ་དང་པོའི་ཕྱིའི་གཉེར་རིང་གི་དབུས་སུ་གདབ།

【གདབ་ཐབས】སྤྲ་བས་སྐར་མ་༥ནས་༡༠སྐྱིག་པའམ་ཐེངས་༣ནས་༥བར་བསྐྱོ།

【ཕན་ཡོན】མིག་ན་བ། མིག་འགྲིབ། སྣ་ཁྲག་ཤོར་བ། འབྲུ་སྐྱུག་བཅས་ལ་ཕན།

༣. མཛུབ་ཆུང་གཉེར་རིང་།

【གསང་དམིགས】ལག་པའི་མཐེབ་ཆུང་ངམ་མཛུབ་ཆུང་ཚིགས་པ་གཉིས་པའི་ཕྱིའི་མདུན་ངོས་གཉེར་རིང་གི་དབུས་སུ་གདབ།

【གདབ་ཐབས】སྤྲ་བས་སྐར་མ་༣ནས་༥སྐྱིག་པའམ་ཐེངས་༣ནས་༥བར་བསྐྱོ།

【ཕན་ཡོན】མིག་དམར་ཞིང་སྐྲངས་ལ་ན་བ། མིག་མི་གསལ་བ། འོན་པ། གྲེ་བ་ན་བ། མཛུབ་མོ་ན་བ་བཅས་ལ་ཕན།

༤. གུང་གཉེར།

【གསང་དམིགས】ལག་མཛུབ་གུང་མོའི་ཚིགས་པ་གཉིས་

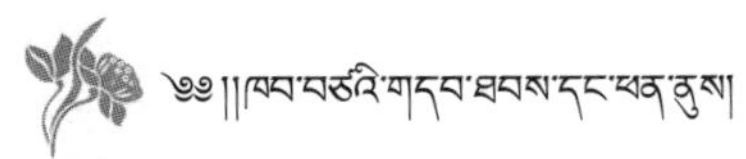

པའི་ཕྱིའི་མདུན་ངོས་གཉེར་རིང་གི་དབུས་སུ་གདབ།

【གདབ་ཐབས】ཚོན་༠. ༢ནས་༠. ༣གསེག་གདབ། སྤྲ་བས་ཐེངས་༣ནས་༧བར་བསྐྱོ།

【ཕན་ཡོན】སྐྱུག་པ། སྐྲིག་པ། ཚ་སྐྱུར་སྐྱུག་པ། སྣ་ཁྲག་ཤོར་བ། སོ་ན་བ། གླང་ཤུ་བཅས་ལ་ཕན།

༥. ཕྲན་གསང་བརྒྱད།

【གསང་དམིགས】ལག་རྒྱབ་ནས་སོར་མོ་རྣམས་འབྲེལ་སའི་དཀར་ནག་མཚམས་བརྒྱད་པོར་གདབ།

【གདབ་ཐབས】ཚོན་༠. ༥ནས་༧གསེག་གདབ། ཡང་ན་གདབ་རྗེས་ཁྲག་བཏོན།

【ཕན་ཡོན】ཁོང་ཚད། མིག་ནད། མགོ་ན་བ། མཛིང་པ་རེངས་པ། གྲེ་བ་ན་བ། སོ་ན་བ། ལག་མཛུབ་སྦྲིད་པ། སྦྲུལ་དུག་གིས་ལག་རྒྱབ་སྐྲངས་པ། མཛུབ་ཚིགས་ན་བ་བཅས་ལ་ཕན།

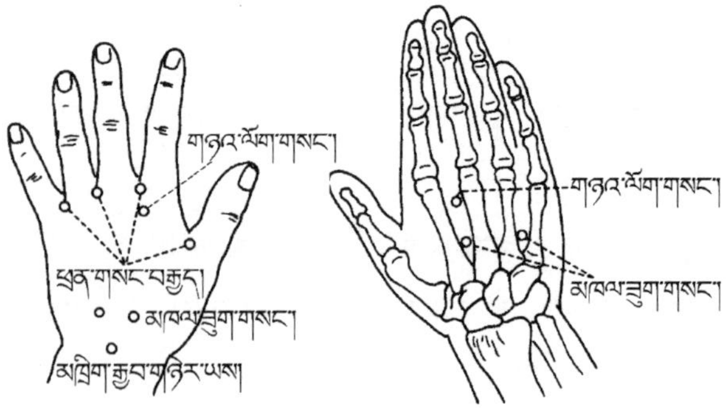

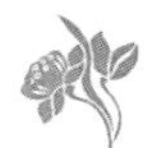

༦. གཉའ་ཡོག་གསང་།

【གསང་དམིགས】མཛུབ་མོ་དང་གུང་མོའི་མཛུབ་རྩའི་ཚིགས་གཉིས་ཀྱི་བར་ནས་གྱེན་ཚོན་༠.༥གཞལ་བའི་གོང་བུར་གདབ།

【གདབ་ཐབས】ཚོན་༠.༣ནས་༠.༥མདུང་ཚུགས་སམ་གསེག་གདབ། སྦྲ་བས་སྐར་མ་༣ནས་༥སྡིག་པའམ་ཐེངས་༡ནས་༣བར་བསྒོ།

【ཕན་ཡོན】གཉའ་འགྱུར་བ། ལག་རྒྱབ་སྐྲངས་པ། ལག་མཛུབ་སྒྲིད་ནས་བརྐྱང་བསྐུམ་མི་ཐུབ་པ། བྱིས་པའི་མ་ཞུ་བ། བྱིས་པར་དངངས་སྐྲག་བྱུང་བ། སྙོ་བ་ན་བ། འབྲུ་བ་བཅས་ལ་ཕན།

༧. མཁལ་ཟླུག་གསང་།

【གསང་དམིགས】མཁྲིག་རྒྱབ་གཉེར་རིང་ནས་ལག་མགོའི་ཕྱོགས་སུ་ཚོན་༡རེ་གཞལ་བའི་མཛུབ་མོ་དང་དཀྱིལ་མཛུབ་བར་དང་སྲིན་མཛུབ་དང་མཐེབ་བར་བཅས་ལག་པ་རེའི་རྒྱབ་ན་གསང་མིག་གཉིས་རེ་མཆིས་པ་དེར་གདབ།

【གདབ་ཐབས】ཚོན་༠.༥ནས་༠.༨མཐིལ་ངོས་སུ་གསེག་གདབ།

【ཕན་ཡོན】གློ་བུར་རྐེད་རྩ་འཆུས་པར་ཕན།

༨. མཁྲིག་རྒྱབ་གཉེར་ཡས།

【གསང་དམིགས】མཁྲིག་རྒྱབ་གཉེར་རིང་གི་ཡས་ཟུར་ཏེ། མཁྲིག་རྒྱབ་གཉེར་རིང་དང་མཐེབ་ཀྱང་གཉིས་སྦྲེལ་ཐིག་གི་དཀྱིལ་དུ

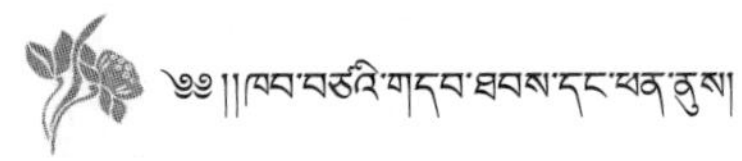

གདབ།

【གདབ་ཐབས】ཚོན་༠.༣ནས་༠.༥མདུང་ཚུགས་སུ་གདབ།

【ཕན་ཡོན】རྩིབ་ལོག་ན་ཞིང་སྦྲོས་པ། གློ་ལུ། དབུགས་ཧལ། ཕོ་བ་ན་བ། ཁྲག་སྐྱུག་པ། མིག་མི་གསལ་བ། ལག་མཐིལ་དུ་ཚ་རྒྱས་པ། སྙོ་བ་ན་ཞིང་སྦྲོས་པ་བཅས་ལ་ཕན།

༩. ཁུ་ཚུར་འབུར་གསང་།

【གསང་དམིགས】ཁུ་ཚུར་བྱེད་སྐབས་མཐུབ་མོ་དང་སྲིན་ལག་གཉིས་ཀྱི་རྩ་བའི་ཚིགས་ནས་ཕྱིར་འབུར་བའི་སྟེང་དུ་གདབ།

【གདབ་ཐབས】སྲ་བས་སྐར་མ་༥ནས་༡༠སྡིག་པའམ་ཐེངས་༣ནས་༥བར་བསྐྱོ།

【ཕན་ཡོན】ལག་མཐུབ་འཁྱུམ་པར་ཕན།

༡༠. ཁུ་ཚུར་སྣ།

【གསང་དམིགས】ཁུ་ཚུར་བྱེད་སྐབས་གུང་མོའི་རྩ་བའི་ཚིགས་ནས་ཕྱིར་འབུར་བའི་སྟེང་དུ་གདབ།

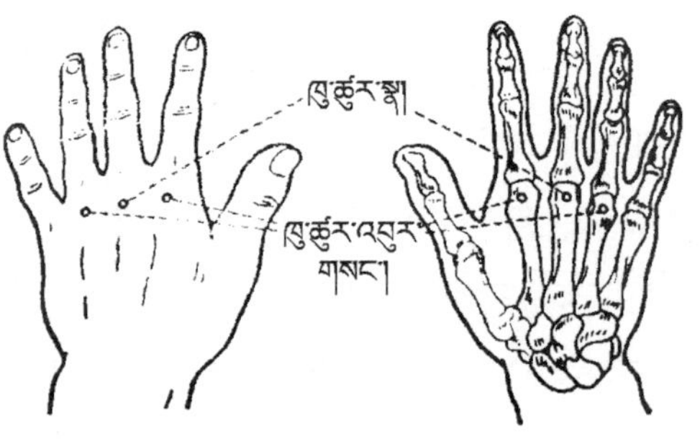

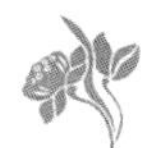

【གདབ་ཐབས】སྒྲ་བས་ཐེངས་༣ནས་༥བར་བསྒྲོ།

【ཕན་ཡོན】མིག་ན་བ་དང་མིག་མི་གསལ་བར་ཕན།

༡༡. མཚམས་བཞི།

【གསང་དམིགས】མཐེ་བོང་བོར་བའི་མཛུབ་མོ་བཞིའི་དཀྱིལ་ཚིགས་དབུས་སུ་གདབ།

【གདབ་ཐབས】ཚོན་༠.༡ནས་༠.༢ཤ་ཁར་གཙག་ཕྲུལ་བཙུར་ནས་ཆུ་སེར་དང་བད་ཚིལ་གྱི་རྣམ་པ་ཅན་ནམ། ཡང་ན་ཁྲག་བཅས་ཐོན་པར་བྱེད།

【ཕན་ཡོན】བྱིས་པའི་ཟུངས་ཟད། བྱིས་པའི་མ་ཞུ་བ། བྱིས་སློ་ཐེས་པོ། བད་སྐྱེན། བྱིས་པའི་འབྲུ་ནད། མཛུབ་ཚིགས་ན་བ་བཅས་ལ་ཕན།

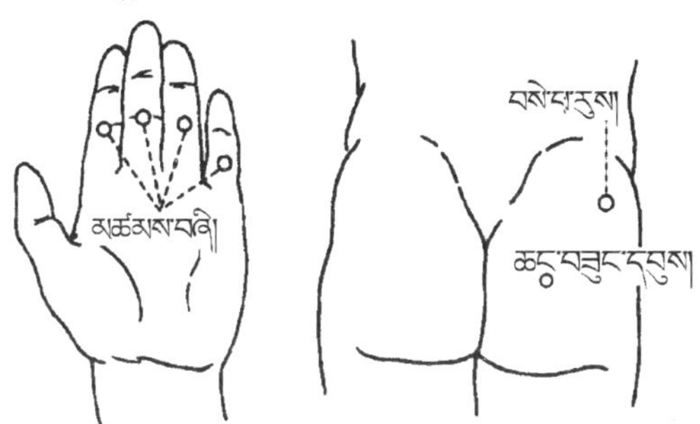

༡༢. མཁྲིག་གྱེན་སོར་བཞི།

【གསང་དམིགས】ལག་པ་མར་བརྐྱང་ཞིང་ངོས་མདུན་དུ་བསྟན། མཁྲིག་མའི་གཉེར་རིང་གསང་ནས་གྱེན་ཚོན་༤གཞལ་བའི་

སར་གདབ།

【གདབ་ཐབས】ཚོན་༠. ༥ནས་༡མདུང་ཚུགས་སུ་གདབ། སྤྲ་བས་སྐར་མ་༥ནས་༡༠སྐྱིག་པའམ་ཐེངས་༣ནས་༥བར་བསྒྲོ།

【ཕན་ཡོན】གཞང་འབྲུམ། གཞང་ལུག། དཔུང་མདུན་ན་བ་བཅས་ལ་ཕན།

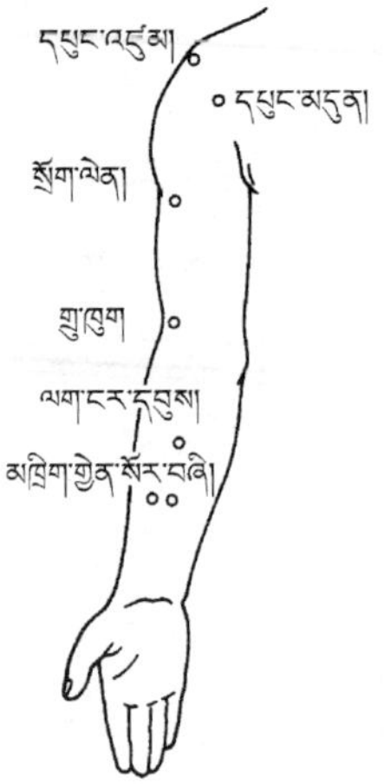

༡༣. ལག་ངར་དབུས།

【གསང་དམིགས】ལག་པ་མར་བརྒྱང་ཞིང་ངོས་མདུན་དུ་བསྟན། མཁྲིག་མའི་གཉེར་རིང་དང་གྲུ་ཚེག་གཉེར་རིང་གཉིས་ཀྱི་སྤྲེལ་ཐིག་དཀྱིལ་དུ་གདབ།

【གདབ་ཐབས】ཚོན་༠. ༥ནས་༡མདུང་ཚུགས་སུ་གདབ། སྤྲ་བས་སྐར་མ་༥ནས་༡༥སྐྱིག་པའམ་ཐེངས་༣ནས་༧བར་བསྒྲོ།

【ཕན་ཡོན】དཔུང་མདུན་ན་བའམ་སྦྲིད་པ། ཡང་མ་འཁྱུམ་པ། སྐྱོ་བྱེད་བཅས་ལ་ཕན།

༡༤. དཔུང་མདུན།

【གསང་དམིགས】ལག་པ་མར་བརྒྱང་ཞིང་ངོས་མདུན་དུ་བསྟན། མཆན་འོག་གཉེར་རིང་གི་མདུན་དང་དཔུང་འཛུམ་གཉིས་

ཀྱི་སྒྲིལ་ཐིག་གི་དཀྱིལ་དུ་གདབ།

【གདབ་ཐབས】ཚོན་༡ནས་༡. ༥མདུང་ཚུགས་སུ་གདབ། སྦྲ་བས་སྐར་མ་༥ནས་༡༥སྐྱིག་པའམ་ཐེངས་༣ནས་༧བར་བསྒྲོ།

【ཕན་ཡོན】དཔུང་པ་ན་ཞིང་མི་ཐེག་པ། ལག་པ་ཞ་བ་བཅས་ལ་ཕན།

༡༥. སྨྱུག་ལེན།

【གསང་དམིགས】དྲང་སོར་བསྡད། ལག་པ་མར་བརྒྱུད་ཞིང་ཚིགས་མདུན་དུ་བསྟན། གྲུ་ཁུག་དང་དཔུང་འཛོམ་གཉིས་ཀྱི་སྒྲིལ་ཐིག་དབུས་སུ་གདབ།

【གདབ་ཐབས】ཚོན་༠. ༥ནས་༡མདུང་ཚུགས་སུ་གདབ། སྦྲ་བས་སྐར་མ་༥ནས་༡༥སྐྱིག་པའམ་ཐེངས་༣ནས་༧བར་བསྒྲོ།

【ཕན་ཡོན】མགོ་ཡུ་འཁོར་བ། དཔུང་པ་ན་བ། ཕྱི་འབྲས་བཅས་ལ་ཕན།

༡༦. གཞུ་མཆོག་སྣ།

【གསང་དམིགས】གྲུ་ཁུག་ནས་ཙུང་འཁུམ། ཕྱིར་འབུར་བའི་གྲུ་མོའི་གྲུ་མཆོག་གི་སྣའམ་རྩེར་གདབ།

【གདབ་ཐབས】སྦྲ་བས་སྐར་མ་༥ནས་༡༠སྐྱིག་པའམ་ཐེངས་༣ནས་༧བར་བསྒྲོ།

【ཕན་ཡོན】སྐྲི་སྨིན་སྐྲངས་པ། འཛེར་པ་བཅས་ལ་ཕན།

༡༧. ཚང་བཟུང་དབུས།

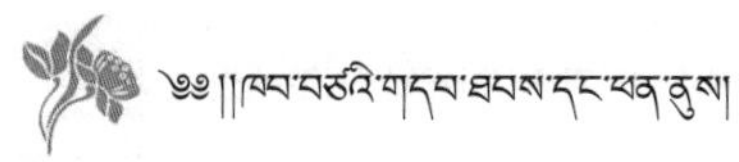

【གསང་དམིགས】ཁ་བྱུབ་ཏུ་ཉལ། གཞང་གསང་དང་སྣང་འགྲམས་གསང་གཉིས་ཀྱི་དཀྱིལ་དུ་གདབ།

【གདབ་ཐབས】ཚོན་༢ནས་༣མདུང་ཚུགས་སུ་གདབ། སྒྲ་བས་སྐར་མ་༡༠ནས་༣༠སྡིག་པའམ་ཐེངས་༥ནས་༡༥བར་བསྒྲོ།

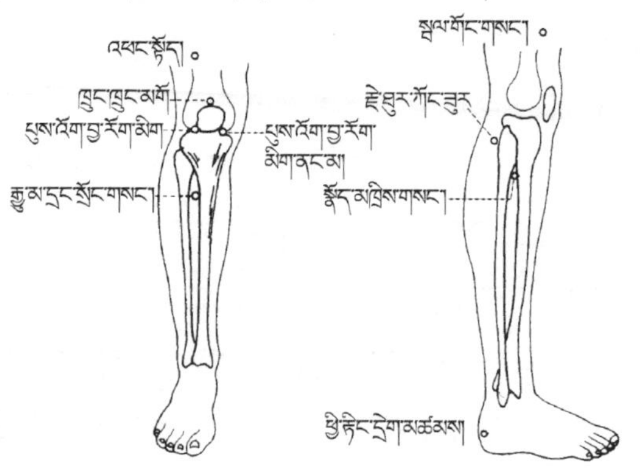

【ཕན་ཡོན】ཆུ་སེར་སྒྲུ་གུ་ཅན་ན་བ། རྐེད་པ་དང་རྐང་པ་ན་བ་བཅས་ལ་ཕན།

༡༨. སེར་བ་རྡུས།

【གསང་དམིགས】ཁ་བྱུབ་ཏུ་ཉལ། སེར་བ་རྡུས་དང་དཔྱི་རྡུས་འབྲེལ་མཚམས་ཀྱི་དཀྱིལ་དུ་གདབ།

【གདབ་ཐབས】ཚོན་༡ནས་༢མདུང་ཚུགས་སུ་གདབ། སྒྲ་བས་སྐར་མ་༡༠ནས་༡༥སྡིག་པའམ་ཐེངས་༥ནས་༧བར་བསྒྲོ།

【ཕན་ཡོན】མཚང་ར་གཟེར་བ། མཚང་རའི་སྙིང་གི་ཆུ་སེར་

སྲིན་བུ་རིགས་ན་བ། དབྱི་ཚོགས་ན་བ་བཅས་ལ་ཕན།

༡༩. སྨལ་གོང་གསང་།

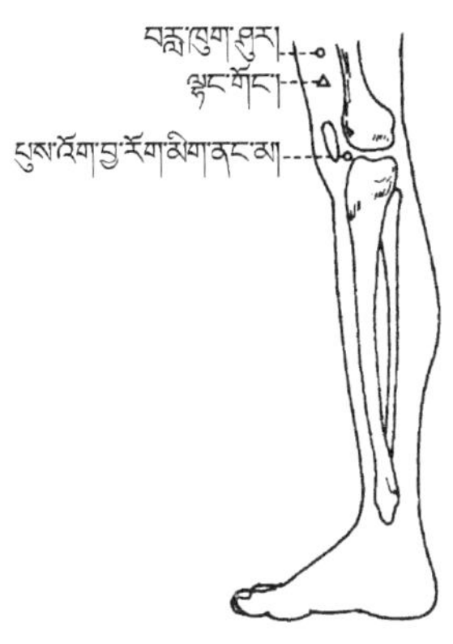

【གསང་དམིགས】 དྲང་མོར་བསྡད་ནས་རྐང་པ་བཀྱང་བའམ་ཀན་རྐྱལ་དུ་ཉལ། ལྷ་ངའི་གོང་ནས་གྱེན་ཚོན་༤.༥གཞལ་བའི་བརླ་རྐང་རུས་པའི་ནང་ཟུར་དུ་གདབ།

【གདབ་ཐབས】 ཚོན་༡.༥ནས་༢མདུང་ཚུགས་སུ་གདབ།

【ཕན་ཡོན】 རྐང་པར་ཉེད་མེད་པའམ་ཞ་བར་ཕན།

༢༠. བརྐ་ཕྲུག་ཤུར།

【གསང་དམིགས】 དྲང་མོར་བསྡད་ནས་རྐང་པ་བཀྱང་བའམ་ཀན་རྐྱལ་དུ་ཉལ། ལྷང་གོང་གསང་ནས་གྱེན་ཚོན་༡གཞལ་བའི་སར་གདབ།

【གདབ་ཐབས】 ཚོན་༡ནས་༡.༥མདུང་ཚུགས་སུ་གདབ། སྦྲ་བས་སྐར་མ་༥ནས་༡༥སྡིག་པའམ་ཐེངས་༣ནས་༧བར་བསྐྱོ།

【ཕན་ཡོན】 ལུས་ལ་འབྲུམ་ཕྲན་བྱུང་བ། ཟ་འཕྲུག་ལངས་པ། སྨད་དུ་རྨ་འབྲས་བྱུང་བ་བཅས་ལ་ཕན།

༤༡. ཁྲུང་ཁྲུང་མགོ།

【གསང་དམིགས】དྲང་མོར་བསྙད་ནས་ཁང་པ་བརྐྱང་བའམ་གན་རྐྱལ་དུ་ཉལ། ལྷ་ངའི་སྟོད་དང་བརྣ་ཁང་རུས་པ་འབྲེལ་བའི་དབུས་སུ་གོང་གོང་ཡོད་པ་རུ་གདབ།

【གདབ་ཐབས】ཚོན་༡ནས་༡. ༥མདུང་ཚུགས་སུ་གདབ། སྤྲ་བས་སྐར་མ་༥ནས་༡༥སྡིག་པའམ་ཐེངས་༣ནས་༧བར་བསྒོ།

【ཕན་ཡོན】ཕུས་མོ་གཟེར་བ། ཁང་པ་ཞ་བ། སྒྲིད་པ་སྐྱུར་བ། ཁང་པར་ཤེད་མེད་པ་བཅས་ལ་ཕན།

༤༢. ཕུས་འོག་བྱ་རོག་མིག

【གསང་དམིགས】དྲང་མོར་བསྙད་ནས་ཁང་པ་བརྐྱང་བའམ་གན་རྐྱལ་དུ་ཉལ། ལྷ་ངའི་མར་སྣེ་གཡས་གཡོན་གཉིས་སུ་ཅུང་གོང་བུ་ཡོད་པ་རུ་གདབ།

【གདབ་ཐབས】ཚོན་༠. ༥ནས་༡གསེག་གདབ།

【ཕན་ཡོན】ཕུས་མོ་གཟེར་བ། སྒྲིད་པ་ལྕི་ཞིང་ན་བ། ཁང་པ་སྦྲིད་པ་བཅས་ལ་ཕན།

༤༣. སྐྱོད་མཁྲིས་གསང་།

【གསང་དམིགས】དྲང་མོར་བསྙད་ནས་ཁང་པ་བརྐྱང་བའམ་གན་རྐྱལ་དུ་ཉལ། རྗེ་ཐུར་གོང་བུ་ནས་མར་དྲང་ཐད་ཚོན་༡ནས་༢གཞལ་བའི་སར་མནན་ན་ཟུག་ཆེ་བའི་གནས་སུ་གདབ།

【གདབ་ཐབས】ཚོན་༡ནས་༡. ༥མདུང་ཚུགས་སུ་གདབ།

【ཕན་ཡོན】སྔོད་མཁྲིས་ཀྱི་གཉན་ཚད། སྔོད་མཁྲིས་ཀྱི་རྡོ་སྐྲན། སྔོད་མཁྲིས་སུ་རྒྱུ་སྲིན་ཞུགས་པ། སྔོད་མཁྲིས་གཟེར་བ། རྩིབ་ལོག་གཟེར་བ། རྐང་པར་ཞེད་མེད་པ་བཅས་ལ་ཕན།

༢༤. རྒྱུ་མ་དྲང་སྒྲོང་གསང་།

【གསང་དམིགས】དྲང་མོར་བསྙད་ནས་རྐང་པ་བརྐྱང་བའམ་ཀན་རྐྱལ་དུ་ཉལ། རྟ་མཐུར་གདོང་གསང་ནས་མར་དྲང་ཐད་དུ་ཚོན་༡ནས་༢གཞལ་བའི་སར་མནན་ན་ཟུག་ཆེ་བའི་གནས་སུ་གདབ།

【གདབ་ཐབས】ཚོན་༡ནས་༡.༥མདུང་ཚུགས་སུ་གདབ།

【ཕན་ཡོན】དལ་བའམ་མྱུར་བའི་རང་བཞིན་གྱི་རྒྱུ་མ་དྲང་སྒྲོང་གི་གཉན་ཚད། དལ་བའམ་མྱུར་བའི་རང་བཞིན་གྱི་རྒྱུ་མའི་གཉན་ཚད། ལྟོ་བ་གཟེར་བ། མ་ཞུ་བ། རྐང་པར་ཞེད་མེད་པ་བཅས་ལ་ཕན།

༢༥. རྗེ་ཐུར་གོང་ཟུར།

【གསང་དམིགས】དྲང་མོར་བསྙད་ནས་རྐང་པ་བརྐྱང་བའམ་ཟུར་ཉལ། རྗེ་ཐུར་གོང་བུའི་གསང་གི་ཕྱི་ཟུར་སྟེ་རྗེ་ཐུར་མགོའི་གཤམ་གྱི་གཤོང་བུར་གདབ།

【གདབ་ཐབས】ཚོན་༡ནས་༡.༥མདུང་ཚུགས་སུ་གདབ། སྲེག་སྐར་མ་༥ནས་༡༠སྲིག་པའམ་ཐེངས་༣ནས་༥བར་བསྲོ།

【ཕན་ཡོན】པུས་མོ་ན་བ། རྩིབ་ལོགས་ན་བ། སྨད་ཀྱི་ཆུ་

རྩ་སྦྲུ་གུ་ཅན་ན་བ། རྐང་པ་སྦྲིད་པ། ཁྲིན་ཞུ་ལོག་པ་བཅས་ལ་ཕན།

༢༥. ཕྱི་རྟིང་དྲིག་མཚམས།

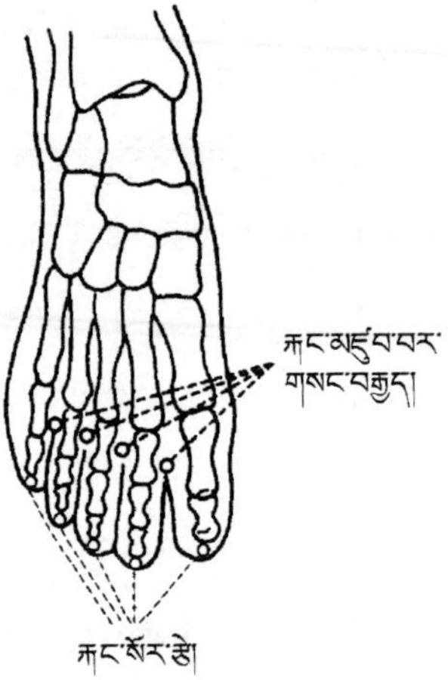

【གསང་དམིགས】ཁ་བུབ་ཏུ་ཞལ་བའམ་བྱུར་ཞལ། ཕྱི་རྟིང་དཀར་ནག་མཚམས་ཀྱི་དཀྱིལ་དུ་གདབ།

【གདབ་ཐབས】ཚོན་༠.༥ནས་༠.༨གསེག་གདབ། ཡང་ན་གདབ་རྗེས་ཁྲག་བཏོན།

【ཕན་ཡོན】སེམས་འཚུབ་པ། སྨྱོ་ནད། རྣེལ་ནད་བཅས་ལ་ཕན།

རྐང་མཇུབ་བར་གསང་བརྒྱད།

རྐང་སོར་རྩེ།

༢༦. རྐང་མཇུབ་བར་གསང་བརྒྱད།

【གསང་དམིགས】རྐང་རྒྱབ་ནས་སོར་མོ་རྣམས་འབྲེལ་སའི་དཀར་ནག་མཚམས་བརྒྱད་པོར་གདབ།

【གདབ་ཐབས】ཚོན་༠.༥ནས་༡གསེག་གདབ། ཡང་ན་གདབ་རྗེས་ཁྲག་བཏོན།

【ཕན་ཡོན】རྐང་རྒྱབ་དམར་སྐྲངས་ཆགས་པ། རྐང་མཇུབ་སྦྲིད་པ། རྐང་མཇུབ་ན་བ། མགོ་ན་བ། སོ་ན་བ། ཚད་འཁྲུ། སྦྲུལ་གྱིས་སོ་བཏབ་པ། ཟླ་མཚན་མི་སྙོམས་པ་བཅས་ལ་ཕན།

༢༨. ཀང་སོར་རྩེ།

【གསང་དམིགས】ཀང་པའི་སོར་མོ་བཅུའི་རྩེ་ཡི་སེན་མོ་ནས་མདུན་དུ་ཚོན་༠. ༡རེ་གཞལ་བའི་སར་གདབ།

【གདབ་ཐབས】ཚོན་༠. ༡ནས་༠. ༢ཤ་ཁར་གདབ། ཡང་ན་གདབ་རྗེས་ཁྲག་བཏོན། སྲྀབས་ཐེངས་༣ནས་༥བར་བསྒྲོ།

【ཕན་ཡོན】གྲིབ་སྐྲན་ཕོག་རྗེས་སྦྱར་སྐྱོབ་བྱེད་དགོས་པའི་རིགས། ཀང་རྒྱབ་དམར་སྐྲངས་ཆགས་པ། ཀང་མཐེབ་སྦྲིད་པ། ཀང་པར་ཤེད་མེད་པ་བཅས་ལ་ཕན།

༢༩. ཀང་པའི་གུང་མཐེབ་འོག་གསང་།

【གསང་དམིགས】གན་རྐྱལ་དུ་ཉལ། ཀང་པའི་གུང་མཐེབ་འོག་གི་ཚིགས་དང་པོའི་གཉེར་རིས་ཀྱི་དབུས་སུ་གདབ།

【གདབ་ཐབས】ཚོན་༠. ༡ནས་༠. ༢མདུང་ཚུགས་སུ་གདབ། སྲྀབས་སྐར་མ་༥ནས་༡༠སྐྱིག་པའམ་ཐེངས་༣ནས་༥བར་བསྒྲོ།

【ཕན་ཡོན】སྙིང་ནད་པ། རྩིབ་ལོག་གཟེར་བ། ལྟོ་བ་ན་བ། སྐྱུག་པ། ཁྲག་སྐྱུག་པ། མངལ་དུ་བུ་ཤི་བ། བུ་རོག་མ་ཐོན་པ། ཟླ་མཚན་མི་སྙོམས་པ། ལྷིག་རླུགས་ནད་བཅས་ལ་ཕན།

༣༠. ཀང་པའི་གུང་མཐེབ་བར་གསང་།

【གསང་དམིགས】གན་རྐྱལ་དུ་ཉལ། ཀང་པའི་གུང་མོ་དང་མཐེབ་མོ་འབྲེལ་མཚམས་འོག་ཏུ་གདབ།

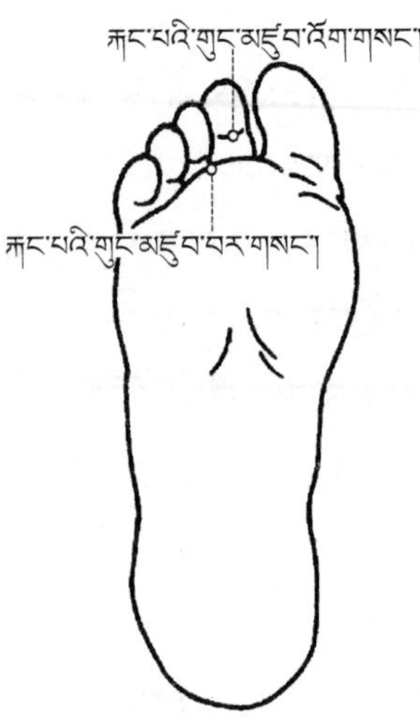

【གདབ་ཐབས】ཚོན་ ༠. ༣ནས་༠. ༥མདུང་ཚུགས་སུ་གདབ། སྨྲ་བས་སྐར་མ་ ༥ནས་ ༡༠སྐྱིག་པའམ་ཐེངས་ ༣ནས་༥བར་བསྒྲོ།

【ཕན་ཡོན】རྐང་མཛུབ་གཟེར་བ། གྲིས་པར་དངངས་སྐྲག་བྱུང་བ། བརྗེད་བྱེད། ཕོ་བའི་གླང་ཐབས་ནད་བཅས་ལ་ཕན།

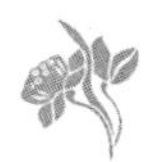

ལེའུ་ལྔ་པ། རྒྱུན་མཐོང་ནད་གཞི་འགའ་ཁབ་བཅོས་གསོ་ཐབས།

དང་པོ། མགོ་ན་བ།

དཔྲལ་བ་ན་བ།

༡. དཔྲལ་དཀྱིལ། ཟ་འགྲམ། སྣང་གསང་།

༢. སྨིན་མགོ། སྨིན་གོང་། གར་གསང་།

སྤྱི་གཙུག་ན་བ།

༡. སྤྱི་གཙུག། མཐེབ་མཛུབ་སྟོད།

༢. མཆོགས་ཟུར། ལྟག་པའི་སྦུ་འཁྱིལ།

༣. སྐྱིབས་གསུམ་འདུས་གསང་། མཐེབ་མཛུབ་སྨད།

མགོ་ཕྱེད་ན་བ།

༡. ལྟག་པའི་སྦུ་འཁྱིལ། ཕྱི་ལོང་གྱེན་ཐུར་གསང་།

༢. གཤེར་སྒོ་གཞུག། ཕྱི་ལོང་གྱེན་གསང་།

ལྟག་པ་ན་བ།

༡. ལྟག་པའི་སྦུ་འཁྱིལ། ཁུ་ཚུར་བར།

༢. སྤྱི་གཙུག། མཛུབ་ཆུང་མས།

གཉིས་པ། རྣ་བ་ན་བ།

༡. རྣ་མདུན། རྣ་ཞལ་འོག་ཀྱིང་།

༢. རྣ་སྒོ། གཤེར་སྒོ། ནང་ལོང་ཟུར་གསང་།

གསུམ་པ། སྨིན་རྩུས་ན་བ།

༡. སྨིན་མགོ། སྨིན་དཀྱིལ། མཐེབ་སྲིན་སྟོད་གསང་།

༢. སྨིན་གོང་། སྨིན་གོང་། རྩུས་སྒྲུབས་གོང་།

བཞི་པ། སོ་ན་བ།

༡. ལྟག་པའི་སྤུ་འཁྱིལ། གར་གསང་། མཁྲེར་གོང་།(སྨུང་གིས་སོན་པ།)

༢. གར་གསང་། རྐང་ཀྱུང་གཞམ་གསང་། ཟ་འགྲམ། མཁྲེར་གོང་།(མཁྲིས་པས་སོན་པ།)

༣. གར་གསང་། ཟ་འགྲམ། ནང་ལོང་ཟུར་གསང་། རྗེང་གོང་ཕྱི་གསང་།(བད་ཀན་གྱིས་སོན་པ།)

ལྔ་པ། སུམ་མདོ་རྩུས་ན་བ།

༡. ལྟག་པའི་སྤུ་འཁྱིལ། རྣ་ཞལ་འོག་ཀྱུང་། གར་གསང་།

༢. མིག་ན་ན་སྨིན་གོང་བསྣན།

༣. ཡ་མགལ་ན་ན་མཁྲེར་སྟོད་དང་མཁྲེར་གོང་བསྣན།

༤. མ་མགལ་ན་ན་ཟ་འགྲམ་དང་གོས་ཀོ་གསང་བསྣན།

དྲུག་པ། ཨོལ་བ་ན་བ།

༡. གར་གསང་། མཐེབ་ཡས།

༢. སྙང་གསང་། ལོང་མོ་མས་གསང་།

བདུན་པ། མཇིང་པ་ན་བ།

༡. ཁུ་ཚུར་བར། ཨན་སྟོང་དང་པོ།

༢. སྙང་གསང་། ལྟག་ཟུར་འོག་གསང་།

༣. གཉའ་ལོག་གསང་། རྗེང་གོང་ཕྱི་གསང་།

བརྒྱད་པ། བྲང་ན་བ།

༡. དཀར་ནག་མཚམས། མཁྲིག་མའི་གྲིན་གསང་།

༢. ལག་རྒྱུས་གསང་། རྗེ་ཐུར་དབུས་གསང་།

དགུ་པ། སྙིང་གཟེར།

༡. ལག་རྒྱུས་གསང་། ལྷེན་གསང་།

༢. མཁྲིག་མའི་གཉེར་རིང་། སྙིང་ཟུར།

བཅུ་པ། ཕོ་བ་ན་བ།

༡. མེ་ཉམས་གསང་། རྟ་མཐུར་གསང་།

༢. མཁྲིག་མའི་གྲིན་གསང་། རྐང་ཁུག། བསམ་སེའུ་གསང་། མཆེར་གསང་། ཕོ་རླུང་གསང་།

བཅུ་གཅིག་པ། རྩིབ་ལྟེབས་ན་བ།

༡. ལག་ངར་ཉུས་སྤུབས། རྗེ་ཐུར་ཀོང་བུ།

༢. མཆིན་གཤམ། ཕྲི་ལོང་འོག་ཀྱུང་།

༣. རྩིབ་དྲུག་གསེང་། མཐེབ་མཛུབ་སྟོད།

བཅུ་གཉིས་པ། སྟོད་མཁྲིས་གཟེར་བ།

༡. མེ་ཉམས་གསང་། མཁྲིས་ཟུར། རྗེ་ཐུར་ཀོང་བུ།

༢. མཆིན་གཤམ། མཁྲིས་འགྲམ་གསང་།

༣. ཕྲི་ལོང་འོག་ཀྱུང་། མཐེབ་མཛུབ་སྟོད།

བཅུ་གསུམ་པ། ལྟོ་བ་ན་བ།

༡. མེ་ཉམས་གསང་། ལྟེ་འགྲམ། རྟ་མཐུར་གསང་།

༢. རྒྱུ་སྟོད་འོག། གདོང་ཟུར་གོང་མ། ལྟོ་ཟུར།

༣. མཁྲིག་མའི་གྲིན་གསང་། ཐྲིབས་གསུམ་འདུས་གསང་། རྐང་ཁུག།

བཅུ་བཞི་པ། མཁལ་གཟེར།

༡. མཁལ་ཟུར། ཐྲིབས་གསུམ་འདུས་གསང་།

༢. མཁལ་འགྲམ། ནང་ལོང་ཐུར་གསང་།

བཅོ་ལྔ་པ། རྐེད་པ་ན་བ།

༡. མཁལ་གསང་། མཁལ་མིག། རྩེ་གོང་ཕྱི་གསང་།

༢. མཁལ་ཐུར། སྐང་ཁུང་། ཞ་གདོང་འཁྲོ།

བཅུ་དྲུག་པ། ཆུ་ལམ་གཟེར་བ།

༡. རྐུ་ཞབས་ཐུར། རྐུ་ཞབས་གསང་། སྙིང་ཁུག་གཉེར་རིང་མགོ།

༢. རྐུ་སྨད་འོག། རྐུ་ཕྲན་གསང་།

བཅུ་བདུན་པ། གཞང་ཨ་ལོང་ཁ་ན་བ།

༡. གཤའ་རིངས་གསང་། གཞུག་ཆུང་རྩེ།

༢. གཞང་གསང་། རྐང་འགྲམ་བར་གསང་།

བཅོ་བརྒྱད་པ། ཕྱི་རྩིང་ན་བ།

༡. མཁྲིག་མའི་གཉེར་རིང་། ཕྱི་རྩིང་དྲིག་མཚམས།

༢. མཁལ་ཐུར།

བཅུ་དགུ་པ། ཟུམ་སེར་ཁྲེར་བ།

༡. རྐུ་སྟོད་འོག། རྐུ་སྨད་འོག།

༢. ཨན་སྟོང་དང་པོ། གཤའ་རིངས་འོག།

ཉི་ཤུ་པ། མགོ་ཡུ་འཁོར་བ།

༡. ལྟག་པའི་སྤུ་འཁྱིལ། དཔྲལ་དཀྱིལ།

༢. མཐེབ་མཛུབ་སྟོད། མཁྲིག་མའི་གྱེན་གསང་། མཐེབ་སྲིན་སྨད་གསང་།

ཉེར་གཅིག་པ། གཉིད་ཡེར་བ།

༡. མཁྲིག་ཐུར། སྲིབས་གསུམ་འདུས་གསང་། ནང་ལོང་ཐུར་གསང་།

༢. སྤྱི་གཙུག། སྤྲོ་བའི་གསང་། མཆིན་ཐུར།

༣. ལོང་མོ་མས་གསང་། རྫེ་བྲུར་མགོ།

རིམ་གཉིས་པ། གཉིད་མི་ཐུབ་པ།

༡. ལྷང་གོང་། ཧ་མཐུར་གསང་། སྙིང་ཟུར།

༢. རྫེ་བྲུར་མགོ། ལོང་མོ་མས་གསང་།

རིམ་གསུམ་པ། རྨི་ལམ་མང་བ།

༡. སྙིང་ཟུར། མཁྲིག་ཟུར། མཐེབ་མཛུབ་སྟོད།

༢. རྐང་མཛུབ་འགྲམ་གསང་། རྐང་མཐེབ་ཡས།

རིམ་བཞི་པ། རྩལ་མང་བ།

༡. གར་གསང་། ལོང་རྩ་ཟུར།

༢. མཁལ་ཟུར། ཁྲུ་ཚུར་བར། མཁྲིག་མས་བར་མ།

རིམ་ལྔ་པ། རྩལ་ནག་འབབ་པ།

༡. ཁྲུ་ཚུར་བར། མཁྲིག་མས་འོག་མ།

༢. ཨན་སྟོང་དང་པོ། གར་གསང་།

རིམ་དྲུག་པ། སྐད་འགགས་པ།

༡. རྒྱུང་ཤ་འཛོམ་གསང་། གར་གསང་། གཤང་རིངས་འོག

༢. ཨོལ་གོང་གསང་། མཁྲིག་མས་བར་མ། ནང་ལོང་ཟུར་གསང་།

རིམ་བདུན་པ། ལྷད་ཤ་ཡོག་པ།

མཁུར་ཀོང་། ཟ་འགྲམ། གར་གསང་།

རིམ་བརྒྱད་པ། ཨོལ་མདུད་འཐུམ་པ།

༡. ཨོལ་གོང་གསང་། རྒྱུང་ཤ་འཛོམ་གསང་། གར་གསང་།

༢. སྣང་གསང་། ལོང་མོ་མས་གསང་།

རིམ་དགུ་པ། མཚལ་བ་འགག་པ།

༡. མཆོགས་ཟུར། སྣ་བུག་ཟུར་གསང་། གར་གསང་།

༢. ལྷག་པའི་སྤུ་འཁྱིལ། སྐྲ་མཚམས་གྱེན་སོར་གསང་། སྣང་གསང་།

སུམ་རྩ་པ། རྣ་ཁྲག་གཏོར་བ།

༡. སྐྲ་མཚམས་གྱེན་སོར་གསང་།

༢. སྤྱི་གཙུག། ཞྭ་སྣང་སྟོད།

༣. དཔུང་ཞྭ་གོང་གསང་། གར་གསང་།

སོ་གཅིག་པ། ཁ་ཁ་བ།

ཕྱི་ལོང་གྱེན་ཐུར་གསང་། མཁྲིག་མས་གོང་མ།

སོ་གཉིས་པ། ཁ་དྲི་ཆུགས་པ།

མཁྲིག་མའི་གཉེར་རིང་། ཁུ་ཚུར་སྟོད།

སོ་གསུམ་པ། མཆིལ་མ་བཞུར་བ།

༡. ཡ་མཆུའི་གཞོང་། ཟ་འགྲམ། གར་གསང་།

༢. ཀོས་ཀོ་གསང་། མཆུ་འགྲམ།

༣. ལག་མཐིལ་གསང་།

སོ་བཞི་པ། གྲེ་འགགས།

༡. ཙ་ར་ཁུང་། ལོང་མོས་གསང་།

༢. དཀར་ནག་མཚམས། མཁྲིག་མའི་གྱེན་གསང་། ཨོལ་གོང་གསང་། མཐེབ་མཛུབ་སྟོད།

སོ་ལྔ་པ། སྟོད་འཚངས།

༡. མེ་ཉམས་གསང་། མཁྲིག་མའི་གྱེན་གསང་།

༢. མཁྲིག་མའི་གཉེར་རིང་། མཐེབ་མཛུབ་སྟོད།

སོ་དྲུག་པ། དབུགས་རྒོད།

༡. དཀར་ནག་མཚམས། རྒྱུ་སྟོད་འོག།

༢. མཐེབ་རྩ། སྒོ་ཟུར།

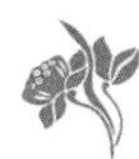

སོ་བདུན་པ། སྒྲེག་པ།

༡. གུང་གཉེར།

༢. མཆིན་དྲི་བྲུར། མཁྲིག་མའི་གྱེན་གསང་།

༣. མི་ཉམས་གསང་། རྩིབ་དྲུག་གསེང་། རྟ་མཐུར་གསང་།

སོ་བརྒྱད་པ། ཆུ་ཚན་སྐྱུག་པ།

༡. སྐྲན་གསང་། མཐེབ་མཛུབ་སྟོད། རྟ་མཐུར་གསང་།

༢. འཕང་སྟོད། ཀང་ཁུག། མཁྲིག་མའི་གྱེན་གསང་།

སོ་དགུ་པ། སྐྱུག་པ།

༡. མཁྲིག་མའི་གྱེན་གསང་། རྟ་མཐུར་གསང་།

༢. མི་ཉམས་གསང་། ཀང་ཁུག།

བཞི་བཅུ་པ། སྙིང་མི་བདེ་བ།

༡. མཁྲིག་མའི་གྱེན་གསང་། མཁྲིག་བྲུར།

༢. ལག་རྒྱུས་གསང་། མཁྲིག་མས་བར་མ།

ཞེ་གཅིག་པ། ལྟོ་བ་སྒྲོས་པ།

༡. མི་ཉམས་གསང་། ལྟེ་འགྲམ། རྟ་མཐུར་གསང་།

༢. རྒྱུ་སྟོད་འོག། མཁྲིག་མའི་གྱེན་གསང་། ཀང་ཁུག།

༣. མཆིན་འོག། མི་ཉམས་འོག། ངར་འོག།

ཞེ་གཉིས་པ། དྲི་མ་འགགས་པ།

༡. ལག་ངར་རུས་སྦུབས། ཡོང་མོ་མས་གསང་།

༢. ལྟེ་འགྲམ། གདོང་བྲུར་གོང་མ།

༣. གར་གསང་། རྗེ་ཐུར་ཀོང་བུ། མཐེབ་མཛུབ་སྣད།

ཞེ་གསུམ་པ། གཅིན་འགགས།

༡. སྲིབས་གསུམ་འདུས་གསང་། ངར་འོག།

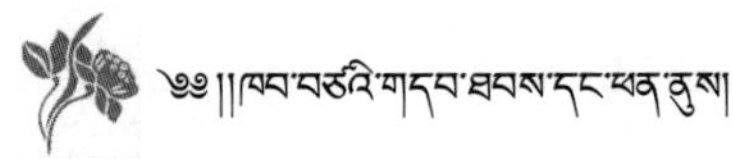

༢. རྒྱུ་སྨད་འོག། སྐབ་ཟུར།

༣. རྒྱུ་ཞབས་གསང་། སྐབ་ཁུང་ནང་ཟུར།

ཞེ་བཞི་པ། གཅིན་སྒོ།

༡. མདོ་རུས་གསང་། ཁྲིབས་གསུམ་འདུས་གསང་།

༢. རྒྱུ་ཞབས་གསང་། རྒྱུ་ཞབས་ཟུར། སྙིང་ཁུག་གཉེར་རིང་མགོ།

ཞེ་ལྔ་པ། གཞང་ཁ་གཡའ་བ།

སྤྱི་གཙུག། གཞུག་ཆུང་རྩེ། ཕ་གདོང་འགྲོ།

ཞེ་དྲུག་པ། གསང་གནས་གཡའ་བ།

༡. སྨུར་གསང་། ནང་ལོང་གྱེན་མཁྲིད་གསང་།

༢. མཐེབ་མཛུབ་སྨད། ཁྲིབས་གསུམ་འདུས་གསང་། །

ཟུར་བཀོད།

ཁབ་བཙའི་གསང་དམིགས་མིང་བོད་རྒྱ་ཤན་སྦྱར།

དང་པོ། རྒྱུ་ལམ་བཅུ་གཉིས་སྟེང་གི་གསང་དམིགས།
一. 十二经经穴

གཅིག། ལག་པའི་ཁ་གྲིབས་གློ་བའི་རྒྱུ་ལམ།

(一)手太阴肺经经穴

1. ཐུག་གསང། 中府
2. སྤྲིག་གཞམ། 云门
3. དཔུང་ཞྭ་གོང་གསང། 天府
4. དཔུང་ཞྭ་འོག་གསང། 侠白
5. གྲུ་ཁྱུག། 尺泽
6. གཤའ་རིངས་གསང། 孔最
7. སྣང་གསང། 列缺
8. རྩས་འབུར་ནང་ཟུར། 经渠
9. མཐེབ་རྩ། 太渊
10. མཐེབ་སྙིང། 鱼际
11. མཐེབ་ཡས། 少商

གཉིས། ལག་པའི་གཉིང་གདགས་ལོང་གའི་རྒྱུ་ལམ།

(二)手阳明大肠经经穴

1. མཛུབ་ཡས། 商阳
2. མཛུབ་རྩ། 二间

3. མཛུབ་གཞུག། 三间

4. གར་གསང་། 合谷

5. མཐེབ་ཀྱུང་། 阳溪

6. སྣང་ཚ་གསང་། 偏历

7. ངར་སྣང་། 温溜

8. ཉྭ་སྣང་སྨད། 下廉

9. ཉྭ་སྣང་བར། 上廉

10. ཉྭ་སྣང་སྟོད། 手三里

11. གྲུ་ཟུར། 曲池

12. གྲུ་གོང་། 肘髎

13. དཔུང་སྙིང་ཟུར། 手五里

14. ལུག་གཞུག་གསང་། 臂臑

15. དཔུང་འཛུམ། 肩髃

16. དཔུང་སྒྲོག། 巨骨

17. རྒྱང་ཤ་རྒྱབ་གསང་། 天鼎

18. རྒྱང་ཤ་འདོམ་གསང་། 扶突

19. སྣ་འོག། 禾髎

20. སྣ་བུག་ཟུར་གསང་། 迎香

གསུམ། རྐང་པའི་གཉིང་གདགས་ཕོ་བའི་རྒྱུ་ལམ།

(三)足阳明胃经经穴

1. མས་ལྷིབས་འོག་གསང་། 承泣

2. མཁུར་སྟོད། 四白

3. མཁུར་སྨད། 巨髎

4. མཆུ་འགྲམ། 地仓

5. ལྡད་ཅེད་གསང་། 大迎

6. ཟ་འགྲམ། 颊车
7. མཁུར་ཀོང་། 下关
8. ཐུར་གོང་གསང་། 头维
9. ཨོལ་ཟུར། 人迎
10. རྒྱང་ཤ་མདུན་གསང་། 水突
11. རྒྱང་ཤ་སྦུབས་གསང་། 气舍
12. སྲོག་གོང་། 缺盆
13. སྲོག་ག་ཤམ། 气户
14. ནུ་ཤ་གོང་གསང་། 库房
15. ནུ་ཤ་གསང་། 屋翳
16. ནུ་སྟེང་གསང་། 膺窗
17. ནུ་རྩེ། 乳中
18. ནུ་འོག་གསང་། 乳根
19. ལྟེན་འགྲམ། 不容
20. སྐྲན་གསང་འགྲམ། 承满
21. མེ་ཉམས་འགྲམ། 梁门
22. ལྟེ་བའི་མེ་ཉམས་འོག་འགྲམ། 关门
23. གྲེན་ཚོན་གོང་འགྲམ། 太乙
24. ལྟེ་བའི་གྲེན་ཚོན་འགྲམ། 滑肉门
25. ལྟེ་འགྲམ། 天枢
26. རྒྱུ་སྟོད་འགྲམ། 外陵
27. རྒྱུ་སྨད་འགྲམ། 大巨
28. ཆུ་ལམ། 水道
29. རྒྱུ་ཞབས་འགྲམ། 归来
30. སྟེ་ཁུད། 气冲

31. བརླ་ཙེ། 髀关

32. བརླ་སྙང་སྐོད། 伏兔

33. བརླ་སྙང་སྨད། 阴市

34. འཕང་སྐོད། 梁丘

35. པུས་གསང་། 犊鼻

36. རྟ་མཐུར་གསང་། 足三里

37. གདོང་ཟུར་གོང་མ། 上巨虚

38. གདོང་ཟུར་བར་མ། 条口

39. གདོང་ཟུར་འོག་མ། 下巨虚

40. རྗེ་ཐུར་དཔུས་གསང་། 丰隆

41. ཐོལ་གོང་གསང་། 解溪

42. ཡོབ་གོང་གསང་། 冲阳

43. རྐང་ཀྱུང་། 陷谷

44. རྐང་ཀྱུང་གཤམ་གསང་། 内庭

45. རྐང་མཛུབ་འགྲམ་གསང་། 历兑

བཞི། རྐང་པའི་ཁ་སྲིབས་མཆེར་བའི་རྒྱུ་ལམ།

（四）足太阴脾经经穴

1. རྐང་མཐེབ་ཡས། 隐白

2. དྲིག་ཟུར། 大都

3. དྲིག་གོང་། 太白

4. རྐང་ཁུག། 公孙

5. ཤོང་སོམས་གསང་། 商丘

6. སྲིབས་གསུམ་འདུས་གསང་། 三阴交

7. ཤོང་སོ་གྲིན་ཚགས་གསང་། 漏谷

8. བྱིན་སྙིང་ཟུར་གསང་། 地机

9. ངར་འོག། 阴陵泉
10. ལྷང་གོང་། 血海
11. བརླ་ཁུག། 箕门
12. མིག་དམར་གསང་། 冲门
13. གཉེ་འོག། 府舍
14. ལྟོ་འགུག། 腹结
15. ལྟོ་ཟུར། 大横
16. མཆིན་ག་ཤམ། 腹哀
17. ནུ་ཤ་འོག་གསང་། 食窦
18. ནུ་ཟུར། 天溪
19. ནུ་ཤ་ཟུར་གསང་། 胸乡
20. ནུ་ཤ་གསང་། 周荣
21. མཆན་ཁུང་འོག་གསང་། 大包

ལྔ། ལག་པའི་བར་སྦྲིབས་སྙིང་གི་རྒྱུ་ལམ།

(五)手少阴心经经穴

1. རྩལ་འདུ་གསང་། 极泉
2. དཔུང་འགྲུལ། 青灵
3. གྲུ་མོ་ནང་ཟུར། 少海
4. མཁྲིག་མས་གོང་མ། 灵道
5. མཁྲིག་མས་བར་མ། 通里
6. མཁྲིག་མས་འོག་མ། 阴郄
7. མཁྲིག་ཟུར། 神门
8. སྦྲུར་གསང་། 少府
9. མཐེབ་ཆུང་ཡས། 少冲

དྲུག། ལག་པའི་ཁ་གདགས་རྒྱུ་མའི་རྒྱུ་ལམ།

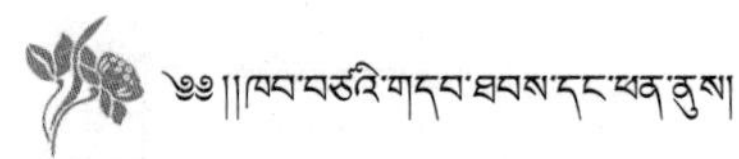

（六）手太阳小肠经经穴

1. མཐེབ་ཆུང་མས། 少泽
2. ཁུ་ཚུར་སྟོད། 前谷
3. ཁུ་ཚུར་བར། 后溪
4. ཁུ་ཚུར་སྨད། 腕骨
5. མཁྲིག་ཀྱིང་། 阳谷
6. ལག་ཐུར་མགོ། 养老
7. ལག་ཐུར་ཟུར། 支正
8. གཞུ་ཚོག་ཟུར། 小海
9. མཆན་རྒྱབ། 肩贞
10. དཔུང་རྒྱབ། 臑俞
11. ཞེ་ཞོང་གསང་། 天宗
12. ཞེ་ཞོང་གོང་གསང་། 秉风
13. སོག་སྣང་། 曲垣
14. གཉའ་ནག་སྨད། 肩外俞
15. གཉའ་ནག་སྟོད། 肩中俞
16. སྐར་ཁུང་། 天窗
17. ཇེ་ཆུང་གསང་། 天容
18. མཁུར་འོག། 颧髎
19. རྣ་མདུན། 听宫

བདུན། རྐང་པའི་ཁ་གདགས་ལྷན་པའི་རྒྱུ་ལམ།

（七）足太阳膀胱经经穴

1. གསལ་བྱེད། 睛明
2. སྨིན་མགོ། 攒竹
3. སྨིན་སྟོད། 眉冲

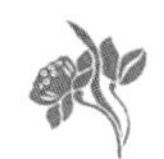

4. སྐྲ་མཚམས་ཟུར་གསང་། 曲差

5. དཔྲལ་ཤ་གསང་། 五处

6. མཚོགས་ཟུར་མདུན། 承光

7. མཚོགས་ཟུར། 通天

8. མཚོགས་ཟུར་རྒྱབ། 络却

9. ལྟག་ཟུར། 玉枕

10. ལྟག་ཟུར་འོག་གསང་། 天柱

11. ཨན་སྟོང་གཉིས་པའི་ཟུར། 大杼

12. རླུང་སྒོ། 风门

13. གློ་ཟུར། 肺俞

14. སྙིང་གཟེར་གསང་། 厥阴俞

15. སྙིང་ཟུར། 心俞

16. སྲོག་རྩ་ཟུར། 督俞

17. མཆིན་དྲི་ཟུར། 膈俞

18. མཆིན་ཟུར། 肝俞

19. མཁྲིས་ཟུར། 胆俞

20. མཆེར་ཟུར། 脾俞

21. ཕོ་རླུང་གསང་། 胃俞

22. བསམ་སེའུའི་གསང་། 三焦俞

23. མཁལ་ཟུར། 肾俞

24. རླུང་མཛོད། 气海俞

25. ལོང་ཟུར། 大肠俞

26. ཁུ་བའི་གསང་། 关元俞

27. རྒྱུ་མའི་གསང་། 小肠俞

28. ལྒང་པའི་གསང་། 膀胱俞

29. ཕ་བར་ཟུར། 中膂俞
30. ཕ་སྨད་ཟུར། 白环俞
31. ཕ་གདོང་སྟོད། 上髎
32. ཕ་གདོང་འཕྲོ། 次髎
33. ཕ་གདོང་བར། 中髎
34. ཕ་གདོང་སྨད། 下髎
35. གཞུག་ཟུར། 会阳
36. སྐྱག་ཆེན་གཉེར་རིང་གསང་། 承扶
37. བརླ་རྒྱབ། 殷门
38. ཤབ་ཟུར་སྟོད། 浮郄
39. ཤབ་ཟུར། 委阳
40. ཤབ་ཁུང་། 委中
41. རླུང་སྲོ་ཕྱིམ། 附分
42. གློ་འགྲམ། 魄户
43. གློ་གཙོང་གསང་། 膏肓俞
44. སྙིང་འགྲམ། 神堂
45. སྲོག་རྩའི་འགྲམ། 噫嘻
46. མཆིན་དྲི་འགྲམ། 膈关
47. མཆིན་འགྲམ། 魂门
48. མཁྲིས་འགྲམ་གསང་། 阳纲
49. མཆེར་འགྲམ། 意舍
50. ཕོ་རླུང་ཕྱི་གསང་། 胃仓
51. བསམ་སེའུ་ཟུར། 肓门
52. མཁལ་འགྲམ། 志室
53. ཤང་གསང་ཟུར། 胞肓

54. ཚང་བཟུང་གསང་། 秩边

55. སྐབ་ཁུང་སྨད། 合阳

56. བྱིན་སྙིང་གསང་། 承筋

57. རྐང་པའི་ཆུ་རྒྱུས་བར་གསང་། 承山

58. བྱིན་ཀྱིང་སྨད་གསང་། 飞扬

59. བྱིན་གཞུག་གསང་། 跗阳

60. རྟིང་ཀོང་ཕྱི་གསང་། 昆仑

61. སྲི་ལོང་གསང་། 仆参

62. རྫེ་ཕྱུར་མགོ། 申脉

63. ཤོ་རུས་གསང་། 金门

64. རྐང་འགྲམ་ཉེ་གསང་། 京骨

65. རྐང་འགྲམ་བར་གསང་། 束骨

66. རྐང་འགྲམ་རིང་གསང་། 通谷

67. རྐང་པའི་མཐེབ་ཆུང་མས། 至阴

བརྒྱད། ལག་པའི་བར་སྲིབས་མཁལ་མའི་རྒྱུ་ལམ།

(八)足少阴肾经经穴

1. རྟིང་ཀ། 涌泉

2. རྒྱུ་ཕྲན་གསང་། 然谷

3. ནང་ལོང་ཟུར་གསང་། 太溪

4. རྟིང་ཀོང་ནང་གསང་། 大钟

5. རྟིང་རུས་གོང་གསང་། 水泉

6. ལོང་མིམས་གསང་། 照海

7. ལོང་རྩ་ཟུར། 复溜

8. ལོང་རྩ་གསང་། 交信

9. བྱིན་འོ་ནང་། 筑宾

10. སྐབ་ཁུང་ནང་ཟུར། 阴谷
11. མདོ་རུས་ཟུར། 横骨
12. རྒྱུ་ཞབས་ཟུར། 大赫
13. ཚུ་ལམ་ནང་ཟུར། 气穴
14. རྒྱུ་སྨད་ཟུར། 四满
15. རྒྱུ་སྟོད་ཟུར། 中注
16. ལྟེ་ཟུར། 肓俞
17. ཕོང་ཕུག་ཟུར། 商曲
18. ཕོང་ཐེར་ཟུར། 石关
19. མི་ཉམས་ཟུར། 阴都
20. སྒྲན་གསང་ཟུར། 腹通谷
21. ལྟེན་གསང་ཟུར། 幽门
22. རྩིབ་བར་ལྔ་པའི་གསང་། 步廊
23. རྩིབ་བར་བཞི་པའི་གསང་། 神封
24. རྩིབ་བར་གསུམ་པའི་གསང་། 灵墟
25. རྩིབ་བར་གཉིས་པའི་གསང་། 神藏
26. རྩིབ་བར་དང་པོའི་གསང་། 彧中
27. སྒྲོག་སྣའི་གཤམ། 俞府

དགུ། ལག་པའི་གཉེད་སྲིབས་སྙིང་ཁྲུམ་རྒྱུ་ལམ།

（九）手厥阴心包经经穴

1. ནུ་རྩེ་ཕྱི་ཟུར། 天池
2. མཆན་ཁུང་གཉེར་རིང་འོག། 天泉
3. གྲུ་མོ་ཁུག། 曲泽
4. ལག་རྒྱུས་གསང་། 郄门
5. གཤའ་རིངས་འོག། 间使

6. མཁྲིག་མའི་ཁྲིན་གསང་། 内关
7. མཁྲིག་མའི་གཉེར་རིང་། 大陵
8. ལག་མཐིལ་གསང་། 劳宫
9. གུང་རྩེ། 中冲

བཅུ། ལག་པའི་བར་གདགས་བསམ་སེའུའི་རྒྱུ་ལམ།

（十）手少阳三焦经经穴

1. སྲིན་ལག་མས། 关冲
2. གཉེར་སྒོ། 液门
3. གཉེར་སྒོ་གཞུག། 中渚
4. མཁྲིག་རྒྱབ་གཉེར་རིང་། 阳池
5. མཁྲིག་རྒྱབ་ཁྲིན་གསང་། 外关
6. ལག་ངར་རུས་སྦུབས། 支沟
7. ལག་ཕྱུར་རྒྱབ། 会宗
8. རུས་སྦུབས་གོང་། 三阳络
9. རུས་སྦུབས་སྟོད། 四渎
10. ཁྲི་ཁྲོས་ན། 天井
11. གཞུ་ཆག་གོང་། 清冷渊
12. དཔུང་སྙིང་རྒྱབ། 消泺
13. ལུག་གཞུག་འགྲམ། 臑会
14. སོག་ཡུ་གཤམ། 肩髎
15. གཉའ་ཤ་འོག་གསང་། 天髎
16. ལྟག་སྟུད་འོག། 天牖
17. རྣ་ཤལ་འོག་ཀུང་། 翳风
18. རྣ་རྒྱབ་སྨད་གསང་། 瘈脉
19. རྣ་རྒྱབ་བར་གསང་། 颅息

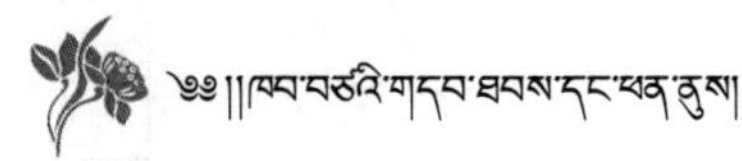

20. རྣ་རྩེ་ཐད། 角孙

21. རྣ་སྒོ། 耳门

22. ནང་ཉོན་གསང་། 耳和髎

23. སྨིན་ཀོང་། 丝竹空

བཅུ་གཅིག། ཀང་པའི་བར་གདགས་མཁྲིས་པའི་རྒྱུ་ལམ།

（十一）足少阳胆经经穴

1. སྨིན་ཟུར་གཞོང་བུ། 瞳子髎

2. ཉན་བྱེད་གསང་། 听会

3. མཁུར་གོང་གཞོང་། 上关

4. ཐུར་གོང་སྟོད་གསང་། 颔厌

5. ཐུར་གོང་བར་གསང་། 悬颅

6. ཐུར་གོང་སྨད་གསང་། 悬厘

7. རྣ་རྩེ་མདུན་གསང་། 曲鬓

8. རྩིབས་གསང་། 率谷

9. རྣ་རྒྱབ་སྟོད་གསང་། 天冲

10. རྣ་རྒྱབ་བར་གསང་། 浮白

11. རྣ་རྒྱབ་སྨད་གསང་། 头窍阴

12. རྣ་རྒྱབ་སྐྲ་གསེང་། 完骨

13. སྐྲ་མཚམས་འགྲམས། 本神

14. སྨིན་གོང་། 阳白

15. སྐྲ་མཚམས་ཟུར། 头临泣

16. མཐོང་བྱེད་གོང་། 目窗

17. སྤྱི་གཙུག་ཟུར་གསང་། 正营

18. སྒང་ཟུར། 承灵

19. ལྟག་སྟུད་གོང་། 脑空

20. ལྟག་པའི་སྤུ་འཁྱིལ། 风池
21. ཕྲག་གསང་། 肩井
22. མཆན་གསང་། 渊腋
23. མཆན་གསང་མདུན། 辄筋
24. མཆིན་གཉམ། 日月
25. རྩིབ་ཕྱུང་སྣ། 京门
26. ཚབས་གསང་། 带脉
27. སྟ་ཟུར་གོང་། 五枢
28. སྟ་ཟུར་མདུན། 维道
29. བསེ་རུས་མགོ། 巨髎
30. སྨད་འགྲམས་གསང་། 环跳
31. བརླའི་ཕྱི་སུལ་གསང་། 风市
32. ཕྱི་སུལ་འོག། 中渎
33. བརླ་སྒང་སྣ། 膝阳关
34. རྗེ་ཕྱུབ་ཀོང་བུ། 阳陵泉
35. རྗེ་ཕྱུར་ཕྱི་གསང་། 阳交
36. རྗེ་ཕྱུར་ནང་གསང་། 外丘
37. འོད་འབྱེད། 光明
38. ཕྱི་ལོང་གྱེན་ཕྱུར་གསང་། 阳辅
39. ཕྱི་ལོང་གྱེན་གསང་། 悬钟
40. ཕྱི་ལོང་འོག་ཀྱོང་། 丘墟
41. མཐེབ་སྒྲིན་སྟོད་གསང་། 足临泣
42. མཐེབ་སྒྲིན་བར་གསང་། 地五会
43. མཐེབ་སྒྲིན་སྨད་གསང་། 侠溪
44. རྐང་སྒྲིན་མས། 足窍阴

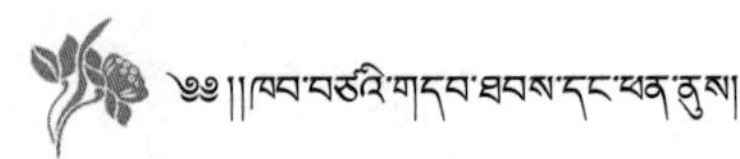

བཅུ་གཉིས། རྐང་པའི་གཉིད་སྲིབས་མཆིན་པའི་རྩ་ལམ།

（十二）足厥阴肝经

1. རྐང་མཐེབ་མས། 大敦
2. མཐེབ་མཛུབ་སྐྱད། 行间
3. མཐེབ་མཛུབ་སྟོད། 太冲
4. ནང་ལོང་མདུན། 中封
5. ནང་ལོང་གྱེན་མཁྲིད་གསང་། 蠡沟
6. རྗེ་ངར་དབུས། 中都
7. ངར་འོག་ཕྱི་གསང་། 膝关
8. སྒྱིད་ཁུག་གཉེར་རིང་མགོ། 曲泉
9. བརླ་ལྟེབ་གཤོང་བུ། 阴包
10. བརླ་རྩེ། 足五里
11. གསང་འགྲམ། 阴廉
12. སྣེ་ཁུད་འོག 急脉
13. མཆིན་འོག 章门
14. རྩིབ་དྲུག་གསེང་། 期门

གཉིས་པ། མདུན་རྒྱབ་རྩ་ལམ་གཉིས་སྟེང་གི་གསང་དམིགས།

二. 任督脉经穴

གཅིག རྒྱབ་དཀྱིལ་རྩ་ལམ།

（一）督脉

1. གཞུག་ཚང་རྩེ། 长强
2. གཞང་གསང་། 腰俞
3. ལོང་གའི་གསང་། 腰阳关
4. མཁལ་གསང་། 命门

5. བསམ་སེའུ་གསང་། 悬枢
6. མཆེར་གསང་། 脊中
7. མཁྲིས་གསང་། 中枢
8. མཆིན་གསང་། 筋缩
9. མཆིན་དྲིའི་གསང་། 至阳
49. སྲོག་རྩའི་གསང་། 灵台
10. སྙིང་གསང་། 神道
11. གློ་བའི་གསང་། 身柱
12. ཨན་སྟོང་གཉིས་པ། 陶道
13. ཨན་སྟོང་དང་པོ། 大椎
14. སྐྱུགས་འཛེད། 哑门
15. ལྟག་ཀོང་། 风府
16. ལྟག་སྟུད་གཞོང་། 脑户
17. ལྟག་གསང་། 强间
18. སྤྱི་གཙུག་རྒྱབ་གསང་། 后顶
19. སྤྱི་གཙུག། 百会
20. སྤྱི་གཙུག་མདུན་གསང་། 前顶
21. མཚོགས་གསང་། 囟会
22. སྨྲ་མཚམས་གྱེན་སོར་གསང་། 上星
23. སྨྲ་མཚམས་གསེང་། 神庭
50. སྣ་རྩེ་གསང་། 素髎
24. ཡ་མཆུའི་གཞོང་། 水沟
25. མཆུ་རྩེ། 兑端
26. རྙིལ་གསང་། 龈交

གཉིས། མདུན་དཀྱིལ་རྒྱུ་ལམ།

（二）任脉

1. མཚན་བར་གསང་། 会阴
2. མདོ་རུས་གསང་། 曲骨
3. རྒྱུ་ཞབས་གསང་། 中极
4. རྒྱུ་སྨད་འོག། 关元
5. རྒྱུ་སྨད། 石门
6. རྒྱུ་སྟོད་འོག། 气海
7. རྒྱུ་སྟོད། 阴交
8. ལྟེ་བ། 神阙
9. ལྟེ་བའི་གྱེན་ཚོན་གསང་། 水分
10. ལྟེ་བའི་གྱེན་ཚོན་གོང་། 下脘
11. མེ་ཉམས་འོག། 建里
12. མེ་ཉམས་གསང་། 中脘
13. སྐྲན་གསང་། 上脘
14. སྙིན་གསང་། 巨阙
15. སྙིན་སྣ་འོག། 鸠尾
16. དཀར་ནག་མཚམས་འོག་གསང་། 中庭
17. དཀར་ནག་མཚམས། 亶中
18. དཀར་ནག་མཚམས་གོང་གསང་། 玉堂
19. ཐུང་གཞུང་གསང་། 紫宫
19. ཐུང་གཞུང་གོང་གསང་། 华盖
20. ཐུང་མགོ་གསང་། 璇玑
21. ཙ་ར་ཁུང་། 天突
22. ཨོལ་གོང་གསང་། 廉泉
23. ཀོས་ཀོ་གསང་། 承浆

གསུམ་པ། རྒྱུ་ལམ་བཅུ་བཞིའི་སྟེང་མ་འདུས་པའི་གསང་དམིགས།

三. 经外奇穴

གཅིག མགོ་སྐེའི་སྟེང་གི་གསང་དམིགས།

(一)头颈部经外奇穴

1. སྤྱི་གཙུག་ཁ་བཞི། 神聪
2. དཔྲལ་དཀྱིལ། 印堂
3. སྨིན་དཀྱིལ། 鱼腰
4. སྨིན་འོག 上明
5. རྫི་འོག 球后
6. སྣ་འགྲམ། 鼻通
7. ཀོས་ཀ་ཟུར། 夹承浆
8. ཐ་འགྲམ། 太阳
9. རྣ་ཤལ་མདུན། 牵正
10. གཉིད་ཡོག་མདུན། 翳明
11. གཉིད་ཡོག 安眠
12. ལྕེ་གཞུང་། 聚泉
13. ར་ལུག་གསང་། 金津,玉液
14. རྣ་རྩེ། 耳尖
15. མ་ལེ་འོག 上廉泉
16. ཕྲུ་འཁྲིལ་འོག 新设

གཉིས། བྱང་ཁོག་སྟེང་གི་གསང་དམིགས།

(二)躯干部经外奇穴

1. སྒྲོག་རུས་གྱེན་གསང་། 颈臂
2. ལྟག་གཉལ། 百劳

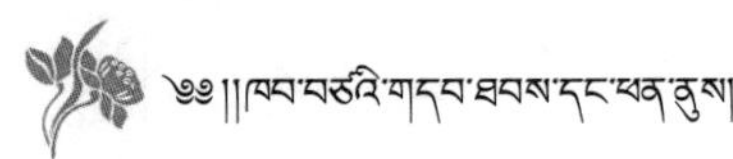

3. ཨན་སྒོང་གོང་གསང་། 崇骨

4. དབུགས་བདེ། 定喘

5. ཁྲག་ཤེད་གསང་། 血压点

6. གཅོང་གསང་། 结核穴

7. སེམས་བདེ། 巨阙俞

8. མཆིན་པའི་ཟུར་གསང་། 胃管下俞

9. བྱ་འདབས་གསང་། 夹脊

10. སྒལ་ཚིད་མཚམས། 接脊

11. མཆིན་རྒྱས་གསང་། 痞根

12. གྲུ་རྩེ་གར་སླེབས་གསང་། 肘椎

13. སྒལ་གསུམ་འོག་གསང་། 下极俞

14. ཨན་སྒོང་བཅོ་བརྒྱད་གསང་། 十七椎穴

15. གཞུག་རྩེ་གྱེན་གསང་། 腰奇

16. མཁལ་མིག། 腰眼

17. འཇུ་བྱེད་གསང་། 胃上

18. ལྟེ་བའི་ཁ་བཞི། 脐中四边

19. ཆུ་འབབ་གསང་། 利尿穴

20. སྨད་རླུང་སྒོ། 气门

21. བུ་སྣོད་གསང་། 子宫穴

22. སྨད་རླུང་སྒོ་ཟུར། 提托

23. སྣ་ཟུར་ནང་། 维胞

24. ཟུར་གསུམ་གསང་། 三角灸

གསུམ། ཡན་ལག་སྟེང་གི་གསང་དམིགས།

(三)四肢部经外奇穴

1. སོར་བཅུ། 十宣

2. མཐེབ་གཉེར། 大骨空

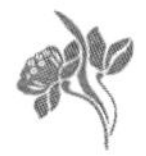

3. མཛུབ་ཆུང་གཉེར་རིང་། 小骨空
4. གུང་གཉེར། 中魁
5. ཕྲན་གསང་བརྒྱད། 八邪
6. གཉའ་སོག་གསང་། 落枕
7. མཁལ་ཟུག་གསང་། 腰痛穴
8. མཁྲིག་རྒྱབ་གཉེར་ཡས། 中泉
9. འཆང་ཁ། 虎口
10. ཁུ་ཚུར་འབུར་གསང་། 五虎
11. ཁུ་ཚུར་རྩེ། 拳尖
12. མཚམས་བཞི། 四缝
13. མཁྲིག་གྱེན་སོར་བཞི། 二白
14. ལག་ངར་དབུས། 手逆注
15. དཔུང་མདུན། 肩前
16. སྲོག་ལེན། 夺命
17. གཞུ་མཆོག་རྩེ། 肘尖
18. ཚང་བཟུང་དབུས། 环中
19. སེར་བ་ཏུས། 新建
20. སྦྲལ་གོང་གསང་། 四强
21. བརྒྱ་ཁུག་ཤུར། 百虫窝
22. ཁྲུང་ཁྲུང་མགོ། 鹤顶
23. པུས་འོག་བྱ་རོག་མིག། 膝眼
24. སྣོད་མཁྲིས་གསང་། 胆囊穴
25. རྒྱུ་མ་དྲང་སྲོང་གསང་། 阑尾穴
26. རྫེ་ཕྲུར་ཀོང་ཟུར། 陵后
27. ཕྱི་རྟེང་དྲིག་མཚམས། 女膝
28. རྐང་མཛུབ་བར་གསང་བརྒྱད། 八风

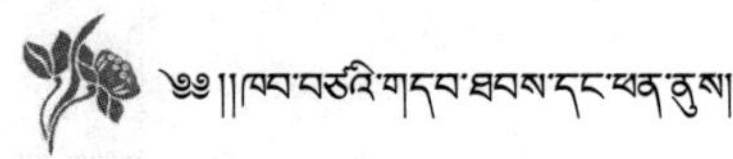

29. རྐང་སོར་རྩེ། 气端
30. རྐང་པའི་གུང་མཐེབ་འོག་གསང་། 独阴
31. རྐང་པའི་གུང་མཐེབ་བར་གསང་། 里内庭

རྩོམ་པ་པོ་ངོ་སྤྲོད།

མགོན་པོ་སྐྱབས། བོད་སྨན་འབུམ་རམས་པ། སྤྱི་ལོ་༡༩༧༠ལོར་མདོ་སྨད་རྨ་ཆུའི་དཔའ་སྒར་སྡེ་བ་རུ་སྐྱེས། ༡༩༩༢ལོ་ནས་ནང་ཐོག་གི་གྲྭ་བ་གཉེར། ༢༠༡༡ལོར་བོད་ལྗོངས་ལུགས་རི་གསོ་རིག་སློབ་ཆེན་དང་པེ་ཅིན་ཀྲུང་ལུགས་གསོ་རིག་སློབ་ཆེན་གཉིས་མཉམ་འབྲེལ་བགྱིས་པའི་བོད་སྨན་འབུམ་རམས་ཞིབ་འཇུག་སློབ་མའི་མཚན་རྟགས་ཐོབ། ལས་ཞོར་དུ་རྒྱལ་ཁབ་དང་ཞིང་ཆེན་རིམ་པའི་དུས་དེབ་སྙིང་ཆེད་ལས་དཔྱད་རྩོམ་བདུན་ཅུ་ལྷག་སྤེལ་སྒྲོང་། ཨ་རུའི་ཀོ་ལུམ་སྦི་ཡ་སློབ་ཆེན་དང་ཉིའུ་ཡོར་གྲོང་ཁྱེར་སློབ་ཆེན་སོགས་རྒྱལ་ཁབ་ཕྱི་ནང་གི་སློབ་ཆེན་ཁག་དང་འབྲེལ་ཡོད་སྡེ་ཁག་བཅས་སུ་དཔེ་ཁྲིད་དང་འཆད་ཁྲིད་ཐེངས་མང་བྱས། རང་ཉིད་ཀྱི་དཔྱད་རྩོམ་ཕྱོགས་བསྒྲིགས་ཀུན་དགྱེས་པའི་ཟླ་ཟེར་སོགས་དེབ་བདུན་མི་རིགས་དཔེ་སྐྲུན་ཁང་གིས་པར་དུ་བསྐྲུན་ཞིང་ཀྲུང་གོའི་བོད་རིག་པ་ཞིབ་འཇུག་ལྟེ་གནས་སོགས་ཀྱི་ཞིབ་འཇུག་གྲུབ་འབྲས་གཟེངས་རྟགས་ཐེངས་ལྔ་ལ་ཐོབ།

རིག་འཛིན་རྡོ་རྗེ། བོད་སྨན་འབུམ་རམས་པ། སྤྱི་ལོ་༡༩༧༩ལོར་མདོ་སྨད་མཚོ་སྔོ་ཆབ་ཆ་གྲོང་བརྡལ་དུ་སྐྱེས། ༢༠༠༠ལོ་ནས་བོད་ལུགས་གསོ་རིག་གི་དགེ་རྒན་གྱི་གྲྭ་བ་གཉེར། ༢༠༡༣ལོར་མཚོ་སྔོན་སློབ་ཆེན་ནས་བོད་སྨན་འབུམ་རམས་ཞིབ་འཇུག་སློབ་མའི་མཚན་རྟགས་ཐོབ། ཟུར་ཕྱིས་སུ་ཆེད་ལས་དཔྱད་རྩོམ་སུམ་ཅུ་ལྷག་སྤེལ།

ཕན་གྲོགས་ཡིད་ཀྱི་དགའ་སྟོན་ཞེས་བྱ་བའི་དེབ་ཕྲེང་།
（百姓益友系列丛书）

ཁག་དང་པོ།

◇ མེ་ཏོག་འདེབས་གསོ་ལག་རྩལ་སྐོར་གྱི་རྒྱུན་ཤེས།

◇ སོ་ཏོག་ལེགས་ཐོན་ཡོང་ཐབས་སྐོར་གྱི་འདེབས་གསོ་ལག་རྩལ།

◇ སྨན་ཆེན་སྤུས་ལེགས་ཐོན་ཚད་མཐོ་རུ་གཏོང་བའི་འདེབས་འཛུགས་ལག་རྩལ།

◇ པད་ཁ་སྤུས་ལེགས་ཐོན་ཚད་མཐོ་རུ་གཏོང་བའི་འདེབས་འཛུགས་ལག་རྩལ།

◇ སྔོ་ཚལ་འདེབས་གསོ་ལག་རྩལ་སྐོར་གྱི་རྒྱུན་ཤེས།

◇ ཤིང་ཏོག་འདེབས་འཛུགས་ལག་རྩལ་སྐོར་གྱི་རྒྱུན་ཤེས།

◇ ཞི་ཀཱ་རིགས་གསར་འདེབས་འཛུགས་ལག་རྩལ་སྐོར་གྱི་རྒྱུན་ཤེས།

◇ ཀྲུན་འབྲུམ་རིགས་གསར་འདེབས་འཛུགས་ལག་རྩལ་སྐོར་གྱི་རྒྱུན་ཤེས།

◇ ཁྱིམ་གསོ་སྒོ་ཕྱུགས་གཉེར་སྐྱོང་བྱེད་སྟངས་སྐོར་གྱི་རྒྱུན་ཤེས་ལག་དེབ།

◇ ཉ་སྐོར་རྩྭ་ར་དང་ཕྱུགས་རྩྭ་འདེབས་གསོའི་ལག་རྩལ་སྐོར་གྱི་རྒྱུན་ཤེས།

◇ སྒོ་ཕྱུགས་ཀྱི་རིམས་འགོག་ཉེར་སྤྱོད་ལག་རྩལ་སྐོར་གྱི་རྒྱུན་ཤེས།

◇ ཞིང་སྤྱོད་འཕྲུལ་འཁོར་བེད་སྤྱོད་དང་བདག་སྐྱོང་བྱེད་སྟངས་སྐོར་གྱི་རྒྱུན་ཤེས།

◇ ཁྱིམ་སྤྱོད་གློག་ཆས་བཀོལ་སྤྱོད་དང་བདག་སྐྱོང་བྱེད་སྟངས་སྐོར་གྱི་རྒྱུན་ཤེས།

◇ འཚོ་བའི་རྒྱུན་ཤེས་དཀའ་གནད་ཀུན་གྲོལ།

◇ བྱིས་པའི་བདེ་སྲུང་སྐོར་གྱི་རྒྱུན་ཤེས་དྲིས་ལན་བརྒྱ་རྩ་གཅིག།

◇ བུད་མེད་བདེ་ཐང་སྐོར་གྱི་དྲིས་ལན་གནད་བརྒྱ་མ།

◇ རང་ཁྱིམ་དུ་ནད་རིགས་འགོག་བཅོས་བྱེད་ཐབས་སྐོར་གྱི་རྒྱུན་ཤེས།

◇ གྲོང་གསེབ་ཀྱི་རྒྱུན་སྤྱོད་བཅའ་ཁྲིམས་སྐོར་གྱི་རྒྱུན་ཤེས་ལག་དེབ།

◇ ཁོར་ཡུག་སྲུང་སྐྱོང་སྐོར་གྱི་རྒྱུན་ཤེས།

◇ ཀྲུང་ཧྭ་མི་རིགས་ཀྱི་སྲོལ་རྒྱུན་སྤྱོད་བཟང་།

ཁག་གཉིས་པ།

◇ བོད་ཡིག་ཚིག་སྦྱོར་བསླབ་པའི་ཐབས་མཆོག།

◇ བོད་ཀྱི་ཐང་ག་བཞེངས་རྩལ་སྐོར་གྱི་རྒྱུན་ཤེས།

◇ བོད་ཀྱི་བཟའ་བཏུང་རིག་གནས་སྐོར་གྱི་རྒྱུན་ཤེས།

◇ བོད་སྤྱོས་ཀྱི་རྒྱུན་ཤེས་གསལ་བའི་འཇུག་ངོགས།

◇ བོད་ལུགས་འཚེམ་བཟོའི་ལག་རྩལ་སྐོར་གྱི་རྒྱུན་ཤེས།

◇ གྲོང་གསེབ་ཀྱི་རྒྱུན་སྤྱོད་སྲིད་ཇུས་སྐོར་གྱི་དཀའ་གནད་གསལ་འགྲེལ།

◇ ཁྱིམ་སྤྱོད་སློག་ཆས་གྲོང་གསེབ་ཏུ་སྐྱེལ་རྒྱུའི་སྲིད་ཇུས་རྒྱུན་ཤེས་སྐོར་གྱི་དྲི་བ་དྲིས་ལན།

◇ ལྷུན་གྲུབ་མཚོ་མོའི་གཏམ་རྒྱུད།

◇ བྱ་དེ་གསོ་ཐབས་སྐོར་གྱི་རྒྱུན་ཤེས།

◇ ཕག་པ་གསོ་ཐབས་སྐོར་གྱི་རྒྱུན་ཤེས།

◇ གཟན་ཆག་དང་ཕག་གསོའི་རྒྱུན་ཤེས་ལག་དེབ།

◇ འགྲིག་ཤོག་ཐྲོད་ཁང་ཆེན་པོ་དང་ཉེ་འོད་ཐྲོད་ཁང་དུ་ཞི་ཀྭ་འདེབས་གསོ་བྱེད་ཐབས་སྐོར་གྱི་རྒྱུན་ཤེས།

◇ ཚ་གྲུ་མེད་པའི་ཞི་ཀྭ་འདེབས་གསོ་ལག་རྩལ་སྐོར་གྱི་རྒྱུན་ཤེས།

◇ ཞི་ཀྭ་གསབ་སྦྱོར་འདེབས་གསོ་སྐོར་གྱི་རྒྱུན་ཤེས།

◇ ཕྱུགས་ལེགས་པད་ཁའི་ནད་སྐྱོན་དང་དེའི་འགོག་བཅོས་སྐོར་གྱི་རྒྱུན་ཤེས།

◇ བོད་ཀྱི་གསོ་བ་རིག་པའི་བྱུང་བ་བརྗོད་པ་དཔྱོད་ལྡན་གསར་བུའི་མགུལ་རྒྱན།

◇ བདུད་རྩི་སྨན་ལུམས་ཀྱི་རྣམ་བཤད།

◇ གསོ་བ་རིག་པ་ལས་བརྩམས་པའི་དྲིས་ལན་དཔག་བསམ་ལྗོན་པ།

◆ ཁབ་བཙའི་གདབ་ཐབས་དང་ཕན་ནུས།

◇ སྨུག་པོའི་རང་གནས་བཞི་ཡི་བརྟག་བཅོས་རྒྱ་མཚོའི་ཆུ་ཐིགས།

◇ རུས་པའི་གནས་ལུགས་དང་རུས་ཆག་བརྟག་བཅོས་སྐོར་གྱི་རྒྱུན་ཤེས།

◇ གྲུབ་པ་ལུས་སྐོར་གྱི་རྒྱུན་ཤེས།

◇ ནད་ཐོག་རིག་པ་སྐོར་གྱི་རྒྱུན་ཤེས།

◇ བརྟག་ཐབས་རིག་པ་སྐོར་གྱི་རྒྱུན་ཤེས།

◇ གསོ་ཐབས་རིག་པ་སྐོར་གྱི་རྒྱུན་ཤེས།

◇ སྨན་རྫས་རིག་པ་སྐོར་གྱི་རྒྱུན་ཤེས།

◇ སྨན་སྦྱོར་རིག་པ་སྐོར་གྱི་རྒྱུན་ཤེས།

◇ འདུལ་སྦྱོང་རིག་པ་སྐོར་གྱི་རྒྱུན་ཤེས།

◇ བོད་ལུགས་གསོ་རིག་གི་རྒྱུན་སྤྱོད་བདེ་སྲུང་ཤེས་བྱའི་ལག་དེབ།

◇ འཕེལ་འགྲིབ་ནད་སྐོར་གྱི་རྒྱུན་ཤེས།

◇ བོད་ལུགས་གསོ་རིག་གི་མེ་བཙའི་གདབ་ཐབས་སྐོར་གྱི་རྒྱུན་ཤེས།

◇ དཔྱད་མཆོག་གཏར་གའི་ལག་ལེན་རབ་གསལ་ཤེལ་གྱི་མེ་ལོང་།

◇ དཔྱད་བཅོས་རིག་པ་སྐོར་གྱི་རྒྱུན་ཤེས།

◇ སྦྱོང་བྱེད་རིག་པ་སྐོར་གྱི་རྒྱུན་ཤེས།

◇ བྱ་བྱེད་སྨན་པའི་སྐོར་གྱི་རྒྱུན་ཤེས།

ཁབ་བཙའི་གདབ་ཐབས་དང་ཕན་ནུས།

མགོན་པོ་སྐྱབས་དང་རིག་འཛིན་རྡོ་རྗེས་བརྩམས།

《ཕན་གྲོགས་ཡིད་ཀྱི་དགའ་སྟོན་》དཔེ་ཚོགས་རྩོམ་སྒྲིག་ཞུ་ལྷན་གྱིས་བསྒྲིགས།

དཔེ་སྒྲིག་འགན་ཁུར་བ། ཚེ་རིང་སྐྱིད།

མདུན་ཤོག་རྟུས་འགོད་པ། ལི་ཙན་ཞུང་།

པར་སྐྲུན་འགྲེམ་སྤེལ། ཀྲུང་གོའི་བོད་རིག་པ་དཔེ་སྐྲུན་ཁང་།

པར་སྒྲིག། པེ་ཅིན་ཡེ་ཀྲི་ཀྲོའུ་རིག་གནས་སྐྱུན་སྦྱོར་ཚད་ཡོད་ཀུང་སི།

པར་འདེབས། ལང་ཧྥང་གྲོང་ཁྱེར་ཐྲ་དབྱི་པར་ལས་ཚད་ཡོད་ཀུང་སི།

དེབ་ཚད། 787mm×1092mm 1/32

དཔར་ཤོག། 9.25

པར་གཞི། 2023ལོའི་ཟླ་11པར་པར་གཞི་དང་པོ་བསྒྲིགས།

2023ལོའི་ཟླ་11པར་པེ་ཅིན་དུ་པར་ཐེངས་དང་པོ་བཏབ།

དཔེ་རྟགས། ISBN 978-7-5211-0114-0

རིན་གོང་སྒོར།། 32.00